Dr. med. Klaus Wachter
Claudia Sarkady

Das große Buch der
Kinder-
krankheiten

Erkennen · Behandeln · Vorbeugen

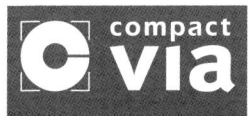

Die Autoren:
Dr. med. Klaus Wachter arbeitete nach seinem Studium der Humanmedizin an der Medizinischen Universität in Wien weltweit als Rettungssanitäter. Derzeit ist er in einem Wiener Krankenhaus tätig.
Claudia Sarkady ist als freie Medizin- und Wissenschaftsjournalistin tätig. Ihre Spezialgebiete sind alle Fachbereiche der Medizin inklusive Naturheilkunde und Prävention.

compact via ist ein Imprint der Compact Verlag GmbH

© 2011 Compact Verlag GmbH München

Redaktion: Lea Hoy
Produktion: Johannes Buchmann
Titelabbildung: fotolia.com/Monkey Business
Layout: h3a GmbH, München
Umschlaggestaltung: h3a GmbH, München

ISBN 978-3-8174-6078-6
2011 2012 2013 2014 2015   10 9 8 7 6 5 4 3 2

Besuchen Sie uns im Internet: www.compact-via.de

Vorwort

Ihr Kind ist quengelig, müde, isst und trinkt schlecht oder hat keine Lust zu spielen. Irgendetwas bahnt sich an: Ist es eine harmlose Erkältung? Oder handelt es sich dieses Mal um eine „echte" Kinderkrankheit? Sie als Eltern werden sich schon öfter diese Fragen gestellt haben.

Wenn ein Kind krank wird, dann bleibt nicht viel Zeit, um in dicken Büchern lange zu suchen. Sie brauchen einen schnellen Zugriff auf die benötigten Informationen: Welche Krankheit hat mein Kind? Was ist zu tun und zu beachten? Was kann ich selbst tun und was macht der Arzt? Mit dem vorliegenden Nachschlagewerk erhalten Eltern kranker und auch gesunder Kinder eine vielseitige und übersichtliche Hilfestellung zum Thema Kindergesundheit. Durch die klare Struktur des Buchs fällt es Ihnen sehr leicht, die notwendigen Informationen zu finden. Diagnosetabellen zu den häufigsten Krankheitssymptomen erleichtern die Identifikation von Krankheiten. Zu weit über hundert Krankheiten werden die Ursachen, die Symptome, der Verlauf und die Behandlungsmöglichkeiten durch Eltern und Arzt in einer auch für Laien verständlichen Sprache beschrieben. Die wichtigsten Hausmittel, ob bewährte Teemischungen oder Wadenwickel & Co., werden direkt bei den Krankheiten im Text beschrieben.

Das gerade für Eltern so wichtige Thema „Erste Hilfe" gibt Auskunft zu allen (Un-)Fällen des kindlichen Alltags. Dort können Sie schnell und gezielt zu den – oft lebensrettenden – Erste-Hilfe-Maßnahmen nachlesen, um für den Ernstfall vorbereitet zu sein. Vorbeugung ist bekanntermaßen der beste Schutz vor Krankheiten. Dazu gehören die Vorsorgeuntersuchungen, Impfungen und v. a. viel Bewegung an der frischen Luft. Außerdem finden Sie ein wichtiges Kapitel über Ernährung und das, was ein Kind essen darf, wenn es krank ist. Leckere Rezeptideen laden zum Ausprobieren ein.

Muss Ihr Kind das Bett hüten, ist Ihre Kreativität als Eltern gefragt, um die Langeweile zu vertreiben und die Laune zu erhalten. Hierzu finden Sie zahlreiche Tipps für Spiele oder andere Beschäftigungen. Mit seinen nützlichen Kapiteln über Pflege, Vorsorge und die Ausstattung von Haus- und Reiseapotheke wird das Buch zu einem unentbehrlichen Begleiter für alle verantwortungsbewussten Eltern.

Dr. med. Klaus Wachter
Claudia Sarkady

Inhaltsverzeichnis

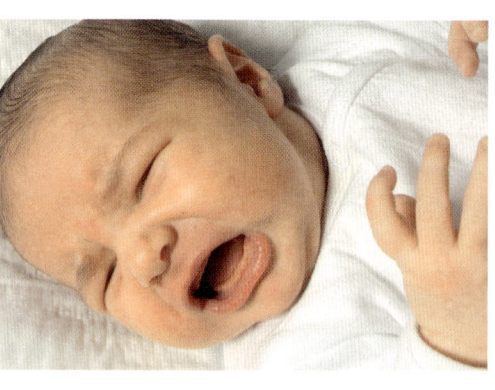

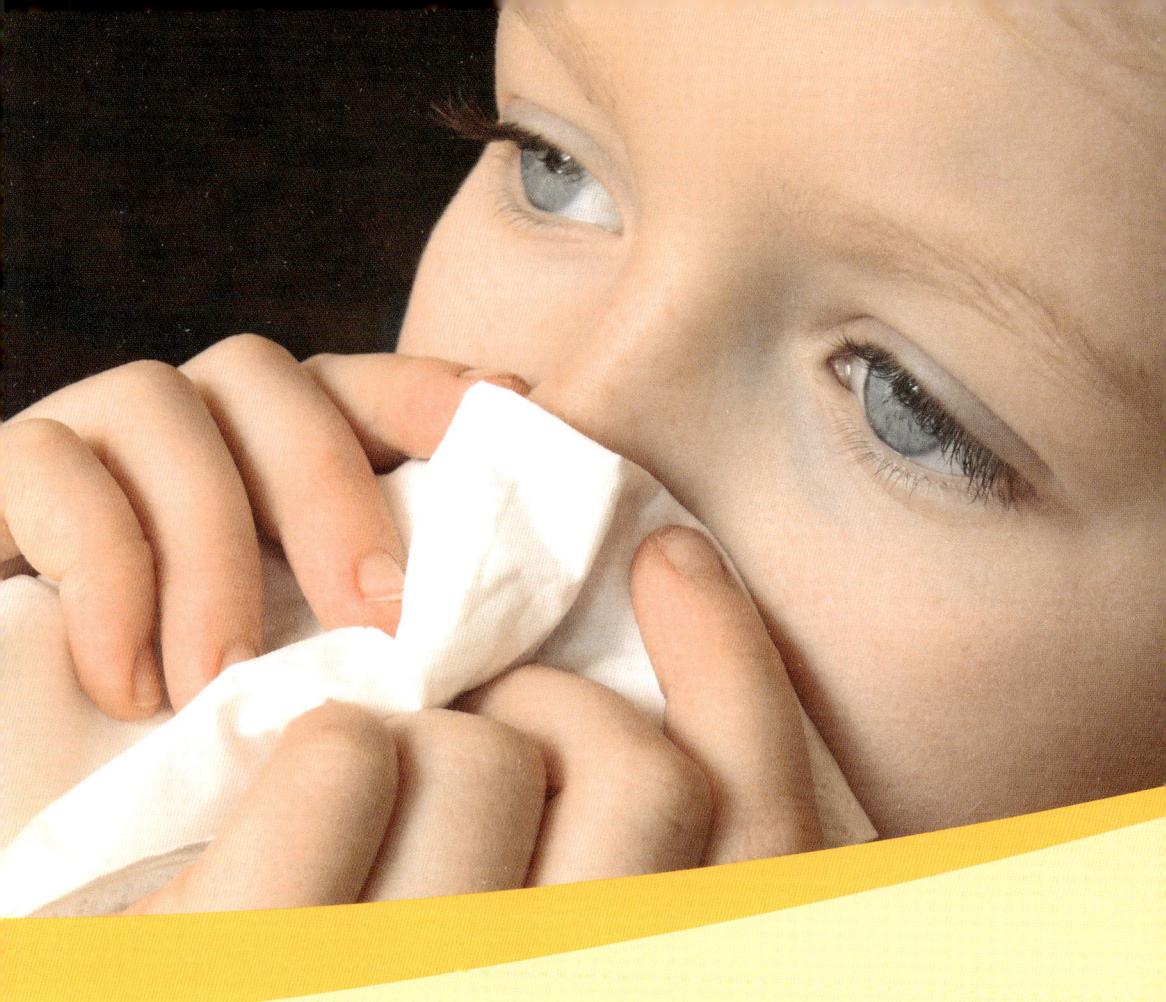

Mein Kind ist krank

Husten, Schnupfen, Bauchschmerzen & Co. - wenn Ihr Kind krank ist, braucht es besonders Ihre Aufmerksamkeit und Pflege. Auch beim Kinderarzt oder sogar im Krankenhaus freuen sich die kleinen Patienten, wenn Sie in ihrer Nähe sind.

Pflege zu Hause

Das Kind ist quengelig, hat keinen Appetit und ist schlecht gelaunt. Erste Anzeichen einer Erkältung stellen sich ein und schon gerät der ganze Alltag aus den Fugen und stellt die Eltern vor die Aufgabe, ihr Kind zu pflegen. Meistens kommt die Erkrankung völlig unpassend, weil man gerade einen Urlaub geplant hatte oder bei der Arbeit gerade nicht abkömmlich ist. Hier lautet der erste Rat: Behalten Sie die Nerven und bewahren Sie Ruhe, denn die Situation muss, wie unpassend auch immer sie ist, gemeistert werden.

Ein krankes Kind zu pflegen, braucht Geduld und Zeit, denn das Wichtigste ist die elterliche Fürsorge.

Ein krankes Kind zu Hause zu versorgen, ist sehr anstrengend und erfordert Zeit und Anwesenheit. Wenn beide Eltern berufstätig sind, sollten Sie sich absprechen, wer bei dem Kind zu Hause bleibt. Vielleicht können Sie sich ja auch abwechseln. Im Idealfall werden Sie bei der Betreuung des kranken Kinds von Geschwistern, Oma, Opa oder Freunden und Nachbarn unterstützt. Und – bedenken Sie, dass Großeltern dies selbst schon alles durchgemacht haben und über einen wertvollen Erfahrungsschatz verfügen. Das ist oft nicht nur eine Notlösung, sondern eine willkommene Abwechslung für alle Beteiligten. Zögern Sie also nicht, sich Entlastung zu holen.

Was müssen Sie nun beachten? Fast jede Kinderkrankheit ist mit Fieber verbunden. Ihr Kind wird deshalb antriebslos und müde sein und möchte vermutlich tagsüber mehr schlafen als sonst.

Sorgen Sie deshalb für Ruhe, wenn es schläft. Bleiben Sie aber in seiner Nähe, denn es könnte öfter aufwachen und weinen. Wenn Ihr Kind sich nur mäßig krank fühlt, zwingen Sie es nicht, unbedingt im Bett zu bleiben, es sei denn, der Kinderarzt hat es ausdrücklich angeordnet. Richten Sie in den Räumen, in denen Sie sich tagsüber aufhalten „Schlafnester" ein, z. B. können Sie den Kinderwagen in der Küche oder im Wohnzimmer aufstellen oder ein Kleinkind kuschelig auf das Sofa betten. Nichts ist heilsamer als die körperliche Nähe der Eltern. Außerdem schaffen Sie so Sicherheit für Ihr Kind und auch für Sie selbst, denn Sie können im Notfall schnell bei Ihrem Kind sein, wenn es Sie braucht. Wenn Ihr Kind quengelt, weil es ein überhöhtes Schlafbedürfnis hat, aber nicht einschlafen kann, setzen Sie sich an sein Bettchen und singen Sie ihm Gute-Nacht-Lieder vor oder halten Sie es im Arm, bis es schläfrig wird.

Wenn Ihrem Kind langweilig ist, versuchen Sie, es zu beschäftigen. Dabei sollten Sie bedenken, dass ein krankes Kind sich nicht lange konzentrieren kann. Ein Bilderbuch anzuschauen, Hörspiele, mit Kuscheltieren spielen oder Vorlesen – das alles ist weniger anstrengend als ein Puzzlespiel.

Wenn Ihr krankes Kind mehr Aufmerksamkeit und Arbeit verlangt, sollte dies aber nicht dazu führen, dass die Geschwister „zu kurz" kommen. Versuchen Sie sich auch Zeit für die anderen Kinder zu nehmen und erklären Sie ihnen die Situation. Wenn sie bei der Pflege des kranken Kinds helfen dürfen, wächst das Verständnis. Als nützlich hat sich das gemeinsame Aufstellen eines „Pflegeplans" erwiesen. Darin ist festgehalten, wer wann vorliest, Einkäufe erledigt usw. Mit diesem Plan schaffen Sie es vielleicht, auch für sich selbst ein paar ruhige Minuten zur Erholung zu gewinnen.

Beim Kinderarzt

Mit einem Kleinkind zum Kinderarzt oder zum Zahnarzt zu gehen, empfinden viele Eltern als unangenehm. Kinder haben nun mal Angst vor dem „Onkel Doktor" und spüren auch die Unsicherheit der Eltern. Sie sollten vor einem Arztbesuch nicht verheimlichen, dass dieser evtl. mit Schmerzen verbunden sein kann. Es würde das Vertrauen des Kinds schmälern, wenn Sie dies verschweigen. Außerdem spüren Kinder mit ihren feinen „Antennen", wenn sie angelogen werden und ahnen, dass eine unangenehme Situation auf sie zukommt. Versuchen Sie, Ihrem Kind klarzumachen, dass der Arzt ihm helfen will und dass durch die Behandlung stärkere Schmerzen oder eine ernsthafte Erkrankung vermieden werden könnten.

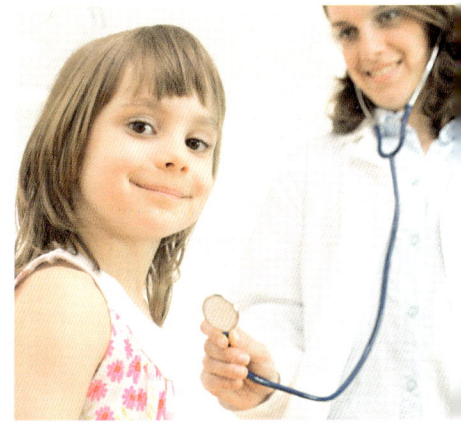

Besonders schwierig für Sie als Eltern wird es, wenn ihr Kind in der Arztpraxis zu weinen beginnt. Sie müssen erkennen, dass dies eine normale Reaktion ist, denn alles ist für das Kind fremd und es hat Angst. Zeigen Sie Verständnis für seine Angst und beruhigen Sie es. Sagen Sie ihm aber auch deutlich, dass Weinen kein Ausweg ist. Eine ebenfalls schwierige Situation ist, wenn das Kind sich nicht untersuchen bzw. behandeln lassen will. Bleiben Sie dennoch ruhig, aber treten Sie entschieden auf. Manchmal hilft nur „sanfter" Zwang. Halten Sie Ihr Kind während der Untersuchung oder Behandlung auf dem Schoß, umarmen Sie es, wenn der Arzt z. B. dem Kind in den Hals schaut. Wenn es die Nähe der Mutter oder des Vaters spürt, wird der Arztbesuch halb so schlimm. Meistens unterhält sich der Kinderarzt mit dem Kind oder erklärt ihm Instrumente und es beruhigt sich oder wird neugierig. Wenn es eine Spritze bekommt, sollte das Kind darauf vorbereitet werden, dass es jetzt gleich ganz kurz „piekst". Gehen Sie in der Vorbereitung eines Arztbesuches in kleinen Schritten taktisch vor und überrumpeln Sie Ihr Kind niemals damit.

Im Krankenhaus

Ein Krankenhausaufenthalt ist für Kinder jedes Alters eine einschneidende Erfahrung. Schon vorher geraten sie aus dem Gleichgewicht, denn sie haben Angst vor der fremden Situation und Umgebung, vor der Trennung von den Eltern und vor den Schmerzen bzw. dem Eingriff. Wenn Ihr Kind ins Krankenhaus muss, können Sie es darauf vorbereiten, indem Sie mit ihm ein Bilderbuch zu diesem Thema anschauen. Sprechen Sie mit Ihrem Kind und fragen Sie es nach seinen Ängsten und Sorgen. Erwecken Sie in keinem Fall unrealistische Erwartungen, indem Sie die Situation beschönigen z. B. indem es von vorn bis hinten umsorgt oder mit Geschenken überhäuft wird.

Manchmal ist ein Krankenhausaufenthalt unumgänglich. Bereiten Sie Ihr Kind spielerisch darauf vor.

Wenn Sie mit Ihrem Kind auf der Station sind, nehmen Sie Kontakt mit dem Personal und den Schwestern auf und erklären Sie Ihrem Kind den Tagesablauf auf der Station. Im Krankenzimmer stellen Sie sich und Ihr Kind den anderen Kindern vor, damit es Kontakt knüpfen kann und abgelenkt ist. Nützen Sie die gemeinsame Zeit, und räumen Sie seine Kleidung in den Schrank. Ein anschließender Rundgang auf der Station hilft Ihrem Kind bei der Orientierung. Wenn die Eltern nicht die ganze Zeit im Krankenhaus bleiben und dort übernachten können, ist es besonders wichtig, dem Kind seine Lieblingspuppe bzw. -kuscheltier mitzugeben. Dann hat es etwas Vertrautes, mit dem es sich trösten kann und das das Einschlafen erleichtert. Zugleich bleibt eine Beziehung nach zu Hause, und das Kind findet etwas emotionale Sicherheit und Geborgenheit. Geben Sie Ihrem Kind nur solche Spiele oder Bücher mit ins Krankenhaus, die es unterhalten, aber nicht überfordern. Hilfreich sind solche, bei denen auch die Zimmernachbarn mitspielen können – das erleichtert die Kontaktaufnahme. Das gemeinsame Spiel ist der beste Weg, Kinder von ihren Schmerzen und vom Aufenthalt im Krankenhaus abzulenken.

Mit Säuglingen und Kleinkindern auf Reisen

Bevor Sie mit kleinen Kindern oder mit Säuglingen eine Reise oder sogar eine Fernreise planen, sollten Sie sich bewusst machen, ob dies sein muss. Reisen in die Tropen oder andere exotische Länder sind i.d.R. erst für Kinder ab sechs Jahren geeignet, denn in diesem Alter verkraften sie die klimatischen Veränderungen besser. Wenn Sie in ein heißes Land reisen, bedenken Sie, dass Kleinkinder hohe Temperaturen schlechter vertragen, rascher austrocknen und empfänglicher für Infektionserkrankungen sind als Erwachsene. Zu hohe Temperaturen bringen die Temperaturregulation und den Wasserhaushalt von Kindern schnell aus dem Gleichgewicht.

Da Kinder weniger schwitzen als Erwachsene, können sie schlechter Wärme abgeben. Wenn noch eine hohe Luftfeuchtigkeit hinzukommt, erschwert dies zusätzlich die Wärmeabgabe. Kinder benötigen deutlich mehr Flüssigkeit als Erwachsene. Dies gilt umso mehr, wenn sich während des Auslandsaufenthalts Fieber oder häufig auch Durchfälle hinzugesellen.

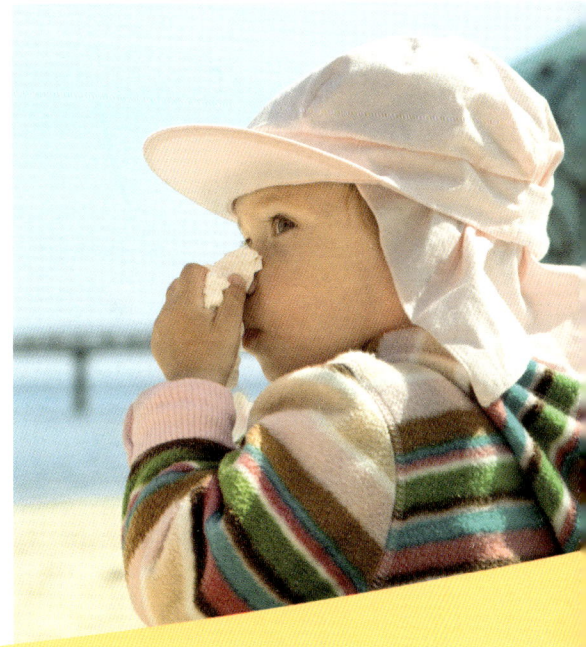

Da Kinder von Natur aus neugierig sind, kommt es häufig zu Unfällen mit giftigen Pflanzen oder gefährlichen Tieren. Weil Kleinkinder zum Erforschen gerne alles in den Mund nehmen, ist die Infektionsgefahr erhöht. Zudem ist das Abwehrsystem der Kinder noch nicht ausgereift, was die Entstehung von Infektionskrankheiten begünstigt.

Tipps für allgemeine Schutzmaßnahmen auf Reisen:

- Schützen Sie Ihr Kind vor Sonnenbrand. Besonders mittags (zwischen 11.30 und 15.00 Uhr) sollten sich die Kinder im Schatten aufhalten und eine „Siesta" halten. Achten Sie auf Sonnenschutz durch entsprechende Kleidung und Cremes mit hohem Lichtschutzfaktor (20–30). Sorgen Sie dafür, dass Ihr Kind regelmäßig trinkt (ein bis zwei Liter am Tag).
- Schützen Sie Ihr Kind vor Moskitos: tagsüber durch langärmelige/-beinige Kleidung und mückenabweisende Mittel (Zedernöl für Kleinkinder, sogenannte Repellents für größere Kinder). Hängen Sie nachts zusätzlich ein Moskitonetz über das Bettchen (Maschengröße 1,2 x 1,2 Millimeter). Lindern Sie den Juckreiz nach Mückenstichen mit antiallergischem Gel und verhindern Sie dadurch, dass die Haut sich durch das Einbringen von Bakterien beim Kratzen infiziert.
- Lassen Sie Ihr Kind nicht barfuß laufen. Festes Schuhwerk schützt vor Verletzungen, Würmern, Schlangen- und Skorpionbissen sowie Disteln oder spitzen Steinen.
- Meiden Sie das Baden in Flüssen und Seen. Diese sind ein idealer Brutort für verschiedenste Stechmücken. Außerdem kann man sich beim Bad leicht mit einem Egel infizieren, der sich in kürzester Zeit durch die Haut bohrt und Erreger der Wurmkrankheit Bilharziose (Schistosomiasis) ist. Baden Sie möglichst nur in gechlorten Schwimmbecken und im Meer.
- Trinken Sie nur gekochtes oder abgepacktes Wasser, wobei Sie beim Kauf von Letzterem darauf achten sollten, ob der Verschluss noch versiegelt ist. Auf Eiswürfel, Speiseeis und nicht kommerzielle Kaltgetränke sollten Sie am besten während des Aufenthalts ganz verzichten.
- Vermeiden Sie alle Früchte und Gemüsesorten, die nicht geschält bzw. gekocht werden können (es gilt der Spruch: „cook it, peel it, or leave it"), auch aufgeschnittenes Obst.
- Verzichten Sie ebenfalls auf unpasteurisierte Milchprodukte.

Wenn Sie in ein Land reisen, für das eine Impfung erforderlich ist, planen Sie diese rechtzeitig, denn für Impfungen müssen bestimmte Abstände eingehalten werden. Vergessen Sie auch nicht, die Impfpässe mit in den Urlaub zu nehmen. Ein Impfschutz je nach Alter des Kinds (Impfungen nach Empfehlung der Ständigen Impfkommission STIKO) ist auch bei Fernreisen unabdinglich (s. S. 275). Dies gilt für Erkrankungen wie Tetanus (s. S. 226 f.), Diphtherie (s. S. 50 f.), Masern (s. S. 132 f.), Hepatitis B (s. S. 86 ff.) und in vielen Gebieten auch Kinderlähmung (s. S. 106 ff.). Die Impfungen gegen Cholera und Typhus spielen eine untergeordnete Rolle, da beide Krankheiten durch strenge Hygiene vermieden werden können.

Ein nicht zu unterschätzendes Problem stellt jedoch die Tierliebe der Kinder dar, die speziell in Gegenden mit streunenden Hunden oder Katzen ein Risiko für die ohne Therapie tödlich verlaufende Tollwuterkrankung ist. Erwägen Sie deshalb eine Tollwutimpfung!

Zu den sogenannten Pflichtimpfungen gehört die Impfung gegen Gelbfieber bei Reisen ins tropische Afrika und Südamerika, die von speziellen Impfstellen durchgeführt wird. Fragen Sie in jedem Fall Ihren Kinderarzt nach den aktuellen Impfempfehlungen für das Land, in das Sie reisen.

Egal, wohin Sie in den Urlaub fahren, wichtig sind eine gute Vorbereitung und eine Reiseapotheke.

Infekte sind wie zu Hause auch in Urlaubsländern sehr häufig. Hier gilt es, die Krankheitsanzeichen zu beobachten und zu erfassen. Hat Ihr Kind Fieber, so senken Sie dieses durch Paracetamol, am besten in Kombination mit kalten Wickeln. Bei Fieber und bei Durchfällen ist ausreichend Flüssigkeit zu ersetzen. Bei Durchfällen und/oder Erbrechen ist zusätzlich auf Elektrolytzufuhr zu achten (s. S. 54 f., 272, 290, 298). Geben Sie dem Kind davon kleine Schlucke. Als Anhaltspunkt gilt: Eine Portion Durchfall sollte etwa mit einem Glas Flüssigkeit ersetzt werden. Rufen Sie sofort einen Arzt, wenn das Kind unaufhörlich erbricht, das

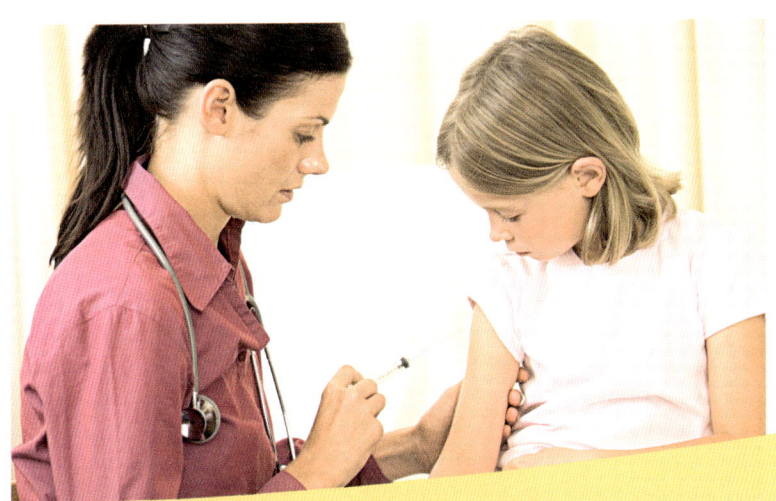

Trinken verweigert oder apathisch wird. Empfehlenswert ist, auf jeden Fall eine Versicherung mit einer Rettungsflugwacht abzuschließen, welche einen schnellen Rücktransport nach Deutschland ungeachtet des offiziellen Flugverkehrs gewährleistet.

Das Wichtigste auf einen Blick: Fragen und Antworten

Wie kann ich meinem Kind zu Hause helfen?
Die allererste Regel lautet: Ruhe bewahren! Sprechen Sie ab, welches Elternteil zu Hause bleibt und das Kind pflegt. Scheuen Sie sich auch nicht, Großeltern und ältere Geschwister in die Pflege mit einzubeziehen. Stellen Sie einen „Pflegeplan" auf, der regelt, wer wann einkauft, dem kranken Patienten vorliest etc.

Wie sollte ich mich bei einem Kinderarztbesuch verhalten?
Sie sollten Ihrem Kind sagen, dass der Arztbesuch notwendig ist, um es wieder gesund zu machen. Wenn Ihr Kind beim Kinderarzt zu weinen beginnt, versuchen Sie es zu beruhigen und halten Sie es während der Behandlung auf dem Schoß.

Mein Kind muss ins Krankenhaus. Was kann ich machen, damit es nicht so große Angst hat?
Sprechen Sie vorher mit Ihrem Kind über seine Ängste und Sorgen. Auf der Station erleichtern Sie ihm den Aufenthalt, wenn Sie ihm sein Lieblingskuscheltier mitgeben und es anderen Kindern vorstellen, sodass es abgelenkt wird.

Was sollte ich beachten, wenn ich mit einem Kind oder gar einem Baby verreise?
Reisen mit hohen klimatischen Veränderungen sind erst für Kinder ab sechs Jahren geeignet. Da Kinder weniger schwitzen, brauchen sie in warmen Ländern mehr Flüssigkeit und sind auch stärker für Infektionskrankheiten anfällig. Beachten Sie auch, dass Sie, wenn Sie in Länder reisen, in denen Impfungen notwendig sind, diese frühzeitig bei Ihrem Arzt durchführen lassen.

Spielen im Bett –
Ideen für die Größeren

Briefe schreiben

Regen Sie Ihr Kind an, die Zeit im Bett für einen Brief zu nutzen. Einen handgeschriebenen Brief zu erhalten, ist im Zeitalter von SMS und E-Mail etwas ganz Besonderes. In alten Zeiten war es zudem gute Sitte, seine persönlichen Briefe z. B. mit kleinen Zeichnungen, Mustern und Ornamenten zu gestalten. Besonders die Großeltern, aber auch andere Menschen freuen sich über diese – heute so selten gewordene – Form von Aufmerksamkeit und Kommunikation. Der handgeschriebene Brief erfordert zudem in einem ganz anderen Maß Planung und Konzentration als das beim Schreiben mit dem Computer der Fall ist. Am besten sollte das Kind den Brief zuerst entwerfen und dann die Reinschrift verfassen. Viel Spaß macht auch das Verfassen eines Briefs in der Rolle einer fiktiven Person oder das Schreiben eines Drehbuchs zu einem Video, das nach der Genesung mit der eigenen Kamera und den Freunden als Darsteller gedreht wird. Oder wie wäre es mit den eigenen Memoiren des jungen Patienten in Form eines Tagebuchs?

(Brett-)Spiele

Brettspiele wie Halma, Mühle oder Schach schaffen eine ruhige, nachdenkliche Atmosphäre. Diese Spiele werden am besten auf einem Aufsetz- oder Aufstecktisch gespielt.

Solche praktischen Hilfen sind in den meisten Sanitätshäusern gegen Entgelt auszuleihen. Der Kreativität und dem Spaß sind mit dem Spiel „Ich sehe was, was du nicht siehst ..." kaum Grenzen gesetzt. Es muss ja nicht immer weitergehen mit „... und das ist blau" etc., sondern vielleicht auch einmal mit Eigenschaften wie klein, eckig, leicht, heiß. Die Zahl der möglichen Adjektive führt zu immer neuen Varianten dieses Spiels, das zudem auch die Beobachtungsgabe Ihres Kindes fördert. Ein ebenfalls sehr kreatives Spiel ist „Dichter Ping-Pong". Zuerst wird eine 1-Euro-Münze geworfen, wer zuerst die „1" oben hat, darf den Startsatz schreiben. Dann schreiben das Kind und der Spielpartner wechselweise mit dem nächsten Satz die neue Geschichte fort. So sind schon schaurigschöne Spukgeschichten und spannende Science-Fiction-Storys entstanden.

Basteln

Sehr beruhigend ist das Herstellen von Lochgrafiken in dunklem Papier. Dazu malt das Kind, z. B. mit Kreide, eine Figur auf das Blatt. Dann werden entlang der Linien mit einer dicken Nadel oder einem Nagel Löcher gestochen. Die fertigen Kunstwerke werden an der Lampe oder am Fenster befestigt, vom Licht durchstrahlt und haben eine ganz eigene Faszination.

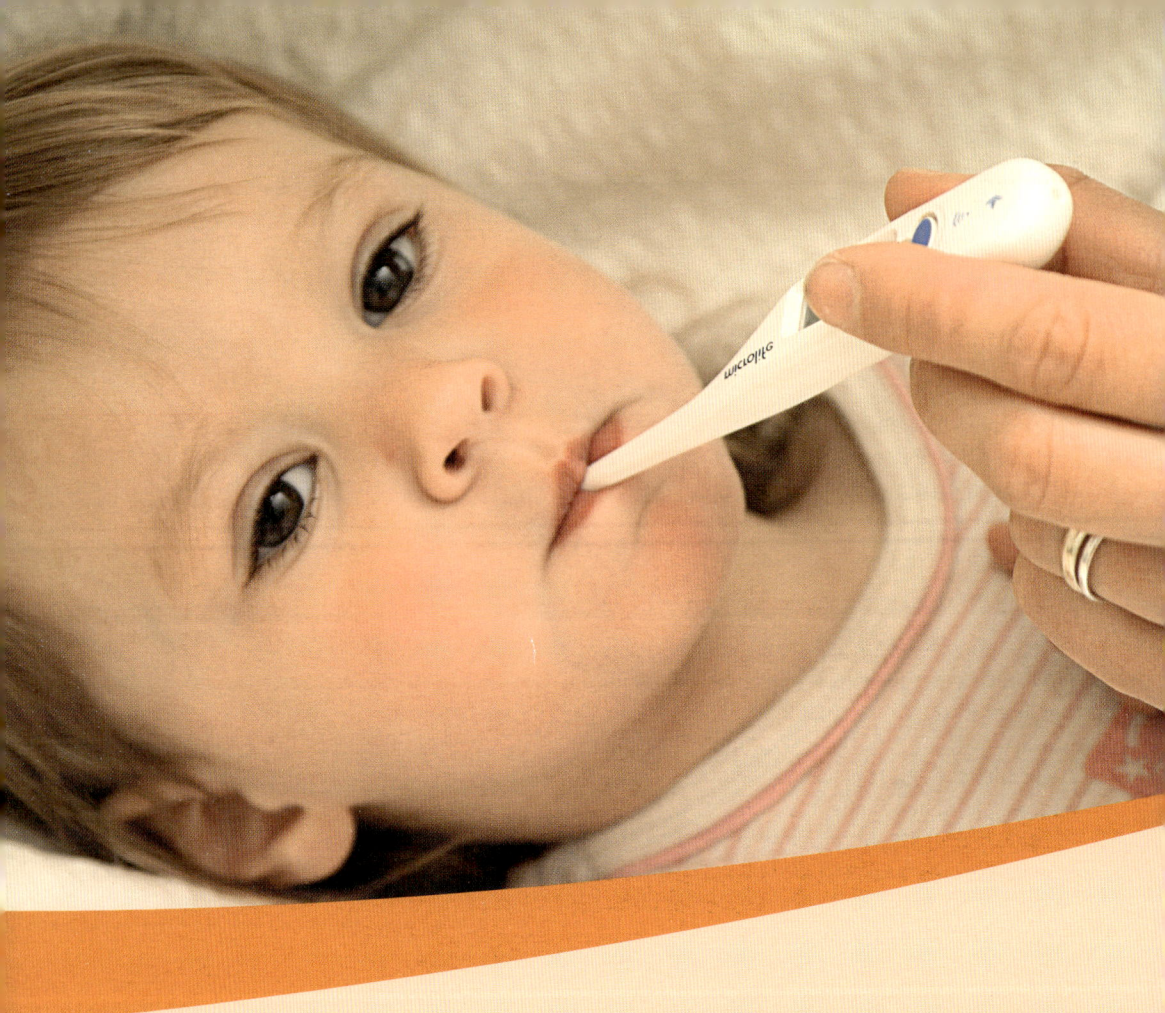

Krankheiten von A bis Z

Im folgenden Kapitel erfahren Sie, was Sie bei den häufigsten Säuglings- und Kinderkrankheiten selbst machen können und wie auch der Arzt die Krankheiten und Beschwerden behandelt.

Abszess

A

Abszesse können sich an inneren Organen, am Zahnfleisch, an der Haut, an den Nägeln oder nach Operationen bzw. Injektionen bilden. Es entsteht eine abgegrenzte Entzündung, bei der sich Eiter vom umliegenden Gewebe abkapselt.

Ursachen
Abszesse entstehen, wenn Bakterien, meist Staphylokokken, in tiefere Hautschichten gelangen. Die Krankheitserreger können oftmals durch die Schweißdrüsengänge, z. B. in den Achselhöhlen, durch kleine Hautverletzungen oder aber entlang der Talgdrüsen der Haare (Haarfollikel) eindringen. Diese Haarbalgentzündung wird Follikulitis genannt.

Symptome
Die entzündete Stelle ist gerötet, heiß und geschwollen sowie druckempfindlich. Es entsteht ein schmerzhafter erbsengroßer Hautknoten. Bei schweren Abszessen kann Fieber auftreten, das Kind fühlt sich krank.

Das können Sie selbst machen
Manchmal reichen heiße, feuchte Umschläge evtl. mit pflanzlichen Zusätzen wie Kamille, Arnika oder Heublumen sowie teerhaltige Zugsalben aus; die Vereiterung zieht sich zusammen und kapselt sich ab. Dieser Prozess wird als „Reifung" bezeichnet. Eine Bestrahlung mit Rotlicht (dreimal täglich zehn Minuten) fördert die Heilung. Auch eine Behandlung mit Calendula-Essenz (1:10 mit Wasser verdünnt) hat sich bewährt. Je nach Begleitsymptomen können diese homöopathischen Mittel helfen: Belladonna D6 (bei Follikulitis und Abszessen), Sulfur D6 (bei Abszessen), Apis (bei stechenden Schmerzen), Mercurius solubilis D6 (bei beginnender Eiterung) (Dosierung s. S. 234). Ist der Abszess aufgeplatzt, heilen die entzündeten Stellen innerhalb kurzer Zeit ab; es können allerdings kleine Narben zurückbleiben. Wichtig: Achten Sie auf gründliche Hygiene und sorgfältiges Waschen v. a. der Hände, aber auch von

Wenn bestimmte Bakterien in die Haut eindringen, kann es zu schmerzhaften Entzündungen kommen.

Nicht drücken
Vermeiden Sie in jedem Fall ein Herumdrücken am Abszess! Dadurch werden die Bakterien nur in die Tiefe gedrückt oder Sie übertragen die Keime auf andere Körperstellen und die Entzündung breitet sich aus.

Bettzeug und Handtüchern, um eine weitere Ansteckung zu vermeiden! Da die Neigung zu Abszessen oft in Zusammenhang mit einem geschwächten Immunsystem steht, ist es wichtig, die Abwehrkräfte Ihres Kindes zu stärken.

Das macht der Arzt

In den meisten Fällen wird der Organismus mit der Infektion selbst fertig und der Abszess platzt auf und verheilt. Gehen Sie mit Ihrem Kind jedoch zum Arzt, wenn die Entzündung nicht von selbst innerhalb einer Woche heilt oder sich sogar noch vergrößert. Ist der Abszess oberflächlich, wird er ihn öffnen, den Eiter entleeren und lokal desinfizieren. Um eine Ausbreitung der Keime zu verhindern, ist eine zusätzliche Einnahme von Antibiotika notwendig. In seltenen Fällen muss ein Abszess operiert werden.

Aggressionen

Der Begriff Aggression leitet sich vom lateinischen *aggredi* ab und bedeutet soviel wie Angriff. Aggressivität ist ein Teil unseres natürlichen Verhaltens und bei verschiedenen Menschen unterschiedlich stark vorhanden.

Ursachen

Aggressionen gehören zum natürlichen Verhaltensrepertoire des Menschen.

Die Frage nach den Ursachen für echte Aggressionsstörungen ist nicht eindeutig geklärt. Zum einen spielen genetische Faktoren eine bestimmte Rolle, zum anderen auch negative Einflüsse, etwa das Mitrauchen während der Schwangerschaft oder ein niedriges Geburtsgewicht. Einige Forscher vertreten die Ansicht, dass ein Kind schon mit einem Aggressionstrieb geboren wird, andere hingegen sind der Meinung, dass Aggressionen erlernt werden („Wer sein Kind schlägt, lehrt es zu schlagen."). Wieder andere Forscher sehen es noch anders: Wird einem Kind ständig etwas verwehrt, was es gerne haben will, erlebt es Frustration. Dieses Nichterfüllen eines Wunsches – z. B. nach Anerkennung, Zuwendung oder Liebe – kann u. U. zu Aggressivität führen. Wird ein Kind ständig nur getadelt oder ermahnt, so sind oft Trotz und Zerstörungswut die Folge.

Symptome

Aggressionen können sich unterschiedlich äußern, z. B. durch Körperverletzung (das Kind tritt, schlägt, beißt) oder durch seelische Kränkungen (es beleidigt, wertet ab). Auch ein absichtliches Zerstören von Gegenständen fällt in diese Kategorie. Wenn sich Aggressionen aufstauen, können sie sich auch gegen die eigene Person richten (selbstverletzendes Verhalten), was sich bei Kindern in Form von Haareausreißen, starkem Nägelkauen oder mit dem Kopf an die Wand Schlagen äußert. In den ersten drei Lebensjahren nimmt aggressives Verhalten kontinuierlich zu. Später lernen die Kinder, Kompromisse zu schließen. Allen Eltern dürfte die berühmte „Nein-" oder „Trotz-Phase" bekannt sein, in der das Kind sich zum ersten Mal abgrenzt und sich gegenüber anderen durchsetzen will und z. B. das tägliche Essen zum „Kampf" wird.

Wenn das Kind eine aggressive Phase durchläuft, können Unsicherheit oder Frustration die Ursache sein.

Aggressionen bei Kindern haben oft etwas Spielerisches: So spielen sie z. B. mit Hingabe Verfolger und Verfolgte, schubsen sich gegenseitig oder kämpfen in Gruppen gegeneinander, um ihre Stellung in diesen festzulegen. Gerade Jungs wollen sehen, wie stark sie sind. Aggressionen stellen eine Art der Kontaktaufnahme und -vertiefung dar. Sind die Kinder noch klein, sind aggressive Gefühle von kurzer Dauer, da sie meist spontan geäußert werden. Mit dem Heranwachsen aber wird ihnen die Fähigkeit abverlangt, ihre Gefühle und die damit verbundenen aggressiven Energien in konstruktive Bahnen zu lenken.

Wichtige Hinweise auf echte Aggressionsprobleme sind folgende Gegebenheiten:
* Das Kind ist ständig in Raufereien verwickelt.
* Es zeigt keinerlei Einfühlungsvermögen gegenüber anderen Kindern oder auch Tieren.
* Es verletzt andere Kinder und sich selbst.
* Das Kind verliert die Kontrolle über sich und hört nicht auf, den anderen zu prügeln, auch wenn dieser schon aufgegeben hat.

Das können Sie selbst machen
* Versuchen Sie die Situation zu entdecken, die die Aggression hat entstehen lassen.
* Fragen Sie Ihr Kind nach den Gründen seiner Wut und lassen Sie sich genau die Situation beschreiben (Beispiel: „Bist du wütend, weil dir Peter dein Spielzeug weggenommen hat?"). Prüfen Sie auch, ob Ihr Kind zurzeit etwa zu sehr belastet ist, z. B. mit Schulproblemen, Ängsten, Misserfolgen oder Stress.
* Wenn Sie wissen, was Ihr Kind auf die Palme gebracht hat, suchen Sie gemeinsam mit ihm nach einer Lösung, die die Situation für alle erträglich macht.
* Halten Sie Ihr Kind fest, wenn es sehr wütend ist, denn Körperkontakt vermittelt Sicherheit und Ruhe.

- Häufig beschweren sich Kinder über Dinge oder Situationen, die sie stören, können es aber nicht richtig formulieren. Wenn Sie ihm dabei helfen, kann es aus der Situation herauskommen (Beispiel: „Sebastian hat mein Spielzeug weggenommen." „Dann sag ihm, dass man einem Freund das Spielzeug nicht wegnehmen darf.").
- Kinder dürfen auch mal richtig „Dampf ablassen". Versuchen Sie jedoch Wutanfälle zu ignorieren, denn zu viel Aufmerksamkeit verstärkt sie.

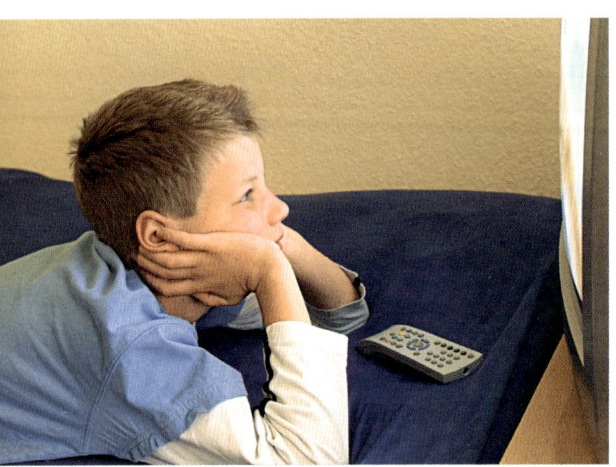

- Ausreichend Bewegung lindert Aggressionen. Geeignete Sportarten, wie z.B. Fußball, Handball oder Wettkämpfe in der Leichtathletik, kommen den Bedürfnissen von Jungs nach Kräftemessen oder Balgen entgegen.
- Widmen Sie Ihrem Kind mehr Zeit und schenken Sie ihm Zuneigung. Vielleicht kam es etwas zu kurz, z. B. durch belastende Situationen wie Wohnungswechsel oder Partnerschaftsprobleme.
- Schränken Sie den Medienkonsum Ihres Kindes ein, denn Gewaltvorbilder im Fernsehen oder Internet sind kontraproduktiv im Zusammenhang mit Aggressionen.
- Bestrafen Sie Ihr Kind nicht unangemessen, wenn es wütend war. Der Konflikt wird dadurch nur schlimmer. Handeln Sie – je nach Alter – sinnvolle Strafen aus (z. B. ein zerstörter Gegenstand muss vom eigenen Taschengeld ersetzt werden) und kündigen Sie diese an, denn Strafen sind nur sinnvoll, wenn sie vorhersehbar sind und das Kind den Zusammenhang mit seinem Verhalten erkennen kann. Führen Sie die angekündigte Strafmaßnahme dann aber auch konsequent durch.

Schreiten Sie in jedem Fall ein, wenn:
- die Verletzungsgefahr zu groß wird oder ein Kind bereits verzweifelt weint
- die Aggressionen sich gegen schwächere Kinder richten
- das Kind ständig seine Grenzen austestet
- Kinder den Konflikt nicht alleine aushandeln können
- Kinder sich selbst Verletzungen zufügen

- Und nicht zuletzt – gehen Sie selbst mit gutem Beispiel voran, denn die Kinder ahmen das nach, was sie sehen. Zeigen Sie Kindern nie Aggressionen und antworten Sie nicht mit Gewalt auf Aggressionen, denn dadurch fühlen sie sich nur in ihrem Verhalten bestätigt. Ein Kind sieht sich aber auch einem Widerspruch gegenüber, den es nicht verstehen kann: „Warum dürfen die Eltern schlagen, wenn ich es nicht darf?"

Das macht der Arzt

Häufig haben Kinder verstärkt aggressive Phasen, hinter denen „nur" Frustrationserlebnisse oder Unsicherheit verborgen sind. In diesem Fall sind viel Geduld, Zeit und Gesprächsbereitschaft seitens der Eltern nötig. Der Rat eines Kinder- oder Jugendpsychologen sollte jedoch dann eingeholt werden, wenn das Kind über einen längeren Zeitraum – z. B. mehr als sechs Monate – zu Gewalt neigt, denn dann liegt eine echte Aggressionsstörung vor, deren Ursachen tiefer liegen. In diesen Fällen ist ein spezielles Training zur Konfliktbewältigung für die Eltern bzw. eine Verhaltenstherapie für das Kind notwendig.

Akne

Während der Pubertät leiden fast alle Jugendlichen, Jungen mehr als Mädchen, unter unreiner Haut. Vorwiegend an den Hautstellen, in denen reichlich Talgdrüsen vorhanden sind, also im Gesicht, am Nacken, an den Schultern, am Dekolleté und am oberen Rücken, treten Pickel auf.

Ursachen

Die „eine" Ursache für die Ausprägung einer Akne gibt es nicht. In das komplexe Entzündungsgeschehen greifen mehrere Faktoren ein, die sich gegenseitig verstärken, wie z. B. Hormonumstellungen, Stress, Hauttyp und -pflege.

Akne außerhalb der Pubertät ist selten. Eine weitere Form der Akne ist die Neugeborenenakne, die durch die mütterlichen Hormone verursacht wird. Sie tritt bis zur vierten Lebenswoche auf und erscheint als viele kleine Pickelchen im Gesicht, v. a. auf den Wangen. Der Ausschlag klingt innerhalb weniger

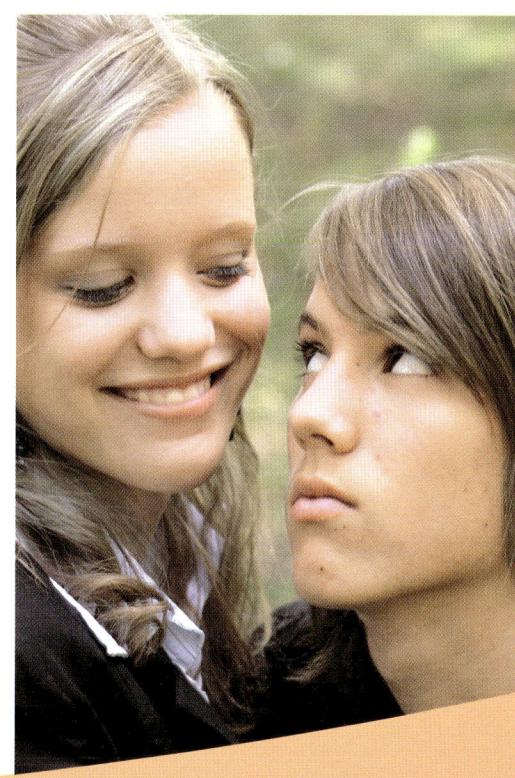

Wochen wieder von alleine ab. Darüber hinaus können kindliche Hormonstörungen, Chemikalien (z. B. Chlor) oder bestimmte Medikamente (z. B. Kortison, Vitamin-B-Präparate) eine Akne verursachen.

Symptome

Mit Einsetzen der Pubertät steigt insbesondere bei Jungen – in geringer Menge auch bei Mädchen – die Produktion männlicher Geschlechtshormone (Androgene). Unter diesem Einfluss werden die Talgdrüsen zu übermäßiger Talgabsonderung angeregt, die anlagebedingt und daher von Mensch zu Mensch unterschiedlich ist. Gleichzeitig kommt es zu einer übermäßigen Verhornung der Drüsengänge, sodass der Talg nicht abfließen kann. Sie verstopfen und geschlossene weiße Pfropfen (Mitesser oder Komedonen) entstehen. Diese verändern sich durch Pigmenteinlagerungen zu offenen Mitessern, die wie kleine schwarze Punkte aussehen. Die schwarzen Mitesser sind keine Schmutzreste und haben auch nichts mit mangelhafter Hygiene zu tun. Pigmenteinlagerungen und die Reaktion mit Sauerstoff färben die Mitesser schwarz. Weiterhin können aus den Verstopfungen richtige entzündliche, gerötete Pusteln oder Eiterpickel (Papeln) entstehen, wenn sich in den Mitessern Hautbakterien vermehren. In schweren Fällen können sich auch Abszesse (s. S. 15 f.) bilden.

Viele Jugendliche fühlen sich durch die Akne psychisch beeinträchtigt, denn ihr Selbstbewusstsein leidet.

Das können Sie selbst machen

Achten Sie auf eine fachgerechte „Aknetoilette". Dazu gehört, dass die betroffenen Hautpartien morgens und abends mit warmem Wasser und einen pH-neutralen Reinigungsmittel (z. B. alkalifreie Syndetseife) gewaschen werden. Verschiedene Kosmetikfirmen bieten auch spezielle Gesichtswasser, Aknepads, Gele oder Pickelstifte gegen die Entstehung der Pickel an.

Akne kann in verschiedenen „Schweregraden" auftreten:
- nur Mitesser (Acne comedonica)
- Mitesser, entzündete Knötchen und eitergefüllte Bläschen (Acne papulopustula)
- zusätzlich entzündete Knoten, Narben und Abszesse (Acne conglobata)

Während die ersten beiden Formen i. d. R. im jungen Erwachsenenalter ausheilen, können bei der schwersten Form, der Acne conglobata, nach Ausheilung auffällige Narben zurückbleiben.

Auch die Naturheilkunde bietet verschiedene Möglichkeiten gegen Akne:

- Hilfreich sind warme Kompressen (einmal die Woche fünf Minuten auf die Haut aufgelegt) oder Gesichtsdampfbäder: geeignete Kräuterzusätze sind z. B. Kamillenblüten oder Hamamelisrinde. Die Durchblutung wird dadurch gefördert und auch Verhornungen werden aufgeweicht.
- Alte Hausmittel gegen Akne sind Hefe (getrocknete Bierhefe oder Fertigpräparate aus der Apotheke) und das Auflegen von Schwarzteebeuteln.
- Unterstützend zur Basistherapie sind lokale Packungen mit Heilerde oder Vollbäder mit Zusatz von Kleie und Zinnkraut.
- Spezielle Teemischungen mit Löwenzahn, Brennnesselkraut oder Schachtelhalm sind stoffwechsel- und ausscheidungsfördernd.
- Eine austrocknende und die Haut beruhigende Pflanze ist die Mahonienrinde als homöopathische Urtinktur oder als Bestandteil in speziellen Salben.
- Zusätzliche Möglichkeiten sind Teebaumöl, das ein- bis zweimal täglich auf die entzündeten Hautstellen aufgetragen wird und Propolis (Kittharz der Bienen) als Tinktur für Umschläge (Vorsicht bei Allergikern!).
- Viel Bewegung an der frischen Luft.

Geeignete homöopathische Mittel sind: Juglans regia D6 (bei Pusteln im Gesicht, auf der Brust, auf dem Rücken, die sich bei Mädchen während der Periodenblutung verschlechtern), Mahonia aquifolium D3 (bei Pusteln im Gesicht, auf der Brust und auf dem Rücken, bei jungen Männern), Natrium chloratum D12 (bei Mitessern, Pusteln im Kinn-Nasen-Bereich und an der Stirn-Haare-Grenze), Pulsatilla pratensis D12 (bei unreiner Haut, die sich während der Menstruation verschlechtert), Selenium D12 (bei fettiger Haut, Pusteln, schwitzender Kopfhaut), Silicea D6 (wenn Narben bestehen bleiben) (Dosierung s. S. 234). Zudem wirkt sich Sonnenlicht günstig auf die Akne aus. Kurze Sonnenbäder oder UV-Bestrahlungen bessern zwar den Zustand der Haut, werden nicht in Kombination mit bestimmten Aknemitteln vertragen. Wissenschaftlich nicht erwiesen ist, dass bestimmte Nahrungsmittel, z. B. Schokolade, Nüsse und Gewürze, verstärkt zur Pickelbildung führen.

Akne sollte so früh wie möglich behandelt werden, wobei die geeignete Pflege sehr wichtig ist.

Das macht der Arzt

Die Akne belastet die Gemütslage der Betroffenen nicht unerheblich. Aber sie ist keineswegs ein „Schicksal", das die Jugendlichen einfach so hinnehmen müssen. Die Dermatologie verfügt heute über eine Vielzahl

Professionelle Hilfe
Größere Mitesser oder Pickel dürfen nur durch einen Arzt oder eine Kosmetikerin entfernt werden. Verhindern Sie, dass Ihr Kind selbst an den Pickeln herumdrückt, denn dann kommt es erst recht zu Entzündungen; sie können sich auch über die Blutwege ausbreiten. Zudem verursacht das Drücken Narben.

von Behandlungsansätzen – äußerlich und innerlich –, je nach Hauttyp, Alter und Schweregrad, die meist miteinander kombinierbar sind. Für die äußere Therapie verordnet der Hautarzt desinfizierende, austrocknende oder entzündungshemmende Substanzen in Form von Cremes, Lotionen oder Gels. Eine sogenannte Schälbehandlung (z. B. mit Vitamin-A-Säure oder Benzoyl-Peroxidpräparaten) trägt die obere Hautschicht ab und entfernt die Talgpfropfen. Führt diese Behandlung nicht zum Erfolg, können antibiotikahaltige Salben oder Cremes aufgetragen werden. Für schwerere Fälle wird der Arzt zusätzlich Antibiotika zum Einnehmen verordnen, bei Mädchen auch spezielle Hormonpräparate mit einer Östrogen-Anti-Androgen-Kombination. Wenn Narben nach Abklingen der Akne zurückbleiben, können diese von einem Schönheitschirurgen mit einer Laserbehandlung geglättet werden. Je nach Schweregrad der Erkrankung und Regelungen der Krankenkasse können die Kosten übernommen werden. Klären Sie dies vorher in jedem Fall ab. Zu Beginn einer Aknebehandlung kann es zu einem „Aufblühen" der Pickel kommen. Hier gilt jedoch ein wichtiger Grundsatz: Eine Aknetherapie braucht Zeit und Geduld. Von heute auf morgen stellt sich der Erfolg nicht ein. Es ist auf jeden Fall sinnvoll, zu Beginn der Behandlung und in regelmäßigen Abständen zur Verlaufsbeobachtung zum Hautarzt zu gehen.

Albträume

Viele Eltern kennen die Situation, dass ihr Kind nachts schreiend erwacht und schluchzend im Bett sitzt. Es hat Angst, ein Löwe könnte unter seinem Bett sitzen oder ein Monster in seinem Zimmer sein.

Kinder durchlaufen verschiedene Entwicklungsphasen, in denen sie besonders anfällig für Nachtängste sind.

Ursachen
Im Gegensatz zu Angstattacken (s. S. 194 f.) gehen Albträumen unmittelbar irgendwelche Belastungen (z. B. Wechsel des Schlafplatzes), Konflikte oder ein spannendes Ereignis (z. B. ein aufregender Fernsehfilm)

voraus und treten in der Phase des leichtesten Schlafs, v. a. in der zweiten Hälfte der Nacht, auf, wenn der REM-Schlaf (englisch: Rapid Eye Movement) zunimmt. Der REM-Schlaf bezeichnet eine Schlafphase, die durch schnelle Augenbewegungen gekennzeichnet ist. Albträume können aber auch auftreten, wenn das Kind hohes Fieber hat.

Symptome

Fast alle Kinder haben ab und zu Albträume; bereits Zweijährige können davon betroffen sein; häufig treten sie aber im Alter von drei bis sechs Jahren auf. Definiert werden Albträume als Schlafstörungen (s. S. 190 ff.) mit Angstzuständen im Traum. Nach dem Erwachen hat sich das Kind rasch wieder orientiert und erinnert sich detailliert an den Traum.

Das können Sie selbst machen

Sie können Albträumen vorbeugen, indem Sie nach dem Zähneputzen feste Schlafrituale einführen, die dem Kind Sicherheit und Vertrauen geben: z. B. ein warmes Entspannungsbad am Abend, eine beruhigende Gute-Nacht-Geschichte oder ein Kuscheltier, das es nachts beschützt. Wichtig sind v. a. feste Schlafzeiten, die Sie möglichst einhalten sollten. Wenn Ihr Kind dann trotzdem aufwacht, hat es keinen Sinn, an seine Vernunft zu appellieren, denn es ist seinen Gefühlen ausgeliefert und in der Nacht nicht auf Verstandesebene ansprechbar. Was jetzt hilft, sind eine tröstende Umarmung und ruhige, besänftigende Worte.

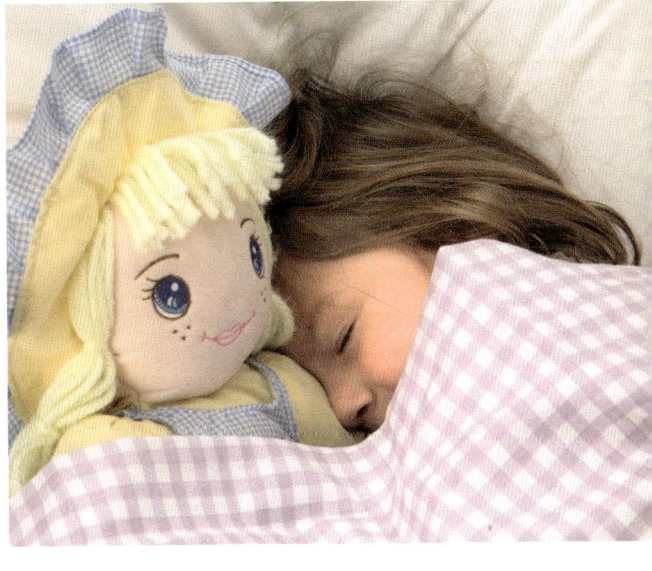

Erklären Sie ihm, dass es schlecht geträumt hat und „jagen" Sie das Monster gemeinsam weg. Die Ruhe, die Sie selbst dabei ausstrahlen, wird sich letztlich auf Ihr Kind übertragen und meistens schläft es dann auch schnell wieder ein. Reden Sie am nächsten Tag mit Ihrem Kind, ohne das Geschehene zu dramatisieren. Vermeiden Sie in jedem Fall Auslöser, wie z. B. Monsterfilme oder Ähnliches. Je nach Art der Beschwerden eignen sich die folgenden homöopathischen Mittel: Stramonium D12 (bei Angst vor der Dunkelheit, wenn das Licht im Zimmer brennen muss), Argentum nitricum D12 (bei Lampenfieber und Albträumen vor einem schulischen Ereignis, Durchfall) (Dosierung s. S. 234).

Das macht der Arzt

Meist sind Albträume kein Grund zur Beunruhigung, denn sie verschwinden von selbst wieder. Wenn Ihr Kind jedoch mehr als einmal in der Woche von den nächtlichen Traumattacken geplagt wird und nachhaltig darunter leidet oder kaum mehr schlafen kann, sollten Eltern ärztliche Hilfe suchen.

Allergie

Das Immunsystem schützt unseren Körper vor Fremdstoffen wie z. B. Krankheitserregern oder anderen schädlichen Substanzen (Antigene). Wenn nötig, werden diese mit speziellen Antikörpern bekämpft und unschädlich gemacht. Ist der Fremdkörper erfolgreich abgewehrt, wird diese Information gespeichert. Kommt das Immunsystem erneut mit dem schädlichem Stoff in Kontakt, werden Immunzellen mobilisiert, um den „Feind" unschädlich zu machen. Danach ist der Körper dagegen immun. Viele andere Stoffe hingegen, mit denen der Organismus täglich in Berührung kommt, werden gewissermaßen ignoriert, da sie ja nicht gefährlich sind.

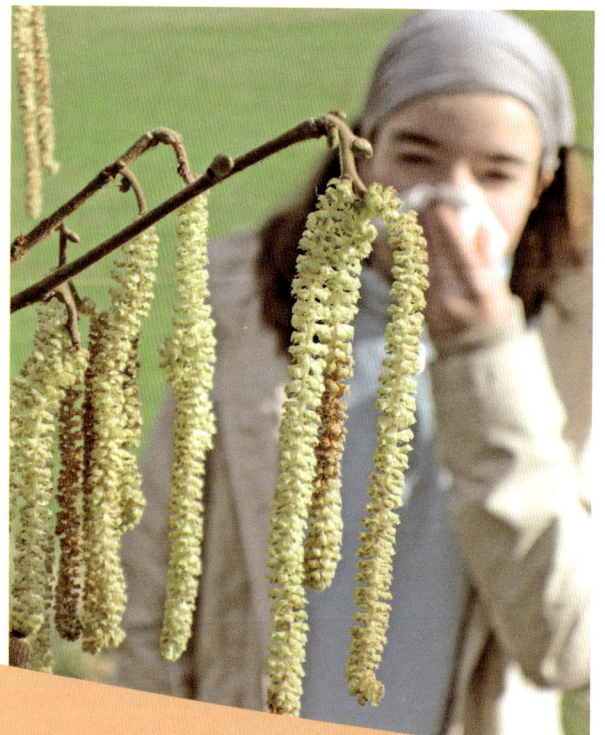

Ursachen

Bei Allergikern ist diese Abwehrreaktion gestört: Das Immunsystem reagiert mit einer überschießenden Reaktion auf Substanzen, die im Grunde völlig harmlos sind, wie z. B. Erdbeeren oder Tierhaare. Mit anderen Worten: Das Immunsystem kann nicht mehr unterscheiden, was nützlich oder schädlich ist, sondern fängt an, sich gegen alles zu richten (vom griechischen „allo ergos" = „gegen alles"). Im Extremfall kann es zu einem lebensbedrohlichen allergischen Schock (anaphylaktischer Schock) kommen, der immer ein Notfall ist (s. S. 236 f.).

Allergische Erkrankungen sind keine Bagatellerkrankungen. Alarmierende Tatsache ist zudem, dass sie in den letzten Jahren erheblich zugenommen haben. Schätzungen zufolge sind etwa 20 Prozent aller Schulkinder in den Industrienationen von einer Allergie betroffen.

Zu den häufigsten allergisch bedingten Erkrankungen zählen:
- Nesselsucht (s. S. 157 f.)
- Heuschnupfen (s. S. 90 f.)
- Asthma bronchiale (s. S. 28 ff.)
- Hautallergien (s. S. 24 f.)
- Insektengiftallergie (s. S. 252 f.)
- Nahrungsmittelallergien (s. S. 147 ff.)
- Neurodermitis (s. S. 161 ff.)

Man unterscheidet folgende Allergene:
- **Inhalationsallergene:** Pollen, Schimmel- und Pilzsporen, Milbenkot, Tierhaare, Dämpfe
- **Nahrungsallergene:** eiweißreiche Nahrung wie Milch, Eier, Weizen (Gluten), Fisch, Nüsse, Erdbeeren
- **Kontaktallergene:** Tierhaare, Latex, Kunststoffe, Kosmetika, Insektizide, Metalle (Nickel)
- **Medikamentenallergene:** Antibiotika (z. B. Penicillin, Sulfonamide), Kortison, Impfseren
- **Insektengifte:** Wespen, Bienen, Hornissen

Man unterscheidet vier verschiedene Allergietypen:

Typ I: Die Symptome treten unmittelbar nach Kontakt mit der allergieauslösenden Substanz (Pollen, Tierhaare, Milben, Staub, Insektengift, Medikamente) auf. Zu diesem Soforttyp gehören der Heuschnupfen, das allergische Asthma, die Nesselsucht und der allergische Schock.

Typ II: Hier kommt es mit einer Verzögerung von einigen Minuten zu den Beschwerden. Zu diesem Reaktionstyp zählt die Nesselsucht.

Typ III: Die Beschwerden setzen sechs bis acht Stunden nach dem Kontakt mit dem Auslöser ein. Hierzu zählen z. B. Medikamentenallergien.

Typ IV: Bei diesem Spättyp kann es zwischen zwölf und 72 Stunden dauern, bis der Körper reagiert. Hierzu zählen die Nickelallergie, allergische Kontaktekzeme sowie viele Medikamentenallergien.

Pseudoallergien
Von den „echten" Allergien unterscheidet man sogenannte Pseudoallergien (s. S. 153). Hier treten ebenfalls allergieähnliche Beschwerden auf, die auch schwer sein können. Diese werden jedoch nicht von einem fehlgeleiteten Immunsystem verursacht, sondern durch an Allergien beteiligte Botenstoffe (Histamin).

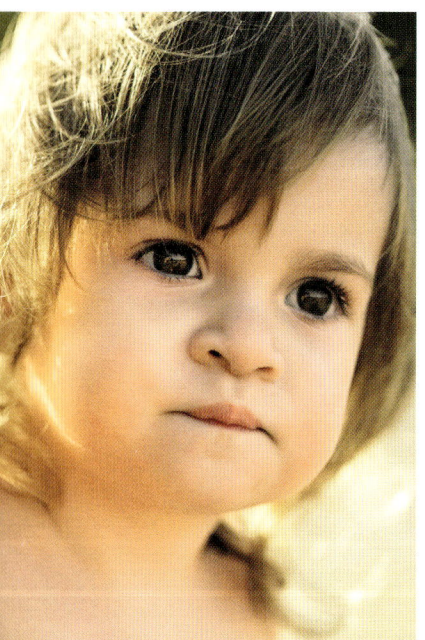

Analfissur

Analfissuren sind Risse in der Analschleimhaut, die in aller Regel harmlos sind. Häufig betroffen sind Säuglinge und Kleinkinder. Problematisch ist, dass diese Verletzungen immer wieder aufreißen können, auch wenn sie gerade verheilt sind. Zudem können Analfissuren langwierige Entzündungen wie Abszesse oder Fisteln hervorrufen.

Ursachen
Ursachen für diese Risse können harter Stuhl sein oder auch ständiger Durchfall, in seltenen Fällen Hämorrhoiden.

Symptome
Häufig kommt es beim Stuhlgang zu starken Schmerzen, gelegentlich tritt Juckreiz auf. Bereitet der Riss dem Kind beim Stuhlgang Schmerzen, wird der Stuhl zurückgehalten und es kommt zur Verstopfung. Manchmal finden sich Blutspuren z. B. im Stuhl, in der Unterhose oder an der Windel, die von der Analfissur stammen.

Das können Sie selbst machen
Achten Sie verstärkt auf Hygiene im Afterbereich. Sitzbäder, z. B. mit Kamillenzusatz – v. a. nach dem Stuhlgang – unterstützen die Heilung. Salben, z. B. Ringelblumensalbe, lindern die Beschwerden. Wichtig ist auch eine ausgewogene Ernährung mit vielen Vitaminen und Ballaststoffen. Insbesondere die Ballaststoffe, die u. a. in Hülsenfrüchten und Getreide zu finden sind, stellen die Stuhlmenge und damit auch die Bewegung des Darms sicher. Aber nicht nur feste Nahrung ist wichtig. Für eine geregelte Darmtätigkeit muss auch der Flüssigkeitshaushalt stimmen. Zu empfehlen sind mindestens zwei Liter Trinkmenge pro Tag.

Das macht der Arzt

Bei chronischen Analfissuren ist ein Arztbesuch erforderlich. Meist ist eine Analfissur harmlos. Der Arzt kann eine geeignete Salbe verschreiben.

Appetitlosigkeit

Viele Eltern beklagen Appetitlosigkeit bei ihren Kindern. Häufig gibt es jedoch falsche Vorstellungen davon, welche Mengen ein Kind essen muss. Hat es einmal keinen Appetit, machen sich viele Eltern sofort Sorgen. Dabei kann der mangelnde Hunger sehr viele Ursachen haben, in den meisten Fällen eine völlig harmlose. Häufig hat sich das Kind nur mit Süßigkeiten, Snacks oder zu vielen Getränken zwischen den Mahlzeiten den Bauch vollgeschlagen. Auf jeden Fall sollte geklärt werden, ob das Kind gesund ist. Denn dann ist es ganz normal, wenn sein Appetit nicht an jedem Tag gleich groß ist.

Ursachen

Appetitlosigkeit bei Kindern kann vorübergehend durch eine Erkältung, eine Magenverstimmung, Reisekrankheit, Stress oder belastende Lebenssituationen entstehen. Eine echte Appetitlosigkeit weist immer auf ein zugrunde liegendes körperliches oder seelisches Problem hin, welches geklärt werden sollte.

Appetitlosigkeit bei Kindern bereitet den Eltern oft große Sorgen. Selten jedoch besteht Grund zur Panik.

Das können Sie selbst machen

Wenn Ihr Kind häufig die Mahlzeiten verweigert, ohne dass der Arzt eine Erkrankung als Ursache dafür feststellen konnte, können folgende Tipps möglicherweise helfen:

- Üben Sie keinen zu großen Druck beim Essen auf Ihr Kind aus. Nörgeln Sie nicht, drohen Sie nicht mit Strafen oder überreden Sie es nicht, indem Sie mit einer Belohnung locken.
- Zwingen Sie Ihr Kind nicht, größere Portionen zu essen. Wenn es etwas übrig lässt, räumen Sie den Teller kommentarlos weg. Kochen Sie das nächste Mal eine kleinere Mahlzeit.
- Bereiten Sie zunächst die Speisen vor, die Ihr Kind am liebsten isst. Diese sollten altersgemäß und schmackhaft sein (s. S. 301 ff.)
- Das Kind sollte sich hungrig an den Tisch setzen. Unterbinden Sie daher konsequent jegliche Nascherei vor dem Essen. Dazu gehören auch konzentrierte Säfte und Limonaden. Zwischen den Mahlzeiten sollte es v. a. Wasser oder ungezuckerte Tees trinken.
- Achten Sie auf eine entspannte Atmosphäre bei den Mahlzeiten und ein appetitliches Anrichten der Speisen.

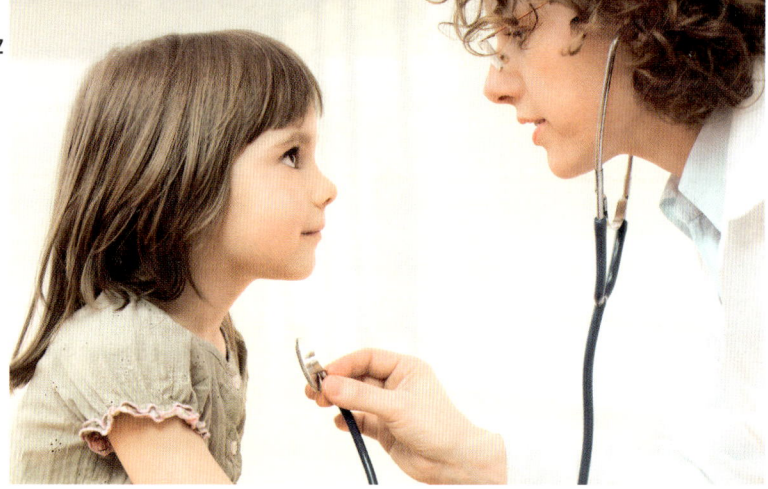

Folgende homöopathische Mittel sind geeignet: Abrotanum D3 (bei Appetitlosigkeit, Schwäche, Blässe), China D6 (Appetitmangel infolge einer Krankheit oder Operation, bei Schulstress, Verdauungsproblemen), Ferrum metallicum D6 (bei leichtem Krankheitsgefühl, Kopfschmerzen, schwacher Kreislauf), Medicago sativa D3 (bei Appetitmangel nach einer Erkrankung, Blähungen) (Dosierung s. S. 234).

Das macht der Arzt

Gehen Sie mit Ihrem Kind zum Arzt, wenn die Appetitlosigkeit länger andauert, damit er die genaue Ursache abklären kann, denn Appetitmangel kann ein Hinweis auf ernsthafte Erkrankungen, z. B. Infektionen des Magen-Darm-Systems, Leberkrankheiten, Diabetes, Krebserkrankungen usw. sein. Appetitlosigkeit kann aber auch Ausdruck einer psychosomatischen Störung, z. B. Magersucht, Depressionen, Angststörungen, Psychosen etc. sein. Auch bestimmte Medikamente (z. B. Antibiotika) können zu einem verringerten Appetit führen.

Asthma bronchiale

Im Verlauf der Pubertät verschwindet bei mindestens der Hälfte der betroffenen Kinder das Asthma.

Asthma ist die häufigste chronische Erkrankung im Kindesalter. Bei den betroffenen Kindern reagiert die Bronchialschleimhaut auf die auslösenden Reize übersensibel, sie schwillt an und produziert vermehrt Schleim. Zugleich verkrampft sich die Muskulatur der Bronchien, wodurch sich die Atemwege als Reaktion auf ganz unterschiedliche Reize krampfartig verengen. Die Luft gelangt zwar in die Lunge, das Kind kann jedoch nur schwer wieder ausatmen. Der Verlauf dauert oft jahre- oder gar jahrzehntelang. Je nachdem, welcher Auslöser im Vordergrund steht, wird zwischen akutem und chronischem Asthma unterschieden.

Ursachen

Bei kleinen Kindern stehen Infekte als Auslöser an erster Stelle. Weitere Auslöser können sein: körperliche Anstrengung, Stress, kalte oder trockene Atemluft, Zigarettenrauch, Staub, Abgase, viren- oder bakterienbedingte Atemwegsinfekte sowie allergische Reaktionen auf Gräser- und Baumpollen, Kot von Hausstaubmilben, Tierhaare und -schuppen, Schimmelpilze, Mehlstäube, chemische Lösungsmittel, Insektengifte oder bestimmte Nahrungsmittel. Die Bereitschaft für die chronische Entzündung wird vererbt. Sie ist auch bei relativer Beschwerdefreiheit weiter vorhanden.

Symptome

Kennzeichen des Asthmas bronchiale sind die Verengung der Bronchien bei einem entsprechenden Reiz, die Schwellung der Bronchialschleimhaut und die Produktion von zähem, glasigem Schleim, der sich nur schwer abhusten lässt. Das Kind hat wiederholte Hustenanfälle mit keuchender Kurzatmigkeit und Atemnot, meist mit pfeifendem und zischendem Geräusch beim erschwerten Ausatmen (sogenanntes Giemen). Weitere Beschwerden sind ein hartnäckiger, wiederholter (Reiz-) Husten und ein Engegefühl oder Stechen in der Brust. Im akuten Anfall nimmt das Kind eine typische aufrechte Haltung, mit aufgeblähtem Brustkorb und hochgezogenen Schultern ein, was ihm die Atmung erleichtert. Wegen der Atemnot hat es häufig Angst und ist unruhig, da es das Gefühl hat zu ersticken. Lippen und Haut können sich bläulich verfärben. Das Kind ist erschöpft und hat Schwierigkeiten beim Sprechen. Häufig werden die Beschwerden durch körperliche Anstrengung verstärkt. Meist wird ein Anfall durch Erbrechen beendet und zwischen den Anfällen treten beschwerdefreie Phasen auf. Ein Asthmaanfall dauert meist nur wenige Minuten, kann sich aber auch länger hinziehen, über Stunden oder sogar Tage. Man spricht dann von einem „Status asthmaticus".

Wenn es Allergien in der Familie gibt, dann besteht für das Kind eine erhöhte Gefahr für die Entwicklung von Asthma.

Das können Sie selbst machen

Bei einem akuten Asthmaanfall muss zunächst die Atemnot bekämpft werden. Dazu gibt es gut wirksame Medikamente, die inhaliert oder über ein Bronchialspray verabreicht werden. Öffnen Sie außerdem das Fenster, damit Ihr Kind frische Luft atmen kann (Vorsicht jedoch bei Pollenflug) und lassen Sie es sich aufrecht hinsetzen. Im akuten Stadium sollte Bettruhe eingehalten werden. Zur Vorbeugung ist Sport an der frischen Luft zu empfehlen. Günstig sind Brustschwimmen - es fördert gleichmäßiges Atmen und hilft, den Brustkorb zu dehnen - oder Wandern und Radfahren. Vermeiden Sie trockene Luft in beheizten Räumen.

Achten Sie darauf, dass Ihr Kind ausreichend trinkt, z. B. einen lauwarmen Tee in kleinen Schlucken, damit sich der zähe Schleim besser löst. Wenn die Auslöser für einen Asthmaanfall bekannt sind, halten Sie diese von Kindern fern. Zusätzlich können Sie begleitend zur schulmedizinischen Therapie warme Brustwickel oder spezielle Hustentees anwenden. Zusätzlich zu den Asthmamitteln, die der Arzt verschreibt, sind folgende homöopathische Mittel geeignet: Antimonium tartaricum D6 (bei einem Erstickungsgefühl beim Husten), Carbo vegetabilis D6 (bei krampfartigem Husten, Atemnot, bläulich verfärbter Haut), Cuprum aceticum D6 (bei heftigen, spastischen Hustenanfällen, zähem, schleimigen Auswurf, Gefühl, als würde die Brust zusammengeschnürt), Grindelia robusta D6 (bei spastischer Bronchitis, schwer löslichem Schleim, Rasselgeräusch beim Atmen), Lobelia inflata D6 (bei trockenem Reizhusten mit Atemnot) (Dosierung s. S. 234).

Das macht der Arzt

Bei einer länger andauernden Erkrankung, Fieber oder starken Beschwerden muss auf jeden Fall ein Arzt konsultiert werden. Von ärztlicher Seite unterscheidet man die Langzeittherapie von der Therapie des akuten Asthmaanfalls. Bei der langfristigen Asthmatherapie geht man in Therapiestufen vor. Es gibt dabei zwei Hauptgruppen von Medikamenten: Bronchienerweiternde Medikamente, die eine sofortige kurzfristige Erleichterung der Beschwerden bewirken und auch beim akuten Anfall zum Einsatz kommen (Beta-2-Mimetika) und vorbeugend wirkende Medikamente, die v. a. die Entzündungsbereitschaft und Überreaktion der Atemwege reduzieren und damit das eigentliche Kernproblem des Asthmas bekämpfen (inhalative Kortisonpräparate). Je nach Schwere der Symptome werden diese Medikamente kombiniert. Je nach Zahl und Schwere der Asthmaanfälle sowie Ansprechen der Behandlung werden dann immer stärkere Medikamente (z. B. länger wirksame Beta-2-Mimetika oder Glukokortikoide in höherer Dosis) verwendet. Ziel dieser schrittweisen Annäherung ist es, eine Beschwerdefreiheit für die nächsten Monate zu erreichen. Für die längerfristige Behandlung stehen zusätzlich noch bestimmte Arzneistoffe wie Cromoglicinsäure oder Leukotrienantagonisten (Montelukast) zur Verfügung. Der akute Asthmaanfall ist für beide, Kind und Eltern, sehr beängstigend. Ein ruhiger und gekonnter Umgang mit der Situation stellt denn Schlüssel zum Erfolg dar. Im Prinzip kommen die gleichen Mittel wie bei der Dauertherapie nur in anderer Dosierung und evtl. anderer Darreichungsform zum Einsatz. Die Basistherapie stellen inhalative bronchienerweiternde Beta-2-Mimetika sowie die entzündungshemmenden Kortisonpräparate und Sauerstoff dar.

Aufmerksamkeitsdefizit-/Hyperaktivitätssyndrom (ADHS)

Die Aufmerksamkeitsdefizit-/Hyperaktivitätsstörung (ADHS oder ADS), umgangssprachlich auch „Zappelphilippsyndrom" genannt, ist eine der häufigsten Diagnosen bei Kindern (ca. fünf bis 15 Prozent); Jungen sind häufiger betroffen als Mädchen. Da sich die ADHS unterschiedlich bemerkbar macht, ist die Diagnose nicht leicht zu stellen, denn der Übergang vom „normalen" zum auffälligen Verhalten eines Kindes ist fließend.

Ursachen

Neuesten Forschungserkenntnissen zufolge ist die Ursache für ADHS eine gestörte Signalübermittlung im Gehirn. Die meisten Wissenschaftler gehen davon aus, dass bei ADHS-Kindern bestimmte Botenstoffe im Gehirn Informationen nur eingeschränkt übertragen. Genauer gesagt geht es dabei um die Botenstoffe Noradrenalin und Dopamin. Noradrenalin steuert die Aufmerksamkeit, Dopamin die Motivation. Als Folge können ADS-Kinder Reize nur schlecht filtern und reagieren auf alle gleichzeitig. Als gesichert gilt zudem eine erbliche Veranlagung. In rund der Hälfte der Fälle sind nicht selten ein Elternteil, Geschwister oder Verwandte ebenfalls von der Verhaltensstörung betroffen. Die früher für ADHS verantwortlich gemachte Geburtsschädigung – „Sauerstoffmangel" bei der Geburt – ist nur selten die Ursache. Diskutiert werden aber auch zahlreiche andere Faktoren, die wissenschaftlich mehr oder weniger gut abgesichert sind. Nicht eindeutig beweisen lässt sich der Einfluss von Nahrungsmittelallergien oder Nahrungsmittelzusätzen (z. B. Konservierungsstoffe, wie Phosphate, Zucker) auf die Entstehung von ADHS. Hingegen konnte überzeugend dargestellt werden, dass der Erziehungsstil tatsächlich die Entwicklung eines ADHS beeinflussen kann. Auch das Lebensumfeld der betroffenen Kinder oder eine Reizüberflu-

Die Entstehung des Syndroms ist komplex und immer noch weitgehend ungeklärt.

Genaue Diagnose

Nicht jedes Kind, das sich schlecht konzentrieren kann, sehr reizbar oder „ständig in Bewegung ist", ist hyperaktiv. Erst wenn die charakteristischen Auffälligkeiten über einen längeren Zeitraum von etwa sechs Monaten bestehen und in Zusammenhang mit einer besonderen Lebenssituation auftreten, liegt der Verdacht auf ADHS vor. Eine genaue ärztliche Abklärung durch einen Facharzt oder durch eine spezialisierte Kinderklinik ist daher sehr wichtig.

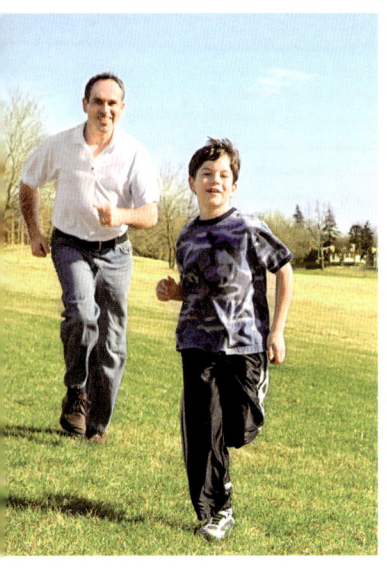

tung (z. B. durch die Medien) spielen eine gewisse Rolle. Wissenschaftlich gut gesichert ist außerdem, dass Rauchen, Stress und Alkohol während der Schwangerschaft die Entstehung der Krankheit begünstigen.

Symptome

- **Unaufmerksamkeit, Konzentrationsstörung:** Die Kinder können sich nicht über eine längere Zeit konzentrieren, lassen sich leicht ablenken oder scheinen nicht richtig zuzuhören.
- **Hyperaktivität:** Das Stillsitzen fällt extrem schwer. Die Kinder springen immer wieder auf, zappeln ständig, rennen oder toben.
- **Impulsivität:** Die Kinder haben keine Kontrolle über die eigenen Gefühle, leiden an Stimmungsschwankungen, sind leicht erregbar, neigen zu Wutausbrüchen. Sie haben große Probleme abzuwarten, fallen anderen Menschen ins Wort oder stören sie.

Diese Hauptmerkmale treten vom Säuglings- bis in das Erwachsenenalter auf und sind nicht immer gleichermaßen ausgeprägt oder liegen alle drei gleichzeitig vor. Wie aktiv ein Kind ist, hängt natürlich auch von seinem Naturell ab. Zu ADHS können oft noch weitere Auffälligkeiten, wie z. B. Tics (z. B. Blinzeln, Augenverdrehen, Grimassieren, Schulterzucken, bizarre Arm- und Rumpfbewegungen oder wiederkehrendes Hüsteln, Räuspern), eine Lese-Rechtschreibschwäche oder eine Störung im Sozialverhalten (häufige Konflikte mit Kameraden, Mitschülern oder Lehrern) hinzukommen. ADHS-Kinder werden daher häufig von der Umwelt wegen ihres Verhaltens abgelehnt, wodurch sie noch weiter in eine Außenseiterposition gedrängt werden. Hyperaktive Kinder sind außerdem unfähig, dauerhafte Bindungen einzugehen.

Das können Sie selbst machen

Achten Sie auf einen klaren Erziehungsstil mit eindeutigen, festen Grenzen und Absprachen, der von beiden Elternteilen mit Konsequenz durchgesetzt werden sollte. Uneinheitlichkeit in der Erziehung ist für Ihr Kind nicht förderlich. Der Tagesablauf muss möglichst klar strukturiert sein; dazu zählen ebenfalls geregelte Mahl- und Schlafzeiten. Vermeiden Sie Schimpfen oder Diskussionen und sparen Sie nicht mit Lob. Nehmen Sie sich bewusst Zeit für Ihr Kind, denn es braucht mehr Zuwendung, Liebe und Geborgenheit als andere Kinder. Sorgen Sie für eine ruhige Umgebung – zu viele Reize, wie Fernsehen oder Computer, können ADHS-Kinder schlecht verarbeiten. Viel Bewegung, am besten an der frischen Luft, tut Ihrem Kind gut. Wenn es über längere Zeit schlecht schläft, haben sich beruhigende Pflanzen wie Baldrian, Hopfen, Johanniskraut oder Melisse, – z. B. als Tee – bewährt.

Das macht der Arzt

Familien mit einem hyperaktiven Kind benötigen jahrelang psychotherapeutische Unterstützung. In einem sogenannten Elterntraining lernen sie, wie sie am besten mit ihrem Kind umgehen, denn nicht selten gelangen auch die geduldigsten Eltern an ihre Grenzen. Sie werden unterstützt, keine negativen Gefühle ihrem Kind gegenüber zu entwickeln und ihm möglichst viel Selbstbewusstsein und Stärke zu geben. Zusätzlich sind Entspannungstechniken, Spiel- oder Ergotherapie nützlich. Medikamentöse Therapien – z. B. mit dem Psychostimulans Methylphenidat – bringen die Verhaltungsstörung nicht zum Verschwinden, sondern sie werden zusätzlich zu den psychotherapeutischen Hilfen eingesetzt. Andere Therapieverfahren konnten sich nicht durchsetzen.

ADHS ist eine der schwierigsten Diagnosen bei Kindern.

Herausforderung Diagnose ADHS

ADHS lässt sich nicht spezifisch diagnostizieren und ist damit tatsächlich eine Herausforderung, der nicht immer alle Ärzte und Therapeuten gewachsen sind. Die Kriterien beruhen zum großen Teil auf Angaben der Bezugspersonen des Kindes zu seinem Verhalten, die erheblich voneinander abweichen können; sie sind subjektiv sowie umwelt- und situationsabhängig. Kultureller, schulischer und familiärer Kontext werden bei der Diagnostik häufig nicht berücksichtigt. Wenn ein Kind zu Hause oder in der Schule Auffälligkeiten zeigt, bedeutet das noch nicht, dass die Krankheit ADHS zugrunde liegt. Unter anderen Umständen (z. B. in einer anderen Schule) wäre dieses Kind vielleicht unauffällig. Die starke Zunahme der Verschreibungen hochwirksamer Psychopharmaka bei Kindern in den letzten Jahren ist alarmierend. Immer mehr Vorschulkinder werden mit Psychopharmaka behandelt und „ruhiggestellt". Wird ADHS fälschlich diagnostiziert, so kann dies natürlich ernsthafte Folgen haben. Ohne krank zu sein, tragen Kinder oder Erwachsene dann die Risiken einer pharmakologischen Behandlung mitsamt möglichen Nebenwirkungen, Abhängigkeitsentwicklungen oder Persönlichkeitsveränderungen.

Autismus

Mit dem Begriff Autismus (griech.: autos = selbst; ismos = Zustand) bezeichnet man eine tief greifende Störung der Persönlichkeit. Hauptmerkmal ist die Unfähigkeit, zwischenmenschliche Kontakte aufzubauen. Man unterscheidet zwei Formen autistischer Störungen. Zu den bekanntesten zählt der frühkindliche Autismus (Kanner-Syndrom), der schwerwiegender ist. Spricht man umgangssprachlich von Autismus, ist meist diese Form gemeint. Die Betroffenen zeigen bereits als Säuglinge Auffälligkeiten im Sozialverhalten, z. B. wehren sie sich allgemein gegen körperlichen Kontakt (z. B. wollen sie nicht auf den Arm genommen werden), halten keinen Blickkontakt und lächeln wenig. Diese Form tritt selten auf, bei ca. zwei von 1.000 Kindern; Jungen sind dabei drei- bis viermal häufiger betroffen als Mädchen. Die mildere Form ist das Asperger-Syndrom, eine autistische Persönlichkeitsstörung, die im Kindergarten- oder Grundschulalter beginnt. Die Betroffenen zeigen ähnliche Symptome wie bei Autismus, jedoch eine normale Sprachentwicklung und Intelligenz, mit besonderen Fähigkeiten in bestimmten Teilgebieten (z. B. Mathematik).

Kinder mit Autismus fallen v. a. wegen ihrer gestörten Kommunikation auf.

Ursachen

Die Ursachen des Autismus sind bisher nicht vollständig geklärt. Nach bisherigen Erkenntnissen gilt ein (zumindest teilweise) erblicher Hintergrund. Des Weiteren kommen auch neurologische Ursachen infrage, die für eine gestörte Entwicklung des Gehirns schon während der Schwangerschaft sprechen.

Symptome

Autistische Kinder haben Schwierigkeiten, mit anderen Menschen in Beziehung zu treten, sie kapseln sich von der Umwelt ab. Ihre Sprachentwicklung (s. S. 211 ff.) und Kommunikation sind beeinträchtigt. Im Vergleich zu gleichaltrigen Kindern haben sie eingeschränkte Interessen und Aktivitäten. Sie wiederholen immer gleiche (stereotype) Verhaltensmuster.

Das können Sie selbst machen

Die Entwicklung des autistischen Kinds wird durch besonders viel körperliche Nähe und eine ruhige Atmosphäre positiv beeinflusst, während Reizüberflutung jeder Art, z. B. der Aufenthalt in Kaufhäusern oder Innenstädten, Fernsehen und Computerspiele, zu gesteigerter Aggressivität und innerer Orientierungslosigkeit führen. Ideal ist viel Bewegung in der Natur und „milder" Ausgleichssport, wie z. B. Schwimmen oder

Radfahren. Bei diesen Aktivitäten können Autisten ihre eigenen Fähigkeiten erleben und dadurch in der Persönlichkeit wachsen. Die Muttersprache lernen manche Autisten wie eine Fremdsprache und können dabei gute Erfolge erzielen. Empfehlenswert dazu sind auf die manuelle und sinnliche Wahrnehmung (haptisch-sensorisch) ausgerichtete Lernmethoden, keinesfalls die üblichen Sprachlernmethoden mit Lehrbuch oder gar PC. Ebenfalls für die Entwicklung des Selbstwertgefühls zuträglich ist die Beteiligung an scheinbar „banalen" Verrichtungen des Alltags, wie z.B. dem Ausräumen von Geschirr aus der Spülmaschine. Dabei ist es wichtig, auch bei begrenzten Erfolgen unmittelbar ehrliches Lob zu spenden. Mit viel Geduld kann dieses Unterstützen der Persönlichkeitsentwicklung zu erstaunlichen Erfolgen führen.

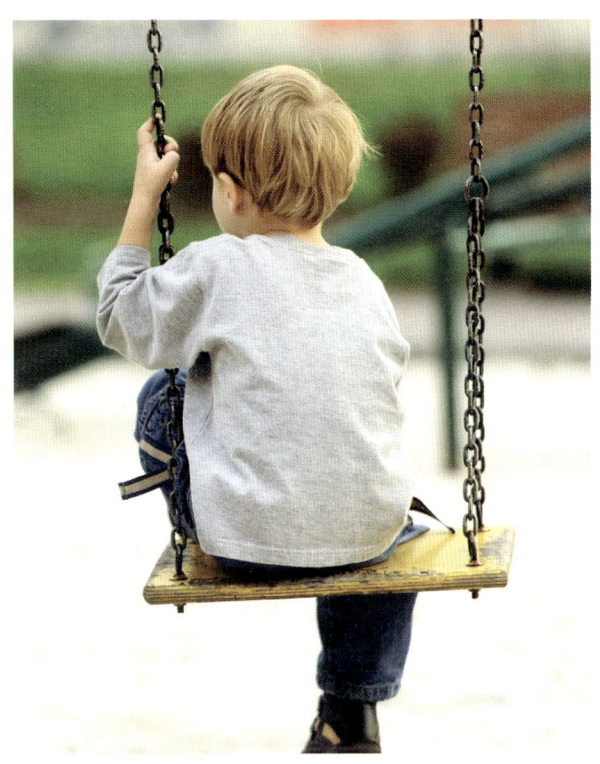

Das macht der Arzt

Da die Erkrankung nicht heilbar ist, ist das übergeordnete Ziel der Behandlung, die Fähigkeiten und Stärken der autistischen Kinder zu fördern und ihre Entwicklung zu unterstützen. Dazu stehen Methoden der Verhaltenstherapie, einer Form der Psychotherapie, zur Verfügung. Ziel ist es, Beziehungen mit anderen Menschen aufzubauen und mit diesen zu kommunizieren. Außerdem werden Krankengymnastik und eine logopädische Therapie eingesetzt, um motorische Auffälligkeiten und Sprachstörungen zu verringern.

In schwereren Fällen kann eine medikamentöse Behandlung notwendig sein. Diese dient dazu, die Begleiterscheinungen des Autismus, wie z.B. Krampfanfälle oder starke Spannungszustände, zu behandeln.
Nicht zuletzt ist es wichtig, die Eltern eines autistischen Kinds zu unterstützen. Umfangreiche Informationen oder der Anschluss an eine Selbsthilfegruppe können weiterhelfen, um mit der belastenden Situation leichter umzugehen.

B

Bauchschmerzen

Bauchschmerzen sind bei Kindern häufig. Ein Grund hierfür ist auch, dass kleinere Kinder, etwa bis zum zehnten Lebensjahr, Schmerzen im Körper nicht genau lokalisieren können und sie auf den Bauchraum projizieren, selbst, wenn die Schmerzen an anderen Körperregionen auftreten. Häufig deutet das Kind dann dabei auf den Nabel.
Bei Säuglingen sind in den ersten drei bis vier Monaten Blähungen oftmals der Grund für Bauchschmerzen (s. Dreimonatskoliken S. 51 ff.). Auch ein beginnender grippaler Infekt (s. S. 61 ff.), eine Magen-Darm- oder Harnwegsinfektion (s. S. 128 ff., 41 ff.) oder eine Verstopfung können

Bauchschmerzen können viele Ursachen haben.

mit Bauchschmerzen verbunden sein, ebenso wie z.B. Wurmerkrankungen (s. S. 227 ff.) oder eine Magenschleimhautentzündung. Seelische Probleme können sich ebenfalls hinter Bauchweh verbergen. Sind die Bauchschmerzen akut und kommen auch noch Übelkeit, Erbrechen oder leichtes Fieber dazu, liegt der Verdacht auf eine Blinddarmentzündung nahe (s. S. 43 f.).

Diagnosetabelle

Wie ver-laufen die Schmerzen?	Tritt Fieber auf?	Weitere Begleit-erscheinungen	Mögliche Krankheit	Mehr auf Seite
leicht	möglich	Appetitlosigkeit, Blähungen, Kreislauf-probleme	Magen-Darm-Infektion	128 ff.
stark, krampfartig	nein	Schweißausbruch und Kreislaufprobleme möglich	Vergiftung	265 ff.
stark, krampfartig	möglich	Brechdurchfall	Salmonellose	180 ff.
krampfartig	leicht	größere Kinder haben Schmerzen beim Gehen, Babys ziehen die Beinchen an	Blinddarment-zündung	43 f.
krampfartig	nein	Juckreiz am Po, Gewichtsverlust	Wurmerkran-kungen	227 ff.

Bauchschmerzen sind auch bei Nahrungsmittelallergien und -unverträglichkeiten (s. S. 147 ff. u. 152 ff.),
Harnwegsinfektionen (s. S. 41 ff.), Leistenbruch
(s. S. 120 f.), Grippe (s. S. 77 f.), chronischen Darmentzündungen (s. S. 232 ff.), Darmverschluss, Verstopfung, Koliken (s. S. 51 ff., 143 f.), Kinderkrankheiten
(z. B. Mumps, Scharlach etc.), Lungenentzündung
(s. S. 125 ff.) bei seelischen Problemen. Länger andauernde oder immer wiederkehrende Bauchschmerzen müssen grundsätzlich vom Arzt abgeklärt
werden, um die auslösende Erkrankung möglichst
rechtzeitig zu behandeln.

Das können Sie selbst machen

In den meisten Fällen gehen Bauchschmerzen wieder schnell von selbst weg. Zudem gibt es viele
Hausmittel, die sich gut bewährt haben, wie z. B.
eine Wärmflasche oder eine warme Bauchweh-
Kompresse. Sind seelische Konflikte die Ursache
von Bauchschmerzen, helfen meistens liebevolle
Zuwendung oder eine zarte Bauchmassage mit
Kümmelöl. Reiben Sie dazu mit warmen Händen
einige Tropfen Kümmelöl in kreisenden Bewegungen
im Uhrzeigersinn um den Nabel des Kindes.

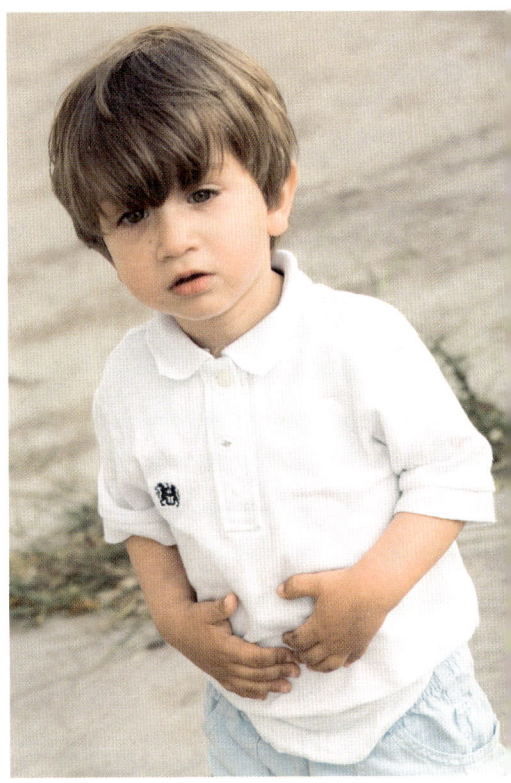

Das macht der Arzt

Wenn Ihr Kind an Bauchschmerzen leidet, gehen Sie lieber einmal zu viel
als zu wenig zum Arzt. Suchen Sie sofort einen Arzt auf, wenn das Allgemeinbefinden des Kindes schlecht ist, die Bauchschmerzen länger als
sechs Stunden andauern, es nicht mehr laufen kann, der Bauch sich hart
anfühlt und bei Berührung schmerzhaft ist (Verdacht auf Bauchfellentzündung) oder wenn dem Stuhl Schleim und Blut beigemischt sind.

Bettnässen

Bettnässen (Enuresis) ist ein sehr häufiges Problem. Meist sollten Kinder
am Ende des dritten Lebensjahrs gelernt haben, Blase und Darm zu
kontrollieren. Rund zehn Prozent der Siebenjährigen sind Bettnässer.
Gerade nächtliches Bettnässen wird als unkomplizierte Entwicklungsstö-
rung angesehen, deren Ursache häufig seelischer Natur ist (z. B. wenn
das Kind durch eine neue Lebenssituation verunsichert ist).

Ursachen

Durch ungünstige Umstände, z. B. Krankheiten, Entwicklungsverzögerungen oder psychische Belastungen, kann es auch länger dauern, bis das Kind trocken wird. Manche Kinder erlernen diese Fähigkeit auch schneller. Wenn das Kind auch nach seinem vierten Geburtstag noch nicht trocken ist, weder bei Tag noch in der Nacht, spricht man vom Bettnässen. War das Kind bereits schon für ein halbes Jahr trocken, handelt es sich um ein Wiedereinnässen. Wenn das Wiedereinnässen länger anhält, ist häufig eine psychotherapeutische Hilfe nötig.

Symptome

Unwillkürliches Einnässen nach dem vierten Lebensjahr über länger als drei Monate (mindestens zweimal im Monat).

Das können Sie selbst machen

Von Bettnässen als Erkrankung wird erst bei Kindern nach dem fünften Geburtstag gesprochen.

Viele Kinder leiden unter dem Einnässen. Wichtig ist, dass Sie das Kind weder bestrafen und beschimpfen noch mit seiner Schwäche vor anderen bloßstellen. Ein ruhiges, kindgerechtes Gespräch über das Einnässen führt eher zum Erfolg. Sagen Sie dem Kind deutlich, dass es nichts „falsch" macht. Mit einer wasserdichten Unterlage im Bett, aber ohne Windeln, wird dem Kind vermittelt, dass man es für fähig hält, die Blase zu kontrollieren. Das oft praktizierte nächtliche Wecken ist eine Tortur für die Kinder und die Eltern. Elterliche Geduld und Zuwendung sind hier die beste Therapie. Folgende homöopathische Mittel sind geeignet: Causticum D12 (bei Einnässen kurz nach dem Zubettgehen, seelischer Belastung), Equisetum arvense D6 (bei Einnässen in der ersten Schlafphase, leichtem Frieren, Reizblase), Ignatia D12 (bei seelischem Kummer, Lach- und Weinkrämpfen), Plantago major D3 (bei nächtlichem Einnässen und häufigem Harndrang tagsüber), Pulsatilla pratensis D6 (bei Bettnässen aufgrund mangelnder Zuwendung, Trennungssituation, großem Wärmebedürfnis), Staphisagria D12 (bei seelischem Konflikt, Verlassenheitsgefühl) (Dosierung s. S. 234). Das Einnässen, dem organische Störungen zugrunde liegen, ist vom Wiedereinnässen abzugrenzen. Wenn nach einigen Monaten keine Trendwende erkennbar ist, sollte ärztliche Hilfe gesucht werden.

Das macht der Arzt

Wenn Ihr Kind mit fünf Jahren noch nicht trocken ist, gehen Sie zum Arzt und lassen Sie sich beraten. Ein gelegentliches nächtliches Einnässen wird heute bis zum sechsten Lebensjahr von Medizinern als normal bewertet und bedarf keiner weiteren Abklärung und Behandlung.

Bindehautentzündung

Die Schleimhaut, die die Innenseite der Augen auskleidet und den sicht-
baren, vorderen Teil des Augapfels bedeckt, wird als Augenbindehaut
bezeichnet.

Ursachen

Eine Entzündung der Bindehaut (Konjunktivitis) kann durch Bakterien,
Viren, physikalische Reize – z.B. grelles Sonnenlicht, Staub, Rauch und
Wind –, chemische Reize – z.B. stark gechlortes Wasser – Fremdkörper
oder eine allergische Reaktion verursacht werden. Eine Bindehautentzündung kann eine eigenständige Erkrankung sein oder als Begleiterscheinung einer anderen Krankheit, etwa der Masern (s. S. 132 f.) auftreten. Sie ist bei Kindern relativ häufig und ziemlich unangenehm, da
die Bindehaut viele Nerven enthält. Bei Säuglingen kann die Bindehautentzündung auch die Folge eines verstopften Tränen-Nasen-Kanals sein.

**Eine Bindehautentzün-
dung gehört zu den
häufigsten Erkrankungen
des Auges bei Kindern.**

Symptome

Eine Bindehautentzündung ist für Kinder meistens harmlos, aber ziemlich unangenehm. Die Beschwerden äußern sich in Augenbrennen, Jucken, Kratzen und Tränen. Das Kind hat ständig das Gefühl, einen Fremdkörper im Auge zu haben, der mit jedem Lidschlag kratzt, und versucht
mit der Hand am Auge zu reiben. Oft sind morgens die Lider verklebt, da
ein eitriges oder schleimiges Sekret abgesondert wird. Die Lidränder
können geschwollen und das Kind lichtempfindlich sein. Das auffälligste
Merkmal sind die stark geröteten Augen, die allerdings auch ein Warnzeichen anderer Augenerkrankungen sein können. Darum – bei „roten
Augen" einen Kinderarzt aufsuchen!

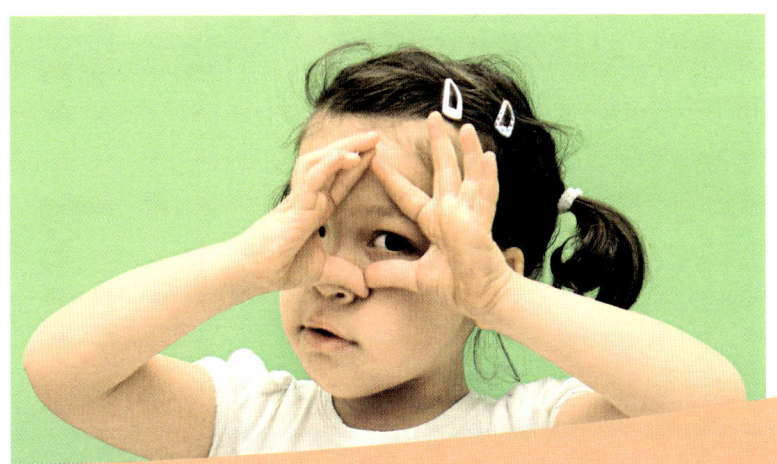

Das können Sie selbst machen

Lose sitzende Fremdkörper (z. B. Wimpern oder Insekten) können gut mit dem Zipfel eines sauberen Taschentuchs entfernt werden. Dabei zieht man das Lid leicht nach unten und lässt das Kind nach oben schauen. Wenn sich der Fremdkörper nicht entfernen lässt, lassen Sie Ihr Kind das Gesicht in ein mit Wasser gefülltes Waschbecken halten und die Augen „unter Wasser" öffnen. Verklebte Wimpern und verkrustete Lidränder werden mehrmals am Tag mit einem in lauwarmem, abgekochtem Wasser getränkten Mulltupfer oder mit einem Tuch aus Baumwolle oder Leinen gereinigt. Das Auge wird dabei mit reichlich Flüssigkeit vom äußeren zum inneren Augenwinkel sanft ausgewischt. Das Abwaschen der Augen mit kaltem Wasser und das Auflegen kühlender Kompressen oder Kältepacks aus der Tiefkühltruhe lindern Juckreiz und Brennen. Auf pflanzliche Zusätze sollte besser verzichtet werden, da diese die Bindehaut zusätzlich reizen können. Je nach Begleitsymptomen eignen sich folgende homöopathische Mittel: Allium cepa D6 (bei geröteten, brennenden Augen, Schnupfen, Lichtempfindlichkeit), Apis mellifica D6 (bei durch Viren oder Allergien ausgelösten Entzündungen, dick geschwollenen, juckenden Augen), Belladonna D6 (nach intensiver Sonneneinstrahlung, bei hochrot entzündeten Augen, Lichtempfindlichkeit, Schmerzen), Euphrasia D6, auch als Augentropfen erhältlich (bei tränenden Augen, bei durch Viren oder Allergien ausgelösten Entzündungen, ständigem Blinzeln) (Dosierung s. S. 234). Im Freien schützt eine Sonnenbrille (mit einem hohen UV-Schutz!) vor Lichtempfindlichkeit und Zugluft. Im Haus kann das Zimmer abgedunkelt werden. PC und Fernsehen sind tabu. Achten Sie darauf, dass das Kind die Augen nicht zu häufig reibt, denn dies reizt die Bindehaut noch mehr und fördert die Ausbreitung von Bakterien! Bei Säuglingen hat sich Muttermilch mit ihrer entzündungshemmenden und reinigenden Wirkung bewährt. Geben Sie direkt von der Brust einige Tropfen davon in das betroffene Auge. Wichtig: Sollte Ihr Kind immer wieder an einer Bindehautentzündung leiden, forschen Sie nach allergischen Ursachen.

Waschen Sie Ihre Hände vor und nach jedem Kontakt zu Ihrem Kind. Dies gilt besonders bei infektiösen Bindehautentzündungen.

Das macht der Arzt

Wenn ein festsitzender Fremdkörper im Auge vermutet wird, die Beschwerden stark sind und nicht innerhalb von zwei Tagen besser werden oder Ihr Kind eine eitrige Augenentzündung hat, sollten Sie unbedingt zum Arzt gehen. Dieser behandelt i. d. R. mit Augentropfen, bei bakteriellen Entzündungen mit antibiotikahaltigen. Bei einer allergischen Bindehautentzündung z. B. bei Heuschnupfen (s. S. 90 f.), wird der Arzt antiallergische Augentropfen, z. B. mit Cromoglicinsäure, verschreiben. Achtung: Augentropfen sind nur begrenzt haltbar.

Ansteckungsgefahr
Bindehautentzündung kann ansteckend sein. Schicken Sie Ihr
Kind erst dann zum Kindergarten oder zur Schule, wenn unter
der Behandlung eine Besserung eintritt.

Blasenentzündung

Entzündungen der Harnwege, also der Blase, der Harnleiter und/oder
des Nierenbeckens, sind häufige Erkrankungen im Kindesalter. Mädchen
sind davon aufgrund ihrer kürzeren Harnwege häufiger betroffen als
Jungen, da Krankheitserreger leichter eindringen können.

Ursachen
Harnwegsinfektionen werden hauptsächlich durch Bakterien verursacht,
v. a. durch körpereigene Darmbakterien. Diese gelangen durch unsach-
gemäßes Abputzen (von hinten nach vorn) nach dem Stuhlgang in die
Harnröhre, wandern in die Blase ein und können sich von dort bis in die
Nieren ausbreiten (aufsteigende Harnwegsinfektion). Sind die Nieren
auch betroffen (Nierenbeckenentzündung), bekommt das Kind hohes
Fieber (über 39 Grad Celsius) und fühlt sich sehr schlecht, hat Schüttelfrost und Schmerzen in der Nierengegend. Sitzen auf kaltem Boden,
eine Unterkühlung oder kalte Füße können ebenfalls zu einer Harnwegsinfektion führen. Weitere Ursachen, die zu einer solchen Erkrankung fuhren können, sind Anomalien an Harnwegen oder Nieren.

Kinder, die schon trocken waren, können wieder einnässen. Dies kann auf eine Blasenentzündung hinweisen.

Symptome
Die Beschwerden sind je nach Alter des Kinds unterschiedlich. Bei Säuglingen und Kleinkindern lässt sich eine Harnwegsinfektion nur schwer
erkennen, da bei ihnen die typischen Krankheitsanzeichen fehlen. Babys
trinken schlecht, sind unruhig und blass, weinerlich oder haben Fieber.
Bei älteren Kindern ruft ein Harnwegsinfekt typische Krankheitsanzeichen hervor. Diese sind: Brennen beim Wasserlassen, verstärkter Harndrang mit geringen Urinmengen, evtl. Fieber, Mattigkeit, Appetitlosigkeit.
Der Urin ist trüb, riecht unangenehm und kann Spuren von Blut enthalten. Bei einer Nierenbeckenentzündung kommen Fieber, Schmerzen
im Nierenbereich, Schüttelfrost, graublasse Haut und eine Verschlechterung des Allgemeinzustands dazu. Auch Übelkeit und Erbrechen sind
keine Seltenheit. Besonders jüngere Kinder sind hiervon betroffen.

Handeln Sie rechtzeitig bei den ersten Anzeichen einer Blasenentzündung. Sie sollte nicht auf die leichte Schulter genommen werden, denn es besteht die Gefahr, dass sie chronisch wird, was die Nieren schädigt.

Das können Sie selbst machen

Während der akuten Phase sollte Ihr Kind Bettruhe einhalten. Achten Sie darauf, dass es ausreichend trinkt, damit die Harnwege gut durchgespült werden. Am besten sind warme und heiße Getränke. Der Unterleib des Kinds sollte warm gehalten werden, z. B. mit einer Wärmflasche, einem Kirschkernkissen zwischen den Beinen oder einem Kamillen-Heublumen-Wickel; ebenso die Füße, z. B. mit warmen, ansteigenden Fußbädern. Nehmen Sie hierfür ein Gefäß, das so hoch ist, dass das Wasser (37,5 Grad Celsius) bis zur halben Wade des Kinds reicht. Nach einigen Minuten gießen Sie heißes Wasser nach, alle paar Minuten ein bisschen mehr, bis das Wasser etwa 40 Grad Celsius warm ist. Nach zehn bis 15 Minuten beenden Sie das Fußbad. Spezielle Nieren- und Blasentees sind vorteilhaft, da sie stark harntreibend und krampflösend wirken. Ein bewährter Tee bei Harnwegsinfektionen besteht aus Bärentraubenblättern, da er desinfizierend wirkt, und aus Brennnesselblättern. Weitere geeignete Heilkräuter sind Goldrutenkraut und Heuhechelwurzel. Lindernde Maßnahmen sind ein warmes Sitzbad mit Zusatz von Kamillenblüten oder Zinnkraut (Schachtelhalm). Wenn Ihr Kind noch Windeln trägt, wechseln Sie diese häufiger als sonst, da sich sonst die Bakterien rasch vermehren. Je nach Beschwerden eignen sich folgende homöopathische Mittel zur Unterstützung einer Antibiotikabehandlung: Acidum nitricum D4 (bei häufigem Harndrang), Cantharis D6 (bei brennenden Schmerzen, dunklem Urin), Dulcamara D6 (bei schmerzhaftem Wasserlassen), Lycopodium D4 (bei vermehrtem Harndrang), Solidago D2 (bei Chronifizierung) (Dosierung s. S. 234). Zur Steigerung der Abwehrkräfte: Echinacea compositum. Vorbeugend sollten Sie bei Mädchen darauf achten, dass sie nach dem Stuhlgang „richtig wischen", d. h. immer von vorn nach hinten, damit keine Keime in die Harnröhre gelangen. Neigt Ihr Kind zu Harnwegsinfektionen, vermeiden Sie generelle Unterkühlung und Nässe. Zu Hause sollte Ihr Kind Hausschuhe tragen, denn das hält die Füße warm. Achten Sie auf warme Unterwäsche (keine Synthetik).

Das macht der Arzt

Am Anfang einer Behandlung muss der Urin des Kinds auf Bakterien untersucht werden. Die Urinprobe sollte möglichst frisch sein. Zu Hause verwenden Sie dafür ein sauberes, ausgekochtes Glas. Optimal ist, wenn Sie den „Mittelstrahl", also nicht den ersten und nicht den letzten Teil

Ziel der Behandlung ist die Elimination der Krankheitserreger und die Linderung der Schmerzen.

des Urins auffangen. Das verschlossene Gefäß kann bis zu zwei Stunden im Kühlschrank aufbewahrt werden. Für Säuglinge gibt es spezielle Beutel aus der Apotheke, in denen Sie den Urin sammeln können. Wenn die Erreger identifiziert sind, wird der Arzt Antibiotika verordnen und weitere Urinkontrollen (eine bis sechs Wochen nach Ende der Behandlung) vornehmen, um sicherzustellen, dass die Infektion vollständig ausgeheilt ist. Liegen anatomische Anomalien vor, ist in vielen Fällen ein operativer Eingriff erforderlich.

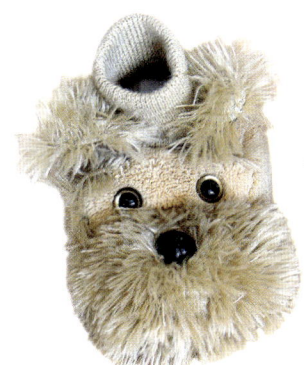
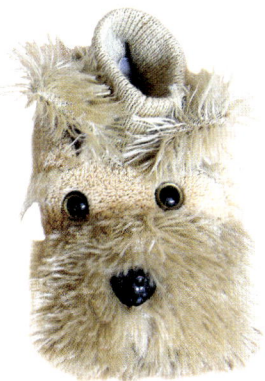

Blinddarmentzündung

Die Blinddarmentzündung (Appendizitis) ist eine akute bakterielle Entzündung eines kleinen, etwa acht Zentimeter langen Anhängsels („Wurmfortsatz") des Blinddarms. Obwohl sie in jedem Alter auftreten kann, kommt sie besonders häufig ab dem Grundschulalter vor.

Ursachen
Eine Blinddarmentzündung entsteht meist durch eine Abflussbehinderung des Bluts im Bereich des Wurmfortsatzes, der dann anschwillt, sodass sich Bakterien festsetzen und eine eitrige Entzündung auslösen können.

Symptome
Typische Beschwerden sind unregelmäßig wiederkehrende, zunehmende Schmerzen im Oberbauch oder um den Nabel, die in den rechten Unterbauch „wandern". Charakteristisch sind „Loslass-Schmerzen", das sind vermehrte Schmerzen beim Eindrücken und Loslassen der Bauchdecke, ebenso wie eine Zunahme des Schmerzes bei Erschütterungen, z.B. beim Hüpfen auf einem Bein. Mäßiges bis hohes Fieber (bis 38,5 Grad Celsius). Übelkeit, Erbrechen oder Appetitlosigkeit. Möglicherweise leichter Durchfall oder Verstopfung.

Das können Sie selbst machen
Bei plötzlich auftretenden oder unklaren Bauchschmerzen sollten Sie an eine Blinddarmentzündung denken und einen Arzt aufsuchen. Das Kind sollte sich hinlegen und geben Sie ihm nichts mehr zu essen oder zu

trinken, da es möglicherweise operiert werden muss. Bringen Sie keine Wärme auf den Bauch, denn sie verschlimmert die Blinddarmentzündung. Legen Sie besser einen Eisbeutel auf. Geben Sie auch keine Schmerzmittel, da die Schmerzen sonst nicht mehr richtig lokalisiert werden können, wodurch die Diagnose erschwert wird.

Das macht der Arzt

Zögern Sie nicht, einen Arzt zu rufen, denn wenn die Blinddarmentzündung nicht rechtzeitig erkannt wird und der Wurmfortsatz aufbricht (Blinddarmdurchbruch) kann Eiter in die Bauchhöhle austreten und zu einer lebensgefährlichen Bauchfellentzündung (Peritonitis) führen. Warnzeichen hierfür sind zuerst ein plötzliches Nachlassen der Schmerzen im rechten Unterbauch, die jedoch nach wenigen Stunden schlimmer werden, und ein brettharter Bauch.

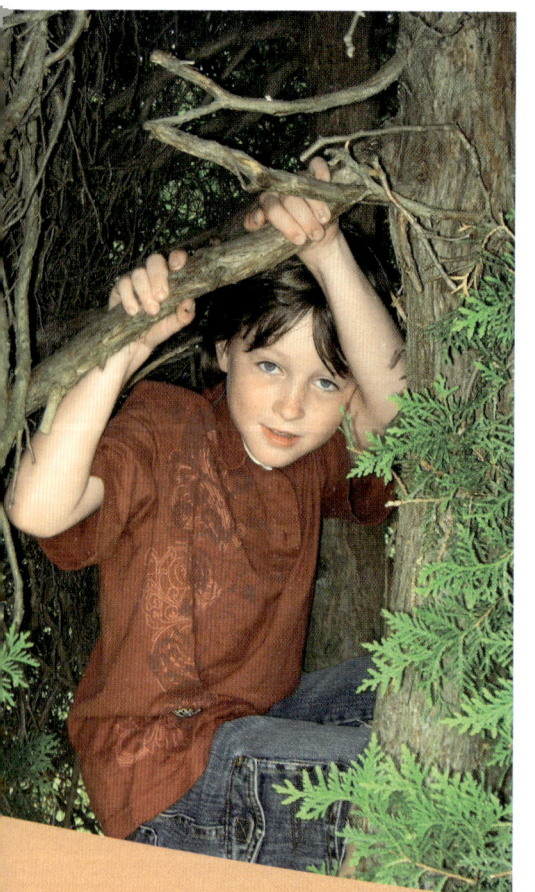

Borreliose (Lyme-Krankheit)

Zecken können gefährliche Infektionskrankheiten übertragen. Dazu gehören z. B. die Lyme-Borreliose oder die Frühsommer-Meningoenzephalitis (FSME) (s. S. 69 ff.).

Ursachen

Die Erreger der Borreliose sind Bakterien (Borrelien), die im Blut von Waldtieren, z. B. Rehen oder Mäusen, leben. Die Zecke nimmt durch Saugen des Blutes die Bakterien eines solchen Tieres auf und überträgt sie dann durch einen nachfolgenden Biss auf den Menschen.

Hat sich eine Zecke festgesaugt, ist es wichtig, diese so bald wie möglich zu entfernen. Wie man eine Zecke richtig entfernt, lesen Sie im Erste-Hilfe-Kapitel (s. Zeckenbiss S. 269 f.). Denn das Problem ist: Je länger die Zecke saugt, umso mehr Erreger werden übertragen. Nur durch die schnelle Entfernung der Zecke kann oft eine Übertragung der Bakterien verhindert werden, denn diese brauchen etwa zwölf bis 16 Stunden, bis sie von der Zecke in die Stichwunde gelangen und die Krankheit auslösen können.

Symptome

Wichtig ist, die Einstichstelle in den folgenden vier bis fünf Wochen immer wieder zu kontrollieren. Ist es zu einer Borrelien-Infektion gekommen, entwickelt sich in den meisten Fällen an der Stichstelle die sogenannte „Wanderröte" (Erythema migrans) – eine ringförmige, rötliche, größer werdende Hautveränderung, die innen wieder abblasst. Diese Rötung breitet sich oft über Wochen weiter aus. Hinzu kommen grippeähnliche Symptome, wie Müdigkeit, Abgeschlagenheit oder leichtes Fieber. Diese Beschwerden verschwinden nach ca. zwei bis drei Wochen von selbst wieder und die Rötung geht zurück. Erst danach gelangen die Borrelien in das Blut und verursachen verschiedene Beschwerden, wie z. B. Gelenkschmerzen v. a. der Knie- und Fußgelenke (Lyme-Arthritis). Ohne die typische „Wanderröte" ist eine Borreliose oft schwer zu diagnostizieren. Durch eine Blutuntersuchung kann die Verdachtsdiagnose bestätigt werden. Etwa vier Wochen nach dem Zeckenbiss können Beschwerden des Nervensystems mit Kopfschmerzen auftreten. Diese sind ein Anzeichen der Hirnhaut- oder Gehirnentzündung (Neuroborreliose). Ab der Pubertät kann es auch zu Herzrhythmusstörungen kommen.

Zecken sind eine große Gefahr für Kinder. Schutz bietet eine entsprechende Kleidung.

Das können Sie selbst machen

Kinder können sich im Freien durch folgende Maßnahmen schützen:

- Bei Spaziergängen sollte das Kind geschlossene Kleidung tragen. Lange Ärmel und Hosen bieten der Zecke keine Angriffsfläche.
- Wählen Sie eine helle Kleidung, denn darauf kann man Zecken besser sehen.
- Untersuchen Sie die Kleidung und v. a. den Körper Ihres Kindes nach längerem Aufenthalt im Freien auf Zeckenbefall, besonders Achseln, Kniekehlen, Leisten, Nacken und Kopf.
- Kinder sollten Aufenthaltsorte der Zecken meiden: Gräser, Sträucher, Büsche oder Unterholz (die Tiere fallen nicht von den Bäumen!)
- Kontrollieren Sie auch regelmäßig Ihre Haustiere.
- Geeignete homöopathische Mittel sind: Ledum palustre D6 (bei schmerzhaften Gelenkschwellungen, Hitzegefühl), Okoubaka D3 (bei Antibiotikabehandlung nach Zeckenbiss) (Dosierung s. S. 234).

Das macht der Arzt

Die Borreliose muss immer von einem Arzt behandelt werden. Die Therapie besteht in einer Verordnung von Antibiotika für mindestens zwei Wochen. Erfahrungsgemäß heilt die Erkrankung in den meisten Fällen vollständig aus.

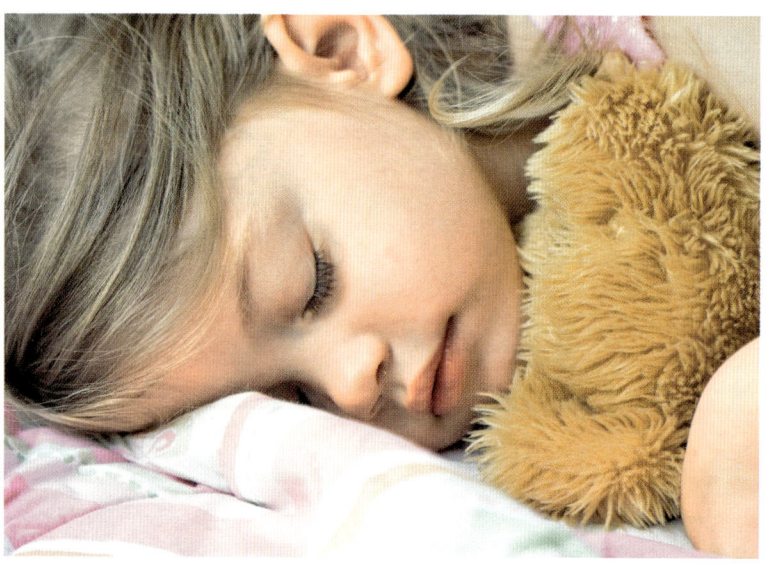

Bronchitis/Bronchiolitis

Die Bronchitis ist eine akute entzündliche Erkrankung der Bronchialschleimhaut, die bei Kindern besonders in den kalten Wintermonaten
oder im Frühjahr auftritt. Erkranken Säuglinge an einer Bronchitis, sind

Eine akute Bronchitis ist besonders in den Herbst- und Wintermonaten bei Kindern häufig.

oft auch die ganz kleinen Bronchien, die sogenannten Bronchiolen,
betroffen. Man spricht hier von einer Bronchiolitis. Die noch kleinen und
engen Luftwege schwellen dann zu. Diese Form der Bronchitis kann
wegen der Verengung der Atemwege und einer möglichen Lungenentzündung als Komplikation gefährlich sein. Wenn sich die Muskeln in der
Bronchialwand verkrampfen, spricht man von einer obstruktiven (spastischen, „verengten") Bronchitis.

Ursachen
In den meisten Fällen sind die Krankheitserreger Viren.

Symptome
Sowohl bei der Bronchiolitis als auch bei der obstruktiven Bronchitis
tritt neben dem Husten auch eine erschwerte Atmung auf. Weitere
Beschwerden sind zuerst trockener, hohler Husten, „pfeifende" oder
„rasselnde" Atemgeräusche, dann Übergang zu Husten mit Auswurf.
Erbrechen beim Husten ist möglich. Evtl. tritt Fieber auf.

Das können Sie selbst machen

Bei Fieber muss das Kind im Bett bleiben. Die Raumluft sollte weder zu trocken noch zu kalt oder zu warm sein. Eine wassergefüllte Schüssel auf der Heizung oder feuchte Tücher über einem Wäscheständer sind gute Luftbefeuchter. Auch Inhalieren mit Kochsalzlösung oder Kamille lockern den Husten. Am wichtigsten sind neben viel frischer Luft schleimlösende Substanzen mit Thymian, Efeu, Isländisch Moos, Malven, Süßholzwurzel und Eibischwurzel sowie chemische Schleimlöser aus der Apotheke.

Für größere Kinder eignen sich Salben, wie etwa Thymian- oder Myrrhe-salbe. Achten Sie auch auf eine ausreichende Flüssigkeitszufuhr mit verdünnten Obstsäften oder speziellen Hustentees. Letztere sind Mischungen aus Salbei, Fenchel und Thymian, die eine beruhigende Wirkung auf die Bronchienschleimhaut haben. Brustwickel, z. B. mit Magerquark, Lavendelöl oder Thymian, wirken lindernd. Verteilen Sie den angewärmten Quark gleichmäßig auf der Mitte eines Innentuchs aus Baumwolle. Schlagen Sie dieses zu einem länglichen Päckchen zusammen und legen Sie es zwischen zwei Wärmflaschen. Anschließend rollen Sie den Wickel von vorn um die Brust des Kindes herum und befestigen schnell ein Außentuch darüber. Ihr Kind sollte dann gut zugedeckt im Bett liegen bleiben. Lassen Sie den Wickel möglichst einwirken, bis der Quark trocken ist (ca. drei Stunden) oder über Nacht. Ein klassisches Hausmittel ist eine Tasse warme Milch mit Honig, die Sie dem Kind bei beginnendem Husten vor dem Schlafengehen geben können. Geeignete homöopathische Mittel sind: Ammonium tartaricum D4 (bei trockener Bronchitis), Corallium rubrum D6 (bei heftigem krampfhaften Husten, schwer löslichem Auswurf), Dulcamara D6 (bei trockenem Husten, sich sich schwer lösendem Auswurf), Ipecacuanha D6 (bei verstärkter Schleimbildung), Bryonia D6 (bei trockenem, schmerzhaftem Husten), Tartarus stibiatus D4 (bei zähem Schleim, rasselndem Husten), Rumex D6 (bei quälendem Husten, besonders nachts), Spongia D6 (bei trockenem, hohl klingendem Husten, Brennen im Hals) (Dosierung s. S. 234).

Kinder mit Bronchitis profitieren von Pflanzenextrakten.

Das macht der Arzt

Eine Bronchitis muss vom Kinderarzt beobachtet und behandelt werden, denn es besteht die Gefahr von Lungenentzündung oder Asthma. Hat Ihr Kind Fieber über 38,5 Grad Celsius und eitrigen, gelblich grünlichen Auswurf oder bessert sich der Husten binnen einer Woche nicht, muss es ebenfalls sofort zum Arzt. Er wird – je nach Krankheitsverlauf – entscheiden, ob Ihr Kind Antibiotika braucht oder nicht. Sie wirken jedoch nur bei bakteriellen Infektionen. Bei einer obstruktiven Bronchitis verschreibt der Arzt bronchienerweiternde Mittel. Im Normalfall verordnet er Hustenmittel, die den Schleim lösen und den Auswurf fördern. Ist das Kind von einem quälenden Hustenreiz und Schlaflosigkeit erschöpft, kann es manchmal sinnvoll sein, ihm Hustenblocker (Antitussiva) zu geben.

D

Diabetes mellitus

Eine der häufigsten chronischen Stoffwechselerkrankungen bei Kindern und Jugendlichen ist die Zuckerkrankheit (Typ-1-Diabetes oder juveniler Diabetes). Die Tendenz ist steigend.

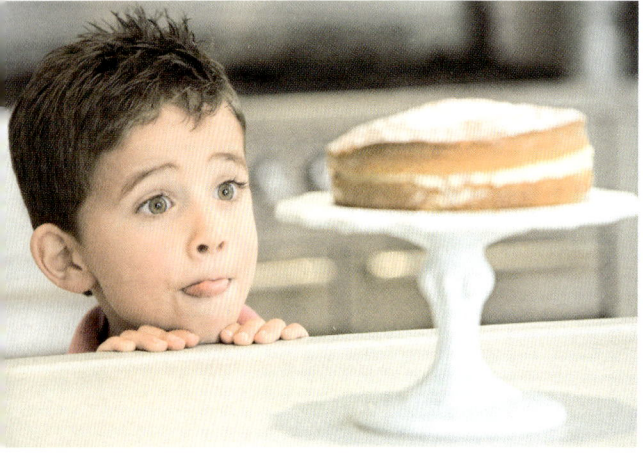

Ursachen

Die Erkrankung beruht auf einer Funktionsschwäche der Bauchspeicheldrüse (Pankreas), in der u. a. das Stoffwechselhormon Insulin gebildet wird. Der Diabetes mellitus Typ 1 zählt zu den Autoimmunerkrankungen. Sie kann in jedem Alter auftreten, besonders häufig aber in der Pubertät. Ursache für die Erkrankung ist eine zu geringe Produktion an Insulin durch die Bauchspeicheldrüse. Dieses Hormon reguliert den Blutzuckerspiegel, indem es dafür sorgt, dass der im Blut vorhandene Zucker (Glukose, also Traubenzucker), der aus den Kohlenhydraten der Nahrung aufgenommen wird, in die Körperzellen transportiert wird. Fehlt Insulin, so steigt der Blutzuckerspiegel an und gleichzeitig erhalten die Zellen nicht mehr genügend Glukose, um ihren Energiebedarf zu decken. Stattdessen beginnt der Körper Eiweiß und Fette zu verbrennen, was zu Gewichtsverlust und zur Produktion von Abbaustoffen (Ketone) führt, die den Körper übersäuern und zum lebensbedrohlichen diabetischen Koma (s. Symptome) führen können. Den überschüssigen Zucker versucht der Körper über den Urin auszuscheiden, was zu vermehrten Urinmengen führt. Zu den Ursachen zählen neben einer erblichen Veranlagung auch andere Umweltfaktoren, die die Erkrankung hervorrufen wie z. B. eine Virusinfektion, die die insulinproduzierenden Zellen der Bauchspeicheldrüse schädigt, chemische Substanzen oder eine Autoimmunreaktion, d. h. eine Antikörperbildung gegen die eigenen Körperzellen.

Symptome

Frühe Anzeichen eines erhöhten Blutzuckerspiegels sind u. a. häufiges Wasserlassen, starker Durst, Heißhunger, Müdigkeit, verminderte Leistungsfähigkeit. Später werden weitere Symptome deutlich, wie Gewichtsverlust trotz großen Hungergefühls, rasche Ermüdung oder Reizbarkeit. Eine nicht erkannte oder unzureichend behandelte Zuckerkrankheit kann wegen der Übersäuerung des Körpers (erkennbar am apfelartigen (Aceton-) Geruch beim Ausatmen) im schlimmsten Fall zum diabetischen Koma mit Erbrechen, eingesunkenen Augäpfeln, verlangsamter Atmung, Kreislaufschwäche und Bewusstseinsstörungen bis hin zur Bewusstlosigkeit führen. Besteht ein erhöhter Blutzucker über viele Jahre hinweg, können Folgeschäden an den Blutgefäßen auftreten, die zu Durchblutungsstörungen führen. Durch zu starkes Absinken des Blutzuckers, z. B. durch eine Insulinüberdosierung oder wenn das Kind nicht zur festen Zeit nach der Insulinspritze seine Mahlzeit einnimmt, kann es zu einer Unterzuckerung (Hypoglykämie) kommen. Warnende Anzeichen sind: Heißhunger, Schwitzen, Kopfschmerzen, Schwächegefühl, Blässe, Zittern, Unruhe, in schweren Fällen auch Bewusstlosigkeit. Für den Notfall sollte das Kind immer ein Stück Traubenzucker, ein Bonbon oder ein Stück Brot bei sich tragen oder rechtzeitig etwas Zuckerhaltiges trinken.

Das können Sie selbst machen

Damit Ihr Kind ein möglichst normales Leben führen kann, ist es wichtig, dass Sie und Ihr Kind über die Erkrankung informiert sind. Nehmen Sie dazu an Schulungsangeboten teil. Auch der Anschluss an eine Selbsthilfegruppe ist hilfreich. Die Betreuung eines diabeteskranken Kinds erfordert hinsichtlich der Einhaltung der regelmäßigen Blutzuckerkontrollen, Insulininjektionen oder des Ernährungsplans viel Disziplin von der Familie. Die Nahrungsmittel müssen in kleinen Mahlzeiten, mehrmals über den Tag verteilt, eingenommen werden. Zuckerhaltige Getränke und Speisen sind zu meiden. Achten Sie darauf, dass Ihr Kind so viel wie möglich selbstständig macht und überbehüten Sie es nicht.

Eine Diabetesschulung kann Ihnen und Ihrem Kind helfen, verantwortungsbewusst mit der Situation umzugehen.

Das macht der Arzt

Diabeteskranke Kinder sind darauf angewiesen, sich ihr Leben lang täglich das fehlende Insulin zu spritzen. Es kann nicht in Tablettenform eingenommen werden, da es von den Verdauungssäften des Magens zerstört und damit unwirksam werden würde. Der Blutzuckerspiegel muss im Krankenhaus genau eingestellt werden. Das Kind lernt dann schnell, selbst den Blutzucker zu kontrollieren, um den jeweiligen Insulinbedarf festzustellen und sich die genaue Dosis zu spritzen.

Diphtherie

Die Diphtherie ist eine akute, hoch ansteckende, meldepflichtige Infektionserkrankung, die im Einzelfall lebensbedrohlich sein kann, weshalb immer ein Arzt hinzugezogen werden sollte. Seit Einführung der Impfung gegen Diphtherie ist diese Krankheit in Deutschland selten geworden.

Ursachen
Diphtherie wird durch Tröpfcheninfektion von Mensch zu Mensch übertragen, also durch Niesen, Husten oder Küssen.

Symptome
Die Zeit von der Ansteckung bis zum Ausbruch beträgt zwei bis sechs Tage. Danach beginnt die Erkrankung mit allgemeinem Krankheitsgefühl, Halsschmerzen und Schluckbeschwerden. Das Kind ist eher blass und hat leicht erhöhte Temperatur, hohes Fieber ist selten. Am häufigsten ist die Rachendiphtherie. Die Lymphdrüsen am Hals sind stark geschwollen, auf den Mandeln und im Kehlkopfbereich bilden sich dicke, weißlich gelbe Beläge, die einen süßlichen, charakteristischen Mundgeruch verursachen. Die Sprache ist kloßig, d. h. Ihr Kind spricht wie mit vollem Mund (buchstäblich wie ein Kloß im Hals), leicht verwaschen, heiser. Wird der Kehlkopf befallen, kommen ein bellender Husten, der dem Krupphusten ähnlich ist, Heiserkeit und – durch die Verengung der Atemwege – eine zunehmende Atemnot hinzu.

Durch die Routineimpfung ist Diphterie in Deutschland extrem selten geworden.

Die Wirkung des von den Diphtheriebakterien erzeugten Gifts führt zu höchst akuten und lebensgefährlichen Komplikationen wie Herzmuskelentzündung, Lähmungen oder auch Leber- und Nierenfunktionsstörungen.

Kurzinfo Diphtherie
- leichtes Fieber
- süßlicher, fauliger Mundgeruch
- weißlich gelbe Beläge auf den Mandeln und im Kehlkopfbereich
- Schluckbeschwerden
- bellender Husten
- Atemnot

Das können Sie selbst machen

Hat Ihr Kind eine Halsentzündung mit eitrigen Belägen oder besteht auch nur der leiseste Verdacht auf Diphtherie, sollten Sie mit ihm auf alle Fälle sofort einen Arzt aufsuchen. Mit der Impfung, die ab dem dritten Lebensmonat erfolgt, wird ein sehr guter Schutz erreicht. Eine durchgestandene Erkrankung gewährt keine lebenslange Immunität, d. h. sie schützt nicht vor einer Wiederansteckung. Nach einer überstandenen Infektion muss evtl. trotzdem noch geimpft werden. Dazu sollten Sie vom Arzt den Immunstatus abklären lassen.

Das macht der Arzt

Bei Verdacht auf eine Diphtherieerkrankung muss das Kind in eine Klinik eingewiesen und dort stationär behandelt werden. Es muss unverzüglich ein Gegengift (Antitoxin) verabreicht werden, das die freien Gifte des Bakteriums neutralisiert. Außerdem erfolgt eine antibiotische Therapie, z. B. mit Penicillin. Die Erholungsphase nach einer durchgestandenen Erkrankung ist lang: Ein strenge Bettruhe von fünf bis sechs Wochen ist unbedingt erforderlich.

Zusätzlich müssen alle Personen ermittelt werden, die mit Ihrem Kind Kontakt hatten, um deren Immunität gegen die Erkrankung abzuklären. Gesunde Personen müssen ebenfalls untersucht und bei unzureichendem Impfschutz geimpft werden.

Dreimonatskolik

Babys leiden in den ersten drei bis vier Monaten sehr häufig unter Blähungen und starken Bauschmerzen, Jungen mehr als Mädchen. Die Blähungen werden mit kolikartigen Bauchschmerzen in Verbindung gebracht, daher der Name „Dreimonatskolik".

Ursachen

Die Ursachen der Dreimonatskolik sind nicht geklärt. Ein noch unreifes Darmsystem, gieriges Trinken, zu viel verschluckte Luft oder in selteneren Fällen blähende Nahrungsmittel, die die Mutter gegessen hat, werden als Ursachen vermutet. Kolikartige Bauchschmerzen können auch auf eine Unverträglichkeit von Kuhmilcheiweiß hinweisen. Die Babys beginnen meistens am späten Nachmittag oder gegen Abend zu schreien und lassen sich kaum beruhigen. Oft beginnt das Schreien schon während des Trinkens oder kurz danach, und das Baby schläft dann erschöpft ein.

Dass die Schreiattacken v. a. abends auftreten, könnte auf eine Überreizung hinweisen.

Kurzinfo Dreimonatskolik
- Schreiattacken am frühen Abend
- Baby lässt sich nicht trösten
- abwechselndes Anziehen und Abstoßen der Beinchen
- angespannter oder aufgetriebener Bauch
- hörbare Blähungen

Symptome

Der Säugling zieht die Beinchen abwechselnd an und streckt sie plötzlich wieder, ballt die Händchen zu Fäusten, das Gesicht ist schmerzverzerrt und läuft rot an. Die Schreie sind schrill und durchdringend. Die Attacken können u. U. Stunden dauern und hören dann plötzlich auf. Der Bauch kann hart und angespannt sein, manchmal aufgetrieben, und er gluckert.

Das können Sie selbst machen

Suchen Sie zuerst nach den Gründen für das Schreien des Babys und vergewissern Sie sich, dass hinter den Schreiattacken nichts Ernstes steckt. Eine sanfte Bauchmassage mit der flachen Hand im Uhrzeigersinn um den Nabel herum ist wohltuend und schafft Erleichterung. Dabei kann man Kümmelöl oder Windsalbe aus der Apotheke einreiben. Legen Sie das Baby mit der Bauchseite auf den Unterarm („Fliegerstellung"), stützen Sie es mit der anderen Hand und tragen Sie es etwas herum. So bekommt es körperliche Wärme von vorn und hinten. Ein leichtes Klopfen auf den Rücken erleichtert ihm, sich von überschüssiger Luft zu befreien. Bei Stillkindern sollte die Mutter auf ihre Ernährung achten und keine blähenden Lebensmittel (Zwiebeln, Knoblauch, Kohlgemüse, Hülsenfrüchte) essen. Die Milch im Fläschchen sollte nicht schaumig sein. Mit Fenchel-Kümmel-Tee zum Auflösen des Milchpulvers nutzen Sie dessen krampflösende und blähungslindernde Wirkung. Das Saugerloch darf weder zu klein noch zu groß sein. Legen Sie beim Stillen und Füttern nach einer Minute eine Pause ein, damit das Baby Zeit zum Aufstoßen hat. Folgende homöopathische Mittel sind geeignet: Chamomilla recutita D12 (bei heftigen Bauchschmerzen, Schreien), Colocynthis D6 (bei Anziehen der Beine, Blähungen, durchfallartigem Stuhl), Dioscorea villosa D6 (bei kolikartigen Schmerzen, berührungsempfindlichem Bauch), Lycopodium clavatum D12 (bei kolikartigen Beschwerden nachmittags, Sättigung nach kurzem Trinken) (Dosierung s. S. 234).

Die Babys schreien oft stundenlang und sind nur schwer zu beruhigen.

Das macht der Arzt

Lassen Sie in jedem Fall vom Arzt abklären, ob es sich um die harmlosen Dreimonatskoliken handelt. Er entscheidet, ob er entschäumende Medikamente verschreibt, die das Baby zu jeder Mahlzeit bekommt.

Dreitagefieber

Von dieser ansteckenden, aber harmlosen Virusinfektion, die ohne Komplikationen verläuft, sind meist Kinder im Alter zwischen sechs Monaten und drei Jahren betroffen.

Ursachen

Der Erreger des Dreitagefiebers (Exanthema subitum) stammt aus der Gruppe der Herpesviren und wird durch Tröpfcheninfektion (Niesen, Sprechen oder Husten) übertragen. Die Zeit von der Ansteckung bis zum Ausbruch (Inkubationszeit) beträgt etwa ein bis zwei Wochen. Ansteckend ist das Kind bereits drei Tage vor Fieberbeginn und bis zum Ausbruch des Ausschlags. Erfahrungsgemäß dauert die Erkrankung – wie der Name schon andeutet – etwa drei bis vier Tage. Die Krankheit hinterlässt eine lebenslange Immunität.

Das Dreitagefieber wird als eine harmlose Erkrankung eingestuft.

Symptome

Das Dreitagefieber beginnt mit hohem Fieber (40 bis 41 Grad Celsius), das plötzlich kommt und drei oder vier Tage lang anhält. Trotz der hohen Temperatur ist das Kind in seinem Allgemeinbefinden wenig beeinträchtigt. Nur in seltenen Fällen kann es zu Fieberkrämpfen kommen. Ebenso schnell wie das Fieber gekommen und angestiegen ist, verschwindet es innerhalb weniger Stunden wieder. Ist das Kind fieberfrei, erscheint ein feinfleckiger, roter Hautausschlag, der an Masern oder Röteln erinnert. Der Ausschlag, der stark jucken kann, überzieht hauptsächlich Brust, Bauch und Rücken, weniger Arme, Beine und Gesicht. Mit Auftreten des Ausschlags ist die Gefahr der Ansteckung vorüber.

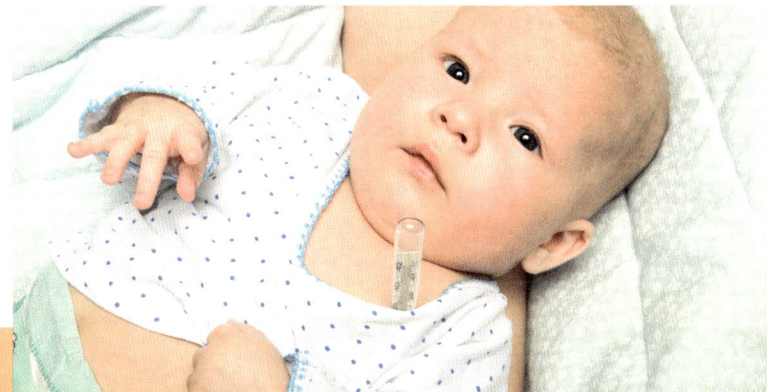

Das können Sie selbst machen

Das fiebernde Kind soll sich zu Hause schonen und, wenn möglich, im Bett bleiben. Steigt das Fieber über 38,5 Grad Celsius an, helfen kalte Wadenwickel oder andere fiebersenkende Maßnahmen (s. S. 64 ff.) und krampflösende Mittel. Besteht eine Neigung zu Fieberkrämpfen, sollten Sie bereits bei einer Temperatur von 38,5 Grad Celsius mit fiebersenkenden Maßnahmen beginnen. Wichtig ist, dass das Kind reichlich trinkt,

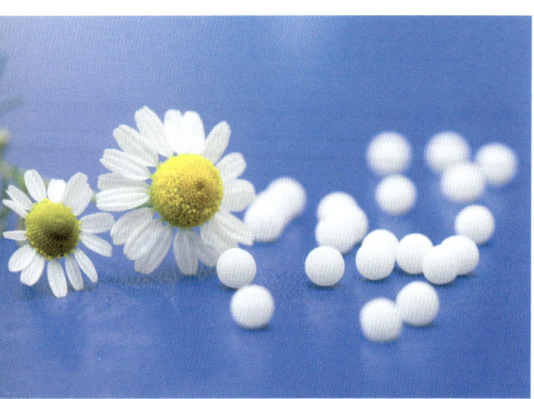

da es durch das hohe Fieber vermehrt Flüssigkeit und Salze verliert. Dies ist umso wichtiger, je jünger es ist, da es sonst zu schnell austrocknet. Auch Fiebertees mit Holunder- und Lindenblüten sind geeignet, da sie das Schwitzen ankurbeln. Geeignete homöopathische Mittel sind: Aconitum napellus D6 (bei hohem Fieber, evtl. Schüttelfrost, blasser, heißer und trockener Haut), Belladonna D6 (bei hohem Fieber, Frösteln und Schwitzen, heißem, hochrotem Gesicht, kalten Füßen und Händen), Chamomilla recutita D6 (bei hohem Fieber, abwechselnd heiß und kalt, unruhigem Schlaf) (Dosierung s. S. 234).

Das macht der Arzt

Um eine Verwechslung mit Röteln, Scharlach oder Masern auszuschließen, sollte der Arzt die Diagnose stellen. Er kann fiebersenkende Zäpfchen verordnen oder auch weitere Medikamente, um möglichen Fieberkrämpfen vorzubeugen. Eine weitergehende medizinische Behandlung ist nicht notwendig.

Durchfall

Die Ursachen für Durchfall (Diarrhö) sind vielfältig (s. Diagnosetabelle). Oft sind Infektionen die Auslöser von Durchfall. Eine akute Magen-Darm-Infektion wird meistens durch Viren, seltener durch Bakterien ausgelöst. Mangelnde Hygiene, Ernährungsfehler, verunreinigte Nahrung mit Krankheitserregern, Allergien oder Infektionen an anderen Körperstellen, etwa der Atemwege, können Auslöser für einen Durchfall sein. Eine Magen-Darm-Infektion sollte man immer ernst nehmen, denn besonders für Säuglinge kann der von Durchfall und Erbrechen verursachte Flüssigkeitsverlust schnell lebensbedrohlich werden. Kommt noch Fieber hinzu oder ist der Säugling zu schwach zum Trinken, ist diese Gefahr besonders groß.

Diagnosetabelle

Art des Durchfalls	Tritt Fieber auf?	Weitere Begleiterscheinungen	Mögliche Krankheit	Mehr auf Seite
normale Farbe	evtl. leicht	Baby ist unruhig, steckt Hand in den Mund	Zahndurchtritt	231 f.
grün gelbliche Farbe	leicht	Bauchschmerzen, Blähungen	Magen-Darm-Infektion	128 ff.
normale Farbe	nein	immer nach Verzehr bestimmter Lebensmittel	Lebensmittelunverträg- lichkeit	152 ff.
normale Farbe	leicht	Baby zieht Beine an, Schmerzen im Unterbauch, besonders beim Gehen	Blinddarmentzündung	43 f.
wässrig, akut	mittel bis hoch	Übelkeit, Bauchkrämpfe, Erbrechen, evtl. Kopfschmerzen und Kreislaufprobleme	Salmonellose	180 ff.
normale Farbe	ja	Übelkeit, Erbrechen, Kopfschmerzen, Gliederschmerzen oder Halsweh, Nacken- steifheit, Rücken- und Muskelschmerzen.	Kinderlähmung	106 ff.
normale Farbe	hoch	Atemnot, bellender, schmerzhafter Husten, Atemgeräusch, Appetitlosigkeit	Lungenentzündung	125 ff.
normale Farbe	ja	Lymphknotenschwellungen, Schluckbe- schwerden, Übelkeit, Erbrechen, Husten	Pfeiffersches Drüsenfieber	165 ff.
normale Farbe	nein	wechselweise auch Verstopfung, Übelkeit, Appetitlosigkeit oder auch Heißhunger, Gewichtsverlust, Bauchschmerzen	Wurmerkrankungen	227 ff.
akut	nein	Seekrankheit, Schwindelanfälle, Übelkeit, Erbrechen, vermehrter Speichelfluss, Brechreiz, Müdigkeit, Appetitmangel	Reisedurchfall	11 f.
akut	nein	Erbrechen, Kreislaufprobleme, Schwindel, trockener Mund	Nahrungsmittelvergiftung	257 f.
akut	ja	Atemprobleme, Husten, Halsschmerzen	Infektionen der Atemwege	46 ff.
chronisch, übel riechend, wechselweise mit Verstopfung	nein	aufgeblähter Bauch (Trommelbauch), Appetitlosigkeit, Übelkeit und Erbrechen, Blässe, dünne Beinchen, Hautfalten am Po	Zöliakie	232 ff.
chronisch, übel riechend, wechselweise mit Verstopfung	nein	zäher Bronchialschleim, häufige Husten- anfälle, Bronchitis, Atemnot, Bauch- schmerzen, Blähungen, Wachstumsstörun- gen, Untergewicht	Mukoviszidose	139 f.

Länger andauernder oder immer wieder auftretender Durchfall muss grundsätzlich vom Arzt abgeklärt werden.

Symptome

Typische Anzeichen sind Weinerlichkeit, Unruhe und Trinkschwäche. Oft steigt die Temperatur an und es kommt zum Erbrechen. Dann stellt sich Durchfall ein. Der Stuhl ist wässrig-schleimig, oft grünlich, übel riechend. Im aufgeblähten Bauch sind lebhafte Darmgeräusche zu hören. Das Kind krümmt sich und zieht die Beine an. Durch anhaltenden Durchfall und Erbrechen kann es schnell in einen Austrocknungszustand geraten. Alarmzeichen wie aufgesprungene Lippen, trockene Zunge, tiefliegende Augen, schlaffe Haut und apathisches Verhalten weisen auf einen massiven Wasserverlust hin. Ärztliche Hilfe ist dann dringend notwendig.

Das können Sie selbst machen

Je jünger das Kind ist, desto schneller können sich ernsthafte Komplikationen entwickeln.

Es gilt in erster Linie, den Wasser- und Mineralstoffverlust durch Flüssigkeitszufuhr auszugleichen und Durchfall sowie Erbrechen zu stoppen. Das Kind bekommt weiter seine gewohnte Nahrung. Zusätzlich wird zur Flüssigkeitsergänzung und zur Beruhigung des Darms Fenchel- oder Kamillentee gegeben. Zerdrückte Banane und geriebener Apfel wirken ebenfalls darmregulierend und ergänzen den Mineralhaushalt (s. S. 300). Gemüse- oder Fleischbrühen gleichen den Salzverlust aus. Mit ihren Gerbstoffen haben Blaubeer- oder Brombeertees eine stopfende Wirkung. Fruchtsäfte und Milch sollten noch einige Tage über die Krankheit hinaus vermieden werden. Wenn sich der Zustand nicht bessert, muss ärztliche Hilfe geholt werden. Mit häufigem Wechsel der Windeln und guter Hautpflege am Po beugen Sie wunder Haut vor. Geeignete homöopathische Mittel sind: Arsenicum album D6 (bei wässrigem Durchfall, wundem Po, großem Durst), Chamomilla recutita D6 (bei Erbrechen, grünlichem, übel riechendem Durchfall, Bauchschmerzen, Blähungen), Okoubaka D3 (bei Brechdurchfall als Folge einer Nahrungsmittelunverträglickeit, einer antibiotischen Therapie oder nach einer Kostumstellung), Pulsatilla pratensis D6 (wenn das Kind durcheinander gegessen hat, bei Brechdurchfall, Völlegefühl), Rheum D6 (bei breiigem Stuhl, Bauchkrämpfen, Erbrechen), Veratrum album D6 (bei Brechdurchfall, blasser Haut, großem Durst, Kreislaufbeschwerden) (Dosierung s. S. 234).

Kurzinfo Durchfall und Magen-Darm-Infektion

- Weinerlichkeit, Nahrungsverweigerung
- dünnflüssiger, breiiger Stuhl, gelblich-bräunlich oder grünlich
- leichte bis mittlere Bauchschmerzen, Übelkeit, Erbrechen
- Fieber möglich

Das macht der Arzt

Der Arzt verschreibt zusätzlich eine orale Rehydratationslösung und ent-
nimmt eine Stuhlprobe. Bei bakteriellen Infektionen werden Antibiotika
eingesetzt. Mit Lebendkeim-Präparaten kann die gestörte Darmflora wieder aufgebaut werden. In schweren Fällen ist eine Klinikeinweisung nötig.

Ekzem

Der Begriff „Ekzem" (Juckflechte) ist eine Sammelbezeichnung für verschiedene Hauterkrankungen. Die häufigsten, die bei Kindern als Ekzem
bezeichnet werden, sind: Neurodermitis (s. S. 161 ff.), allergisches und
toxisches Kontaktekzem (Kontakt der Haut mit allergieauslösenden
Substanzen), Gneis (Seborrhoisches Ekzem des Säuglings, s. S. 136 f.),
Windeldermatitis (s. S. 168 f.).

Ursachen

Die Ursache ist häufig unklar; es kann sich aber u.U. auch um eine Über-
empfindlichkeitsreaktion oder eine Allergie handeln. Dies ist z.B. der Fall
bei einem Kontaktekzem, bei einem Ausschlag nach dem Genuss bestimmter Nahrungsmittel (s. S. 147 ff.) oder nach der Einnahme eines
Medikaments. Weitere Auslöser für allergische Hautreaktionen sind:
Schimmelpilze, Konservierungsmittel, tierisches Eiweiß, aber auch
Stress.

Symptome

Typisch ist hierbei das Auftreten von Bläschen, Knötchen, Pusteln und
Juckreiz. Auch können sich Schuppen bilden. Wenn sich Quaddeln auf
der Haut bilden, spricht man von einer Nesselsucht (Urtikaria, s. S. 157 f.).

Das können Sie selbst machen/Das macht der Arzt

Was Sie selbst oder der Arzt gegen ein Ekzem machen können, lesen Sie
in den entsprechenden Kapiteln.

Epilepsie

Die Epilepsie ist eine chronische Erkrankung mit wiederholten Krampfanfällen, die vom Gehirn ausgehen. Hierbei arbeiten bestimmte Nervenzellen nicht mehr geordnet zusammen, sondern senden abnorme elektrische Entladungen zu den Muskeln, die dann mit unwillkürlichen
Zuckungen und Verkrampfungen reagieren. Epilepsie hat weder etwas
mit Geisteskrankheit zu tun, noch führt sie zu einem Nachlassen der

**Kinder mit Epilepsie sind
geistig normal entwickelt.**

Intelligenz. Sie kann in jedem Lebensalter erstmalig auftreten, besonders häufig aber im Kindesalter. Ein großer Teil der kindlichen Epilepsien hört aber von selbst mit der Pubertät auf. Nicht immer ist allerdings die Entwicklung von Kindern mit Epilepsien „gutartig": Neben sogenannten Teilleistungsstörungen (z. B. Lese- und Rechenschwäche) zeigen einzelne dieser Kinder schwere Störungen der Sprache oder des Verhaltens.

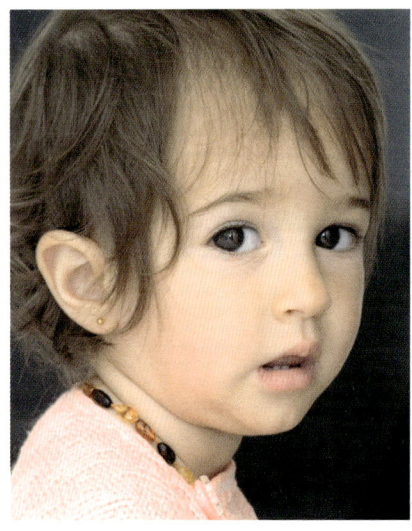

Fünf Prozent aller Menschen erleben einmal im Leben einen epileptischen Anfall. Sie haben jedoch in den meisten Fällen keine Epilepsie, sondern einen sogenannten Gelegenheitsanfall, bei dem ein bestimmter Umstand, z. B. Fieber im Kleinkindalter (s. S. 64 ff. Fieberkrampf), Vergiftungen, Stoffwechselentgleisung (s. z. B. Unterzuckerung S. 241 f.) oder Gehirn- und Hirnhautentzündung den Anfall auslösen. Von einer Epilepsie spricht man hingegen erst dann, wenn mindestens zwei epileptische Anfälle aufgetreten sind, die nicht durch eine unmittelbar vorangehende erkennbare Ursache ausgelöst wurden.

Ursachen

Eine Epilepsie kann die Folge z. B. von Gehirnverletzungen durch Unfälle oder von Entzündungen des Gehirns sein. Aber auch Störungen der Hirnreifung während der Schwangerschaft oder durch Geburtskomplikationen können ebenso zu dieser Erkrankung führen. Bei Jugendlichen und jungen Erwachsenen stehen Unfälle und Gehirntumore im Vordergrund. Auch vererbte Anlagen (z. B. eine erhöhte Anfallsbereitschaft) gehören zu den Ursachen. Oft bleiben die Ursachen dieser Krankheit aber auch im Unklaren.

Symptome

Es gibt nicht die Epilepsie an sich, sondern unterschiedliche Erscheinungsformen. Wie sich ein Krampfanfall zeigt, ist davon abhängig, wie groß der übermäßig erregte Gehirnbezirk ist.

Im Wesentlichen werden dabei zwei Hauptgruppen unterschieden:
- herdförmige (= fokale) Anfälle, bei denen nur ein Teil des Gehirns betroffen ist und bei denen das Bewusstsein erhalten bleibt.
- generalisierte Anfälle, bei denen der Anfall beide Hirnhälften gleichzeitig erfasst, wobei immer das Bewusstsein aufgehoben ist.

Bei einem herdförmigen Anfall sind rhythmische Zuckungen einzelner Körperteile, Steifwerden und Krämpfe, Verdrehen der Augen, Sehen von Lichtblitzen sowie Wahrnehmungsstörungen typisch. In vielen Fällen hören diese Anfälle nach einigen Minuten wieder auf; sie können sich aber auch auf den gesamten Körper ausbreiten.

Generalisierte Anfälle sind häufiger, wobei die Symptome symmetrisch am Körper auftreten und das Kind fast immer bewusstlos wird. Je nach Zeitdauer unterscheidet man kleine Anfälle, die nur Sekunden andauern, aber öfter am Tag auftreten können, vom großen Krampfanfall. Erstere werden häufig gar nicht wahrgenommen. Mädchen im Schulalter zeigen häufig kurze Bewusstseinsausfälle, sie starren in die Luft, zwinkern mit den Augen oder beugen den Kopf ruckartig nach hinten. Beim großen Anfall hingegen schreit das Kind auf, verliert das Bewusstsein und stürzt zu Boden. Der ganze Körper wird für kurze Zeit ganz steif, dann beginnen die rhythmischen Muskelkrämpfe. Das Gesicht verfärbt sich bläulich, häufig verliert das Kind Urin und Schaum tritt aus dem Mund. Es besteht die Gefahr, dass es sich während des Anfalls auf die Zunge beißt. Nach dem Anfall, der wenige Minuten dauert, schläft das Kind tief und fest, erwacht verwirrt und kann sich später an nichts mehr erinnern. Bei manchen Kindern kündigen sich Anfälle Stunden bis Tage zuvor durch Missstimmung, Unruhe, Kopfschmerzen oder Müdigkeit an.

Das Wissen über die Krankheit und das richtige Verhalten bei einem Anfall können Panik und Hilflosigkeit vermeiden.

Das können Sie selbst machen
Beim Auftreten eines großen Krampfanfalls ist es ganz wichtig, dass Sie Ruhe bewahren. Sie müssen in erster Linie dafür sorgen, dass sich Ihr Kind nicht verletzt. Schützen Sie es vor Ecken, Kanten oder Gegenständen, an denen es sich wehtun könnte. Lockern Sie evtl. beengende Kleidung am Hals. Schieben Sie ein zusammengerolltes Tuch zwischen die Zähne, damit es sich nicht auf die Zunge beißen kann. Ist der Anfall vorbei, legen Sie das Kind auf die Seite und bleiben Sie bei ihm, bis es wach ist. Beobachten Sie möglichst genau, wie der Anfall abläuft und notieren Sie die Symptome. Dies erleichtert dem Arzt die Diagnose.

Das macht der Arzt
Eine neurologische Untersuchung durch ein Elektroenzephalogramm (EEG), das die Gehirnströme aufzeichnet, gibt Aufschluss, wie und wo die Gehirnfunktion gestört ist. Eine Computer- oder Kernspintomografie kann notwendig sein, um eine strukturelle Veränderung des Gehirns, etwa durch einen Tumor, auszuschließen. In erster Linie erfolgt die Behandlung einer Epilepsie durch Medikamente, die die Anfälle unter-

drücken (Antiepileptika) und die über Jahre hinweg regelmäßig eingenommen werden müssen. Da es das ideale Medikament nicht gibt und
bei jedem Nebenwirkungen auftreten können, sind regelmäßige Untersuchungen und Blutkontrollen notwendig. Durch eine konsequente
Therapie kann nicht nur Anfallsfreiheit erreicht, sondern auch u. U. eine
Heilung erzielt werden.

Epileptische Kinder können denselben Beschäftigungen nachgehen wie gesunde Kinder, allerdings muss auf ihre Sicherheit geachtet werden.

Werden Kinder trotz der systematischen Behandlung mit Antiepileptika
nicht anfallsfrei, können – i. d. R. zusätzlich zu einer medikamentösen
Basisbehandlung – weitere Therapien empfohlen werden. Diese sind:
epilepsiechirurgische Verfahren, Vagusnervstimulation (elektrische
Reizung des Nervus vagus, eines Hirnnervs, der das Gehirn mit den
Hauptorganen des Körpers verbindet; dadurch soll die Erregbarkeit des
Gehirns beeinflusst und somit die Anfallshäufigkeit reduziert werden),
ketogene Diät (sehr fettreiche und kohlenhydratarme Kost, durch die es
zu Stoffwechselveränderungen im Gehirn kommt), verhaltensorientierte
Psychotherapie („Anfallsselbstkontrolle"). Ganz wichtig sind zusätzlich
zur medikamentösen Behandlung und ärztlichen Betreuung: ausreichend Schlaf, fester Tagesablauf, Bewegung, gesunde Ernährung und
eine angstfreie Gemütslage. Auch bei der Epilepsiebehandlung interes-
sieren Eltern sich zunehmend für die Möglichkeiten der Naturheilkunde
oder andere alternative Therapien. Dies ist berechtigt und sollte mit
dem behandelnden Arzt besprochen werden. Solche Verfahren können
in der Epilepsiebehandlung eine wertvolle Ergänzung sein, sie sind aber
kein ausreichender Ersatz für eine Behandlung mit antiepileptischen
Medikamenten.

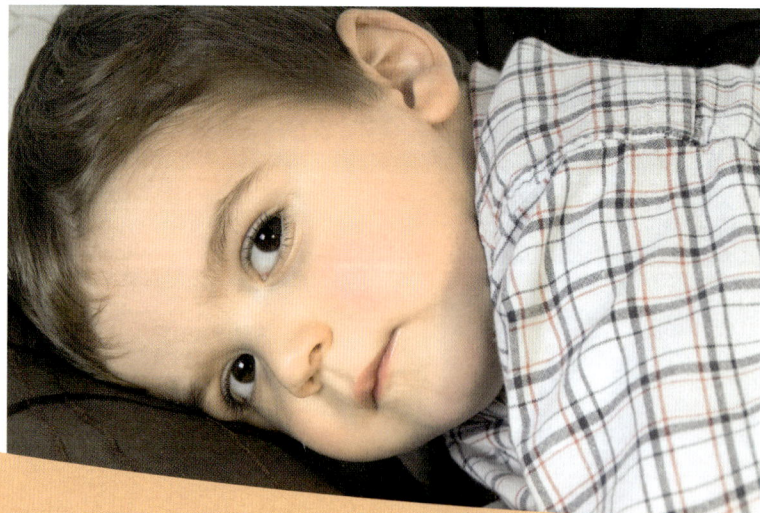

Erbrechen

Diagnosetabelle

Art des Erbrechens	Tritt Fieber auf?	Weitere Begleiterscheinungen	Mögliche Krankheit	Mehr auf Seite
stark	evtl. leicht	Übelkeit, Bauchschmerzen	Magen-Darm-Infektion	128 ff.
schwallartig, auch mehrfach	nein	Bauchschmerzen und -krämpfe, Schweißausbruch	Vergiftung	256 ff.
mehrfach	hoch	Kopfschmerzen, steifer Nacken	Gehirnhautentzündung	72 f.
auch mehrfach möglich	nein	Schwindel, Kopfschmerzen	Kopfverletzung, Gehirnerschütterung	260 ff.
auch mehrfach möglich	nein	pulsierende Kopfschmerzen, Lichtempfindlichkeit, Reizbarkeit, evtl. nach Wetterumschwung, Ortswechsel	Migräne	134 f.

Länger andauerndes oder immer wieder auftretendes Erbrechen muss grundsätzlich vom Arzt abgeklärt werden, um die Ursachen zu behandeln oder abzustellen.

Erkältung (grippaler Infekt)

Kinder können durchaus mehrmals im Jahr an einer Erkältung erkranken. Besonders betroffen sind Kindergartenkinder; durchschnittlich acht bis zwölf Erkältungen im Jahr gelten hier noch als normal. Wenn man von einer „Erkältung" spricht, meint man meist Schnupfen, Halsweh und Husten. Dabei handelt es sich jedoch um die Symptome einer Infektion, nicht um die Folge einer Verkühlung – daher auch die Bezeichnung „grippaler Infekt". Die Bezeichnung „Grippe" für einen Infekt der oberen Atemwege ist ebenfalls falsch, da diese relativ harmlosen Infekte mit der

echten Grippe (Influenza) (s. S. 77 f.), die eine schwere Erkrankung darstellt, nichts zu tun haben. Ein grippaler Infekt kann bei Kindern auch
das Vorstadium einer klassischen Kinderkrankheit, wie Masern, Keuchhusten, Mumps oder Scharlach, sein.

Ursachen

Erkältungskrankheiten werden von Bakterien oder Viren ausgelöst,
meistens von Rhinoviren. Diese werden durch Tröpfcheninfektion – also
durch Husten, Niesen, Sprechen oder Küssen – und durch direkten Kontakt, meist über die Hände, übertragen. Die Viren gelangen durch Mund
und Nase in den Körper und verursachen eine Entzündung der Schleimhäute. Erkrankte Kinder sind nur einige Tage ansteckend. Nach sieben bis
zehn Tagen ist die Erkältung i.d.R. überstanden. Die während der Erkrankung gebildeten Abwehrstoffe hinterlassen für einige Monate eine Immunität gegen denjenigen Virenstamm, der die Erkältung verursacht hat.

Symptome

Bekannte Symptome sind ein allgemeines Krankheitsgefühl, Frösteln,
Abgeschlagenheit, Kopf- und Gliederschmerzen, Schnupfen, Husten,
Halsschmerzen oder geschwollene Augenlider. Die Nasen- und Rachen-
schleimhäute sind heiß, rot und geschwollen und sondern vermehrt
Sekret ab, wodurch die Nasenatmung erschwert wird. Säuglinge sind
davon besonders beeinträchtigt, denn sie haben noch nicht gelernt,
durch den Mund zu atmen. Sie weinen viel und sind quengelig. Das
Nasensekret ist erst wässrig-klar, später schleimig-eitrig (gelblich oder
grünlich). Es kann niedriges, besonders bei Säuglingen aber auch hohes
Fieber auftreten. Manchmal kommt es zusätzlich zu einer bakteriellen
Infektion. Diese kann lokale Zweitinfektionen verursachen. Mögliche
Komplikationen sind dann Mittelohrentzündungen, Entzündungen der
Nasennebenhöhlen, Stirnhöhlenvereiterungen, Bronchitis oder Lungen-
entzündungen.

Im Kleinkindalter sind Erkältungen sehr häufig, da das Immunsystem noch nicht ausgereift ist.

Das können Sie selbst machen

Bei den ersten Anzeichen einer Erkältung kann ein ansteigendes Fußbad
u.U. wahre Wunder wirken. Nehmen Sie hierfür ein Gefäß, das so hoch
ist, dass das Wasser (37,5 Grad Celsius) bis zur halben Wade des Kinds
reicht. Gießen Sie nach einigen Minuten heißes Wasser nach, alle paar
Minuten ein bisschen mehr, bis das Wasser etwa 40 Grad Celsius warm
ist. Beenden Sie nach zehn bis 15 Minuten das Fußbad. Ist das Kind
fieberfrei, gehen Sie so häufig wie möglich mit ihm an die frische Luft,
aber vermeiden Sie dabei körperliche Anstrengung. Die Schlafzimmer-

Kein Kampfer oder Menthol
Babys und Kleinkinder dürfen nicht mit kampfer- oder menthol-
haltigen Mitteln eingerieben werden oder damit inhalieren! Dies
kann zu akuter Atemnot bis hin zum -stillstand führen.

temperatur sollte – auch bei Säuglingen – nicht über 15 Grad Celsius
liegen. Halten Sie die Luft in Wohn- und Schlafräumen nicht zu trocken,
denn trockene Nasenschleimhäute sind generell anfälliger für eine
Infektion. Bettruhe ist nicht unbedingt erforderlich, es sei denn, das Kind
fühlt sich sehr krank. Dann erleichtert ihm ein Kissen unter dem Kopf
das Atmen im Liegen. Ein erkältetes Kind sollte reichlich trinken, um die
Sekrete in den Atemwegen zu verflüssigen. Ideal sind Säfte (z. B. heißer
Holunderbeersaft, heißer Zitronentrunk oder ein frisch gepresster Orangensaft) sowie Kräuter- oder Früchtetees (z. B. Hagebutten) mit Zitrone.
Für fiebrige Kinder eignen sich Tees aus Linden- und Holunderblüten
besonders gut. Dampfbäder und Inhalationen mit Kochsalz und Kamillenblüten helfen, den Schleim zu lösen. Ebenso geeignet ist Zwiebelsirup: Schälen und würfeln Sie eine oder zwei Zwiebeln und geben Sie sie
in ein sauberes Marmeladenglas. Verschließen Sie es gut und schütteln
Sie es. Geben Sie den süßen Zwiebelsirup Ihrem Kind zum Trinken. Geeignete homöopathische Mittel sind je nach Beschwerden: Camphora D3
(bei verstopfter Nase, ständigem Niesen), Aconitum napellus D6 (bei
hohem Fieber, Schüttelfrost), Belladonna D6 (bei Fieber, Frösteln, roter
und heißer Haut), Bryonia cretica D6 (bei wässrigem Schnupfen, trockenem Reizhusten), Ferrum phosphoricum D6 (bei mäßigem Fieber, starkem Durst, Schwitzen), Gelsemium sempervirens D6 (bei Frösteln, Frieren, Gliederschmerzen), Matricaria chamomilla D6 (wenn das Kind
„quengelt", bei Unruhe, Fieber, Schwitzen), Echinacea D2 (zur Anregung
der Abwehrkräfte) (Dosierung s. S. 234).

**Stärken Sie das Immun-
system Ihres Kindes,
indem Sie mit ihm bei
Wind und Wetter an die
frische Luft gehen.**

Das macht der Arzt
Der Arzt kann schleimhautabschwellende und hustendämpfende Medikamente und bei Bedarf Fieberzäpfchen verschreiben. Eine laufende Nase
sollte aber nicht unterdrückt werden. Daher ist der Gebrauch von Nasentropfen von Fall zu Fall vom Arzt gut abzuwägen. Gehen Sie aber in
jedem Fall zum Arzt, wenn sich die Beschwerden eines grippalen Infekts
nicht nach etwa einer Woche bessern, wenn immer wieder Fieber hinzukommt oder Sie Anzeichen einer klassischen Kinderkrankheit bemerken.

F

Fieber

Eltern erschrecken oft, wenn das Kind plötzlich ohne Vorwarnung fiebert und die Temperatur in kürzester Zeit ansteigt. Die Auslöser können sehr unterschiedlich sein und es ist nicht immer sinnvoll, das Fieber zu bekämpfen.

Diagnosetabelle Fieber beim Baby

Art des Fiebers	Schnupfen	Husten, Atemprobleme	Erbrechen, Durchfall
leicht	ja	Husten	nein
leicht	möglich	nein	Durchfall möglich
leicht, abends höher	möglich	trockener Husten, Atemnot	nein
mittel bis hoch	möglich	schnelle, ange-strengte Atmung	Erbrechen von Schleim möglich
hoch, etwa drei Tage dauernd	nein	nein	nein
schnell ansteigend, hoch	ja	ja	möglich
leicht	grüngelb gefärbt	möglich	nein
leicht bis mittel	evtl. vorausgehend	möglich	nein
mittel	nein	nein	ja
mittel	nein	nein	nein
leicht	nein	nein	nein
mittel bis hoch	möglich	nein	nein
mittel bis hoch	nein	nein	nein

Ursachen

Fieber ist keine Krankheit, sondern eine sinnvolle Abwehrreaktion des Körpers. Die Vermehrung von Viren und Bakterien wird durch das Fieber gehemmt. Ab einer Körpertemperatur von 39 Grad Celsius werden die Krankheitserreger unschädlich gemacht und Giftstoffe wie auch Krankheitserreger werden schneller ausgeschieden. Auch allergische Reaktionen (s. S. 24 ff.) oder Sonnenstich (s. S. 262 f.) können mit Fieber einhergehen.

Weitere Begleiterscheinungen	Mögliche Krankheit	Mehr auf Seite
Nase verstopft	Erkältung	61 ff.
Baby sucht Gegenstände zum Kauen und steckt Hand in den Mund	Zahndurchtritt	232 f.
Atemgeräusche	Bronchitis	46 ff.
Baby wirkt apathisch	Lungenentzündung	125 ff.
nach dem Fieber Ausschlag mit kleinen, roten Flecken	Dreitagefieber	53 f.
Gliederschmerzen	Grippe	77 f.
Druckschmerz an Stirn und Wangenknochen	Nasennebenhöhlen-entzündung	155 ff.
hohe Schmerzempfindlichkeit am Ohrknorpel, evtl. Ausfluss aus dem Ohr	Mittelohrentzündung	137 f.
grünlicher Stuhlgang	Magen-Darm-Infektion	128 ff.
geschwollene, druckempfindliche Lymphknoten	Pfeiffersches Drüsenfieber	165 ff.
Baby verweigert Fläschchen, zuerst Bläschen, dann schmerzhafte, weißlich belegte Wunden im Mund	Mundfäule	141 ff.
Schluckbeschwerden, Rachen und Mandeln gerötet	Hals- und Mandel-entzündung	80 f., 130 ff.
Baby wirkt apathisch, verweigert Nahrungsaufnahme, Krampfanfälle möglich	Gehirnentzündung	72 f.

Diagnosetabelle Fieber beim Kind

Art des Fiebers	Schnupfen	Husten, Atem- probleme	Erbrechen, Durchfall	Weitere Begleit- erscheinungen	Mögliche Krankheit	Mehr auf Seite
leicht	ja	Husten	nein	Mattigkeit	Erkältung	61 ff.
leicht, abends höher	möglich	trockener Husten, Atemnot	nein	Atemgeräusche	Bronchitis	46 ff.
hoch	nein	ja	nein	kloßige Sprache, starke Schluckbeschwerden, Halsschmerzen	Kehlkopfentzün- dung, wegen Erstickungsge- fahr sofort Arzt rufen!	103 f.
hoch, etwa drei Tage dauernd	nein	nein	nein	nach dem Fieber Ausschlag mit kleinen, roten Flecken	Dreitagefieber	53 f.
schnell ansteigend, hoch	ja	ja	möglich	Gliederschmerzen	Grippe	77 f.
leicht	grüngelb gefärbt	möglich	nein	Druckschmerz an Stirn und Wangenknochen	Nasennebenhöh- lenentzündung	155 ff.
leicht bis mittel	evtl. voraus- gehend	möglich	nein	starke Ohrenschmerzen	Mittelohr- entzündung	137 f.
mittel	möglich	Schluck- beschwerden	nein	starke Schwellung von einer oder mehreren Speicheldrüsen, v. a. der Ohrspeicheldrüsen.	Mumps	140 f.
mittel	nein	nein	nein	geschwollene, druckemp- findliche Lymphknoten	Pfeiffersches Drüsenfieber	165 ff.
leicht	nein	nein	nein	zuerst Bläschen, dann schmerzhafte, weißlich belegte Wunden im Mund	Mundfäule	141 ff.
mittel bis hoch	möglich	nein	nein	Schluckbeschwerden, Rachen und Mandeln gerötet	Hals- und Mandelentzün- dung	80 f., 130 ff.

Länger andauerndes oder immer wieder auftretendes Fieber muss grundsätzlich vom Arzt abgeklärt werden, um die Ursachen zu behan- deln oder abzustellen.

Symptome

In der Phase des steigenden Fiebers fröstelt das Kind. Dann sollte dem Körper Wärme von außen zugeführt werden, z. B. mit warmen Decken, heißen Tees und einer Wärmflasche. Wichtig ist Bettruhe. Beim Höhepunkt des Fiebers ist der Puls beschleunigt, Kopf und Körper glühen. Hier empfiehlt sich der Einsatz bewährter Hausmittel (s. „Das können Sie selbst machen"), und auch Fieberzäpfchen. Bei tagelang mäßig erhöhter Temperatur, lang anhaltendem Fieber über 38,5 Grad Celsius, schwerem Fieberkrampf, zusätzlichen Beschwerden, wie Erbrechen, Durchfall, Kopfschmerzen und Benommenheit (Verdacht auf Hirnhautentzündung, s. S. 92 ff.) muss ein Arzt gerufen werden.

Wenn die Krankheitserreger bekämpft sind, sinkt das Fieber, das Kind hat Schweißausbrüche und empfindet ein Hitzegefühl. Über den Schweiß werden Giftstoffe ausgeschieden. Durch die Verdunstungskälte sinkt die Körpertemperatur ab. Auch in diesem Stadium ist Bettruhe wichtig.

Fieber beim Baby ist oft das einzige Anzeichen einer Erkrankung.

Kinder haben Fieberkrämpfe am häufigsten im Alter von sechs Monaten bis fünf Jahren. Meistens tritt dieses Symptom nur einmal auf und hinterlässt keine bleibenden Schäden. Das Kind wird plötzlich ohnmächtig, verdreht die Augen, verkrampft sich und fängt an zu zittern. Ein Fieberkrampf löst sich nach Sekunden oder wenigen Minuten wieder. Obwohl die Situation beängstigend ist, sollten die Eltern Ruhe bewahren. Im Allgemeinen verkraften Kinder Fiebertemperaturen um 38 bis 39 Grad Celsius gut. Wenn das Kind über Schmerzen klagt oder das Fieber nach drei Tagen nicht sinkt, sollte trotzdem besser ein Arzt zurate gezogen werden.

Das können Sie selbst machen

Die normale Körpertemperatur liegt bei Kindern zwischen 36,1 und 37 Grad Celsius. Diese Werte können allerdings bei einem Baby oder Kleinkind im Laufe des Tages um ein Grad schwanken. Bei 37,5 bis 38 Grad Celsius spricht man von erhöhter Temperatur, bei 38 bis 39 Grad Celsius von leichtem Fieber, bei 39 Grad Celsius von hohem Fieber. Wird die 40-Grad-Celsius-Grenze überschritten, muss unbedingt ein Arzt zurate gezogen werden, da sonst die Gefahr eines Fieberkrampfs besteht. Hat das Kind erbrochen, dann legen Sie es am besten quer über das Knie oder Sie betten es auf die Seite, damit es sich am Erbrochenen nicht verschlucken kann. Auf jeden Fall müssen Sie einen Arzt kommen lassen, damit er die Ursache des Fiebers abklärt und behandeln kann. Bevor Sie zu Zäpfchen greifen, sollten Sie die Heilung bzw. Linderung

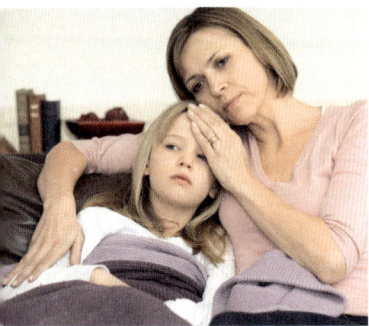

der Krankheit erst einmal mit altbewährten Hausmitteln probieren. Fieber kann effektiv auf sanfte Weise durch temperaturableitende Maßnahmen, wie z. B. Anwendung von kühl-feuchten Wadenwickeln, die dem Körper von außen her Wärme entziehen. Dazu tauchen Sie die Tücher oder Baumwollkniestrümpfe in kühles – nicht zu kaltes – Wasser und drücken diese gut aus. Wickeln Sie die Tücher eng um die Unterschenkel oder ziehen die Kniestrümpfe einfach an. Darüber kommen Wollschals oder -strümpfe. Alle zehn Minuten sollten Sie die Wickel wechseln. Sie können dem Wasser auch zwei Esslöffel Essig oder Zitronensaft zugeben. Alternativ dazu können Sie das Kind auch mit derselben Wassermischung und einem Frotteewaschlappen abwaschen. Zuerst waschen Sie die Hände und Arme, Füße und Beine in Richtung zum Körper ab, dann Brust, Bauch und Rücken. Dies sollte so schnell wie möglich geschehen. Dann trocknen Sie das Kind gut ab und ziehen ihm einen warmen Schlafanzug an. Das Fieber kann auch mit speziellen Pflanzenteemischungen gesenkt werden: Gießen Sie einen Teelöffel Linden- oder Holunderblüten mit 250 Millilitern kochendem Wasser auf, lassen Sie den Tee fünf Minuten ziehen und seien Sie ihn ab. Süßen Sie evtl. mit etwas Honig und je nach Geschmack geben Sie Zitronensaft hinzu. Lassen Sie das Kind den Tee möglichst heiß trinken. Ebenso geeignet ist Holunderbeersaft, der mit Honig und Orangen- oder Zitronensaft abgeschmeckt werden kann. Er wirkt schweißtreibend und das Frösteln bei einem beginnenden Infekt lässt nach.

Hat Ihr Kind Fieber, muss es mit ausreichender Flüssigkeit versorgt werden.

Fieberzäpfchen oder fiebersenkende Grippemittel dürfen daher nur dann gegeben werden, wenn das Fieber bedenklich hoch steigt oder das Kind nicht schlafen kann.

Leibwickel
Ein kühl-feuchter Leibwickel entzieht dem Körper Wärme und senkt das Fieber um ca. ein bis zwei Grad Celsius. Tauchen Sie ein Innentuch in kühles (nicht eiskaltes Wasser) und wringen Sie es gut aus. Wickeln Sie das Kind darin von den Achselhöhlen bis zur Mitte der Oberschenkel eng ein. Wickeln Sie ein Zwischentuch darüber und anschließend eine Wolldecke. Wenn das feuchte Tuch warm geworden ist, widerholen Sie die Prozedur noch einmal (jedoch nicht mehr als dreimal). Ist das Fieber gesunken, wird Ihr Kind ruhiger und es kann besser einschlafen.

Wichtig ist eine ausreichende Flüssigkeitszufuhr, denn ein fieberndes Kind verliert durch das Schwitzen viel Flüssigkeit. Geeignet sind stille Mineralwässer, verdünnte Säfte und Kräutertees, aber auch eine salzige Bouillon. Fühlt sich die Haut des Kinds sehr heiß an und schwitzt es stark, sollten Sie es möglich leicht anziehen und die Raumtemperatur eher kühl (nicht über 20 Grad Celsius) halten. Überheizte Räume schaden Ihrem Kind.

Das macht der Arzt

Medikamente, die das Fieber senken, sollten nur verschrieben werden, wenn es gilt, Schaden durch das Fieber abzuwenden. Eine ausschließliche Symptombeseitigung nützt Ihrem Kind nichts, denn die Krankheit kann sich möglicherweise unbemerkt weiterentwickeln, da die Ursache nicht beseitigt wurde. Es fühlt sich zwar anfänglich wieder gesund, aber der nächste Infekt ist schon so gut wie vorprogrammiert und tritt oft sogar noch stärker auf als vorher.

Durch die Einnahme eines schmerzstillenden und/oder fiebersenkendes Mittels fühlen sich die kleinen Patienten zudem gesund und munter und neigen zu verstärkter Aktivität. Dies ist jedoch falsch. Die Begleiterscheinungen des Fiebers wie Unwohlsein, Müdigkeit und Trägheit sollen dem kranken Kind zur Ruhe verhelfen und es an das Bett fesseln, was wiederum die Genesung fördert. So kann sich das Abklingen von Husten oder Schnupfen infolge einer Grippe noch länger hinziehen, wenn das Kind nicht konsequent im Bett bleibt. Außerdem entwickeln Kinder durch das Fieber Abwehrkräfte.

Frühsommer-Meningoenzephalitis (FSME)

Die Frühsommer-Meningoenzephalitis (abgekürzt FSME) ist nach der Borreliose (s. S. 44 f.) die zweite Erkrankung, die von Zecken übertragen wird. FSME ist wesentlich seltener als die Borreliose und kommt nur in bestimmten Regionen (Endemiegebieten) vor, in denen die Zecken besonders günstige Lebensbedingungen vorfinden. In Deutschland sind dies v. a. Bayern, Baden-Württemberg, vereinzelte in Hessen, Rheinland-Pfalz und Thüringen. Stark betroffen von der FSME sind außerdem Österreich, die Schweiz und Schweden. In Höhen von über 1.000 Metern besteht kaum noch die Gefahr für eine Infektion durch Zecken. Die Erkrankung kommt jahreszeitlich gehäuft vor, besonders in der Zeit von April bis Oktober. Am besten befragen Sie Ihren Hausarzt zu den aktuellen Veröffentlichungen über die FSME-Risikogebiete!

Aktuelle Informationen zu den Risikogebieten von FSME werden regelmäßig veröffentlicht. Fragen Sie Ihren Arzt danach.

Ursachen

Die Erkrankung wird durch das FSME-Virus verursacht, das in Zecken lebt und durch einen Biss auf den Menschen übertragen werden kann. Allerdings sind auch in Endemiegebieten nur wenige Zecken mit diesem Virus infiziert. Man geht davon aus, dass in den infizierten Gebieten etwa ein Prozent der Zecken das Virus in sich tragen, womit auf 1.000 bis 10.000 Zeckenbisse nur eine Erkrankung kommt.

Symptome

Etwa ein bis zwei Wochen nach einem Zeckenbiss treten in zehn bis 30 Prozent der Fälle grippeähnliche Beschwerden, wie Abgeschlagenheit, Fieber, Kopf- und Gliederschmerzen, Appetitlosigkeit, auf; bei ca. 70 Prozent der Patienten verläuft die Erkrankung völlig unbemerkt. Die Symptome klingen nach einer Woche wieder ab und in den meisten Fällen ist die Erkrankung dann überstanden. In einigen Fällen aber beginnt eine zweite Krankheitsphase. Es kommt zu einer Hirnhautentzündung (Meningitis, s. S. 92 ff.) mit heftigen Kopfschmerzen, Nackensteifheit, Erbrechen, Fieber über 40 Grad Celsius und Lichtempfindlichkeit. Zusätzlich können Krampfanfälle, Lähmungen (an Armen, Beinen, Schultergürtel) und Benommenheit hinzukommen. Der Erkrankungsverlauf ist stark altersabhängig: Bei Kindern und Jugendlichen verläuft die FSME generell milder als bei Erwachsenen.

Das können Sie selbst machen

Gehen Sie mit Ihrem Kind sofort zum Arzt, wenn es nach einem Zeckenbiss Fieber bekommt.

Die Zecke muss schnellstens entfernt werden (s. S. 69 ff.), denn anders als bei der Borreliose werden die FSME-Viren bereits nach kurzem Saugen übertragen. Beobachten Sie Ihr Kind in der nächsten Zeit genau auf mögliche Anzeichen einer Erkrankung. Ihr Kind sollte im Freien neben einer Mütze hochgeschlossene Kleidung (lange Hosen, langärmeliges T-Shirt und die Strümpfe zusätzlich über den Hosenbeinen) tragen. Suchen Sie Ihr Kind nach dem Spielen gründlich ab (besonders Achseln,

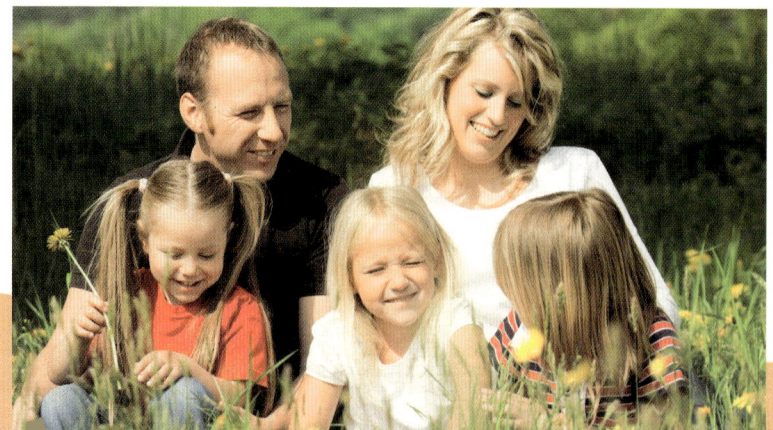

Nacken, Kniekehlen, Leisten, Gesäßfalte, Kopf) und wechseln Sie seine Kleidung. Dies bietet aber keinen absoluten Schutz. Zeckenabweisende Mittel haben nur einen zeitlich begrenzten Schutz und müssen alle zwei Stunden neu aufgetragen werden. Wenn Sie in einem Risikogebiet wohnen, ist es wichtig, dass Sie sich genau über die Erkrankung sowie über die Möglichkeit einer Impfung informieren.

Das macht der Arzt

Gegen die ausgebrochene Erkrankung gibt es keine spezifische Therapie. Die Symptome können nur so gut wie möglich gemildert werden. Naturheilkundliche Maßnahmen sind bei der FSME ohne Erfolg. Zur Vorbeugung steht außerdem eine Impfung gegen FSME zur Verfügung (Impfungen, s. S. 275 f.), die von der Krankenkasse übernommen wird. Nach wie vor ist diese Impfung jedoch umstritten. Impfgegner verweisen auf die Seltenheit der FSME und den milden Verlauf im Kindes- und Jugendalter. Die Ständige Impfkommission (STIKO) hingegen empfiehlt die FSME-Impfung in Deutschland für Kinder ab einem Alter von drei Jahren für Reisen in die verseuchten Gebiete oder für dort wohnende Kinder. Lassen Sie sich in jedem Fall von Ihrem Kinderarzt beraten.

Furunkel

Bei einem Furunkel handelt es sich um eine tiefe eitrige Entzündung des Haarbalgs (Follikel) und des umliegenden Gewebes. Überall wo Haare sind, kann sich eine Haarbalgentzündung bilden, z.B. im Nacken, im Gesicht, in der Achselhöhle, am Gesäß, an den Armen und Beinen. Das Auftreten zahlreicher entzündeter Furunkel an verschiedenen Körperteilen gleichzeitig oder nacheinander, bezeichnet man als Furunkulose. Hierbei werden die Erreger von einem Furunkel zum anderen verschleppt (z.B. über die Kleidung). Sind mehrere benachbarte Haarfollikel betroffen und zu einem großflächigen, entzündeten Knoten verschmolzen, nennt man das ein Karbunkel. Ein solches tritt häufig am Nacken auf.

Bei häufig auftretenden Hautentzündungen kann eine Störung des Immunsystems zugrunde liegen.

Ursachen

Hervorgerufen wird ein Furunkel durch eine bakterielle Infektion, meistens durch Staphylokokken-Bakterien. Sie können aber auch im Rahmen von Hauterkrankungen, z.B. bei Neurodermitis, oder bei einem allgemein geschwächten Immunsystem auftreten. Furunkel treten auch häufig bei Jugendlichen auf (v.a. im Gesicht). Als Ursache kommt aber z.B. auch scheuernde Kleidung infrage. Eine Furunkulose findet sich gehäuft bei Diabetikern und Nierenkranken.

Symptome

Ein Furunkel besteht aus einem schmerzhaften, geröteten, heißen, etwa stecknadelgroßen Knoten, der sich meistens nach einigen Tagen von selbst entleert. Bei genauer Betrachtung ist ein kleines Haar inmitten der Schwellung sichtbar.

Das können Sie selbst machen

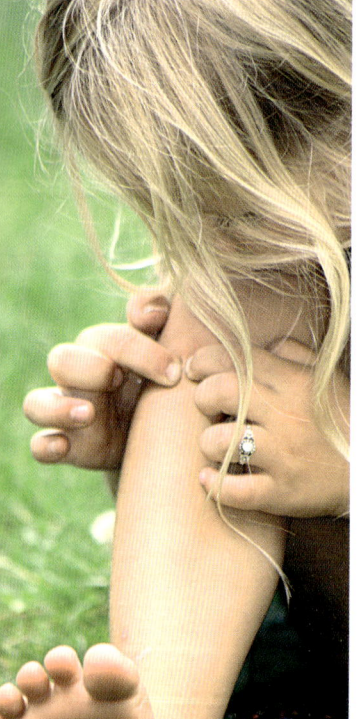

Lokale Hautentzündungen lassen sich i.d.R. durch äußere Maßnahmen gut in Griff bekommen. Die Therapie richtet sich danach, wie weit die Entwicklung eines Furunkels fortgeschritten ist. Steht die Entzündung erst am Anfang, kann ihr Ablauf durch Rotlichtbestrahlung (dreimal täglich zehn Minuten), feuchtwarme Kompressen, Kamillenbäder, Quarkwickel oder einen Verband mit Zugsalbe – auch über Nacht – beschleunigt werden. Auflagen mit Heilerde (Heilerde mit einem Liter Wasser oder Essig anrühren, einen halben Zentimeter dick auf die betroffene Hautpartie auftragen, nach etwa einer halben Stunde wieder entfernen), Arnikaumschläge, Kamillencreme oder Echinaceasalbe bzw. -tinktur beschleunigen den Heilungsprozess. Um die Reifung des Furunkels voranzutreiben, bieten sich Auflagen von Kamillenblütentee- und heiße Heublumen- sowie Leinsamensäckchen an. Kochen Sie für Letzteres 150 Gramm gemahlenen Leinsamen mit einem halben Liter Wasser auf, drücken Sie die Masse anschließend aus und geben Sie diese in ein sauberes Tuch. Geeignete homöopathische Mittel sind: Myristica sebifera D6 (bei stark geschwollenen, schmerzhaften Furunkeln), Belladonna D6 (bei stechenden Schmerzen, heißer, roter Haut), Hepar sulfuris D6 (wenn sich aus der Pustel eitriges Sekret entleert), Silicea D6 (bei sich immer wieder entzündenden Stellen) (Dosierung s. S. 234).

Das macht der Arzt

In den meisten Fällen ist keine ärztliche Behandlung nötig. Oftmals sind Bäder oder feuchte Umschläge mit desinfizierenden Substanzen ausreichend. Öffnet und entleert sich ein Furunkel nicht von selbst, muss er i.d.R. vom Arzt geöffnet werden.

G

Gehirnentzündung

Eine Gehirnentzündung (Enzephalitis) ist eine häufige Komplikation einer Viruserkrankung, z.B. FSME (s. S. 69 ff.), Herpes (s. S. 88 f.), Grippe (s. S. 140 f.), Mumps (s. S. 77 f.), Masern (s. S. 132 f.), Röteln (s. S. 178 f.),

Windpocken (s. S. 223 ff.) oder Tollwut. Es handelt sich dabei um eine Entzündung des Gehirns, die entweder selbstständig oder aus einer Hirnhautentzündung (s. S. 92 ff.) entsteht. Als Folgekrankheit einer Gehirnentzündung kann ein Gehirnabszess auftreten, aber auch Hirn- oder Nervenschäden können bestehen bleiben.

Ursachen

Eine Gehirnentzündung wird v. a. durch Viren, selten auch durch Bakterien (z. B. bakterielle Entzündungen im Kopfbereich, wie eine Nasennebenhöhlenentzündung oder Mittelohrentzündungen), hervorgerufen. Die Erreger dringen vom Körper über das Blut oder die Nervenbahnen in das Gehirn vor. Besonders gefährlich sind v. a. die Herpesviren, mit denen sich ein Kind während der Geburt anstecken kann und die eine Gehirnentzündung auslösen können.

Symptome

Die Erkrankung beginnt meist wie ein grippaler Infekt. Häufig hat das Kind bei einer Gehirnentzündung heftige Kopfschmerzen, Übelkeit und Erbrechen. Hinzu kommen auch hohes Fieber (über 40 Grad Celsius), Sprechstörungen und Sehstörungen mit Doppeltsehen sowie Reizbarkeit. Der Nacken kann steif sein, Krampfanfälle (Epilepsie, s. S. 57 ff.) und Lähmungen können auftreten. Das betroffene Kind leidet unter zunehmender Schläfrigkeit und Benommenheit oder kann bewusstlos werden. Rufen Sie sofort den Rettungsdienst oder suchen schnellstmöglich eine Notfallambulanz auf.

Jede Gehirnentzündung muss im Krankenhaus behandelt werden.

Das können Sie selbst machen

Eine Selbstbehandlung ist nicht möglich. Nach der Akutbehandlung können zusätzliche Maßnahmen die Stärkung des Immunsystems sein, z. B. mit der Einnahme von Präparaten aus dem Roten Sonnenhut (Echinacea purpurea) oder Kneippkuren.

Das macht der Arzt

Bei Verdacht auf eine Gehirnentzündung wird Ihr Kind sofort in ein Krankenhaus eingewiesen. Je nachdem, ob Viren oder Bakterien die Entzündung hervorgerufen haben, entscheidet der Arzt, welche Therapie Ihr Kind bekommen soll, ob Antibiotika oder antivirale Mittel gegeben werden. Ziel der Therapie ist in erster Linie, die Beschwerden zu lindern und Komplikationen zu vermeiden.
Gegen einige Gehirnentzündungen (z. B. bei Masern oder FSME) stehen Impfungen zur Verfügung.

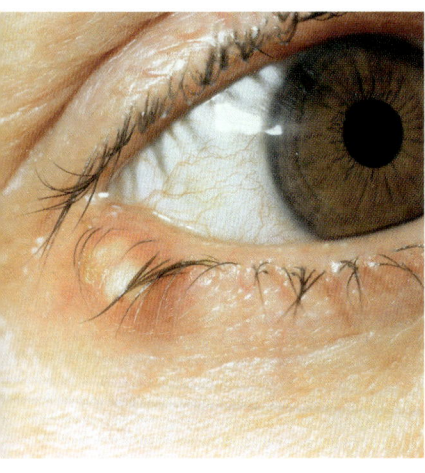

Gerstenkorn

Bei einem Gerstenkorn (Hordeolum) handelt es sich um eine akute eitrige Entzündung der Talg- oder Schweißdrüsen im Augenlid. Da sich bei Kindern das Immunsystem erst entwickeln muss, sind sie öfter als Erwachsene von dieser Krankheit betroffen.

Ursachen
Die ansteckende Infektion wird von Bakterien, meist Staphylokokken, verursacht und betrifft die im Lid eingelagerten Drüsen (inneres Gerstenkorn) oder die am Lidrand (äußeres Gerstenkorn). Meist ist ein Gerstenkorn harmlos, aber schmerzhaft.

Symptome
Das äußere Gerstenkorn beginnt mit einer schmerzhaften rötlichen Schwellung am Lidrand, aus der sich nach zwei bis drei Tagen eine Eiterpustel entwickelt, die später normalerweise von selbst aufbricht. Die Schmerzen lassen dann nach und die Beschwerden klingen ab. Beim inneren Gerstenkorn entwickelt sich durch Eiteransammlung auf der Lidinnenseite ein hartes, weißliches Knötchen, das ein Gefühl des Fremdkörpers im Auge verursacht. Die Heilung kann Monate dauern und muss u. U. durch einen kleinen Schnitt geöffnet werden. Gefährlich wird ein Gerstenkorn dann, wenn sich die Entzündung auf die Augenhöhle und den Augapfel sowie die Tränendrüsen oder den Tränensack ausbreitet.

Das können Sie selbst machen
Auch wenn das Gerstenkorn noch so weh tut: Achten Sie darauf, dass Ihr Kind nicht daran herumdrückt!

Im Anfangsstadium lässt sich eine Eiterbildung oft mit einem feuchtkalten, sauberen Waschlappen verhindern, der auf das Auge gelegt wird. Im fortgeschrittenen Stadium fördert Wärme die „Reifung" des Gerstenkorns. Dazu eignen sich eine Infrarotlichtbestrahlung, warme Augenkompressen oder auch ein Aufenthalt in der Sonne. Tee aus Ringelblume, Augentrost oder Hamamelis, mit dem man die Kompressen tränkt, fördert die Heilung. Kamillentee ist wegen einer möglichen allergenen Wirkung nicht geeignet. Auf keinen Fall darf ein Gerstenkorn ausgedrückt oder gerieben werden, da die Bakterien in das umliegende Gewebe gedrückt werden und die Gefahr einer weiteren Infektion besteht. Geeignete homöopathische Mittel sind: Graphites D6 (bei übel riechenden, gelblichen Absonderungen, immer wiederkehrenden Entzündungen), Hepar sulfuris D6 (bei eitrigen hoch akuten Entzündungen,

Gefahr einer Abszessbildung), Staphisagria D6 (bei knötchenförmiger Verhärtung am Auge, trockenem, brennendem Auge), Sulfur D12 (bei immer wiederkehrendem Gerstenkorn) (Dosierung s. S. 234).

Das macht der Arzt

Lassen Sie ein Gerstenkorn immer vom Arzt anschauen. Es besteht die Gefahr, dass sich die Infektion ausbreitet. Manchmal muss ein Gerstenkorn vom Augenarzt geöffnet werden, wenn es von selbst nicht aufbricht, um den Eiterabfluss zu beschleunigen. Ansonsten verschreibt er zunächst antibiotikahaltige Augensalben oder -tropfen. In schweren Fällen wird auch ein Antibiotikum zum Einnehmen verabreicht.

Gliederschmerzen

Diagnosetabelle

Art der Glieder-schmerzen	Tritt Fieber auf?	Weitere Begleit-erscheinungen	Mögliche Krankheit	Mehr auf Seite
stechend	nein	evtl. Schwindel, Kreislaufprobleme	Wachstums-schmerzen	173
im ganzen Körper, stechend	schnell und ziemlich hoch	Schüttelfrost, Abgeschlagenheit, Appetitlosigkeit und Müdigkeit, Halsschmerzen	Grippe	77 f.
im ganzen Körper	ja	Abgeschlagenheit, Kopfschmerzen, Appetitlosigkeit	beginnende FSME	69 ff.
v. a. in den Gelenken	nein	Abgeschlagenheit, Gelenke sind steif und schwellen an	Rheuma	173 ff.
in Armen und Beinen	langsam auf hohe Werte steigend	kleine, rote Flecken, Lichtempfindlichkeit	Masern	132 f.
im ganzen Körper	langsam auf hohe Werte steigend	linsengroße, rötliche Flecken, zuerst hinter den Ohren	Windpocken	223 ff.

Länger andauernde oder immer wieder auftretende Gliederschmerzen müssen grundsätzlich vom Arzt abgeklärt werden, um die Ursachen zu behandeln oder abzustellen.

Grind

Eine sehr häufige, leicht übertragbare bakterielle Hautinfektion bei Kindern ist der Grind (Impetigo contagiosa), bei der sich die Oberhaut entzündet. Betroffen sind v. a. Klein- und Schulkinder. Die Erkrankung, die hauptsächlich im Hoch- und Spätsommer auftritt, zeigt sich v. a. im Gesicht um den Mund, auf der behaarten Kopfhaut und an den Händen. Übertragen wird sie durch direkten Kontakt mit Menschen und durch Gegenstände, wie z. B. Handtücher, Trinkbecher.

Ursachen

Hervorgerufen wird die Entzündung durch Bakterien (Staphylokokken oder Streptokokken). Diese können durch die Finger auf andere Körperstellen oder auf andere Kinder übertragen werden und führen zu neuen Entzündungsherden.

Symptome

An den befallenen Stellen bilden sich Hautbläschen, die centgroß- bis handflächengroß sein können und einen geröteten Rand haben. Wenn die Bläschen platzen, entleert sich eine gelblich-klebrige, eitrige Flüssigkeit und die Bläschen verkrusten. Die Hautstellen heilen ohne Narben von selbst gut ab, hinterlassen aber für einige Zeit rötliche Flecken.

Das können Sie selbst machen

Äußerste Sauberkeit ist wichtig, damit die hoch ansteckende Erkrankung nicht übertragen wird.

Da die Erkrankung ansteckend ist, sollten Sie darauf achten, dass die Übertragung auf andere Kinder verhindert wird. Erkrankte Kinder sollten daher nicht in den Kindergarten oder in die Schule gehen. Bedecken Sie die Eiterherde mit einer sterilen Gaze, um eine Verbreitung zu verhindern. Achten Sie darauf, dass Ihr Kind nur sein eigenes Handtuch benutzt, das täglich gewechselt werden sollte. Bestreichen Sie die Krusten zwei- bis dreimal täglich dünn mit Salizylvaseline (aus der Apotheke) oder weichen Sie sie mit warmem Wasser auf, um die Heilung zu fördern. Bei einem ausgedehnten Grind mit großflächigen Herden sind Teil- oder Vollbäder mit Kaliumpermanganat (ein Gramm Kaliumpermanganat auf zehn Liter Wasser) hilfreich. Homöopathische Mittel sind, je nach Beschwerden: Antimonium tartaricum D6 (bei Pustelbildung), Hepar sulfuris D6 oder Silicea D6 (bei schlecht heilender Haut) (Dosierung s. S. 234).

Das macht der Arzt

Sind die Hautentzündungen sehr ausgedehnt, wird der Arzt Antibiotika verordnen und die Herde mit einem geeigneten Mittel desinfizieren.

Grippe

Bei der echten Grippe (Virusgrippe, Influenza) handelt es sich um eine hoch ansteckende, weltweit verbreitete Infektionskrankheit. Sie tritt meist in regelrechten „Grippewellen" oder Epidemien auf, hauptsächlich in den Wintermonaten. Im Gegensatz zu den meist harmlosen grippalen Infekten kann die echte Grippe gefährlich sein.

Ursachen
Eine Grippe wird durch Influenzaviren der Typen A, B und C ausgelöst, die durch Tröpfcheninfektion und direkten Kontakt übertragen werden. Das Virus wird eingeatmet und befällt die Schleimhäute der Atemwege. Die Inkubationszeit – das ist die Zeit zwischen der Ansteckung und dem Ausbruch der Erkrankung – beträgt nur einige Tage.

Nach einer Woche ist die Grippe meistens überstanden. Allerdings ist das Kind noch eine Weile geschwächt.

Symptome
Die Symptome einer echten Grippe treten plötzlich auf und sind viel heftiger als die eines grippalen Infekts. Typisch sind ein schneller Fieberanstieg auf 39 bis 41 Grad Celsius, Glieder-, Kopf- und Rückenschmerzen, Schüttelfrost, Abgeschlagenheit, Appetitlosigkeit und Müdigkeit. Das Kind kann nicht schlucken, hat Halsschmerzen und einen trockenen Husten. Kleine Kinder leiden häufig unter Bauchschmerzen, Durchfall und Erbrechen. Nach drei bis vier Tagen ist das Fieber wieder gesunken und die Grippe i.d.R. nach einer Woche ausgestanden. Allerdings ist das Kind auch weiterhin noch sehr geschwächt und müde.

Das können Sie selbst machen
Ist eine Grippewelle im Anmarsch, sollte Ihr Kind größere Menschenansammlungen wie Kinderveranstaltungen, Kino, Sportfeste o.Ä. meiden und sich häufig die Hände waschen. Leidet es unter einer geschwächten Immunabwehr oder einer chronischen Erkrankung, dann besprechen Sie mit dem Kinderarzt die Möglichkeit einer Grippeimpfung. Da Influenza-

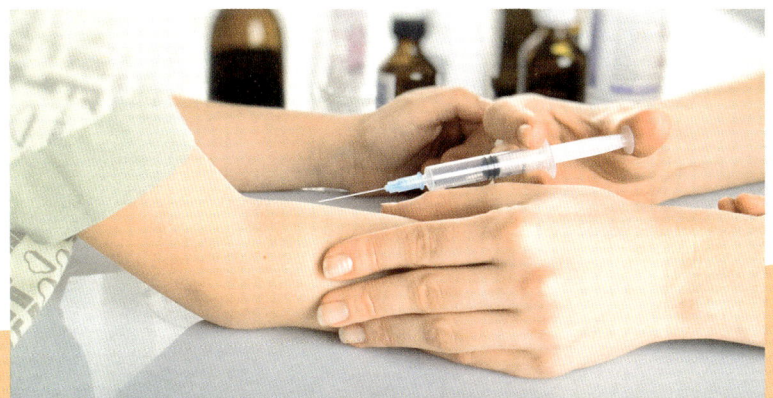

viren häufig ihre Form und Eigenschaften verändern, ist die durch eine bereits überstandene Grippe oder eine Impfung erworbene Immunität zeitlich begrenzt und wirkt nur gegen einen spezifischen Virustyp.

Das fiebernde Kind muss konsequent im Bett bleiben. Wadenwickel mit Essig oder Zitrone helfen, das Fieber zu senken. Geben Sie Ihrem Kind unbedingt reichlich zu trinken. Dazu eignen sich spezielle Grippetees (erhältlich in der Apotheke) oder eine salzige Brühe. Letztere enthält die nötigen Salze, die der Körper durch das Schwitzen verloren hat. Ist das Fieber sehr hoch, können Sie fiebersenkende Medikamente geben. Die Zimmertemperatur sollte warm – aber nicht überhitzt – und ausreichend feucht sein. Aus der homöopathischen Apotheke sind folgende Mittel geeignet: Aconitum D6 (im akuten Stadium, bei Schüttelfrost und Fieber), Belladonna D6 (bei schnellem Fieberanstieg), Eupatorium perfoliatum D6 (bei Fieber, starker Abgeschlagenheit, Kopfschmerzen), Ferrum phosphoricum D6 (bei Fieber und Schnupfen), Gelsemium D4 (bei mäßigem Fieber, starkem Frieren, Glieder- und Kopfschmerzen), Mercurius solubilis D6 (wenn die Atemwege betroffen sin), Ipecacuanha D6 (bei Übelkeit, Erbrechen, Husten), Echinacea D6 (zur Stärkung der Abwehrkräfte) (Dosierung s. S. 234).

Das macht der Arzt

Aufgrund des stark geschwächten Immunsystems ist das Kind bei längerer Dauer der Erkrankung oder nach der Grippe sehr anfällig für andere Infektionen wie z. B. Lungenentzündung, Bronchitis oder Herzmuskel- und Hirnhautentzündung. Gehen Sie daher immer zum Arzt, wenn Sie glauben, dass Ihr Kind an der Grippe erkrankt sei. Der Arzt untersucht den Rachen, die Rachenmandeln und die Halslymphknoten Ihres Kindes. Um bakterielle Infektionen der Atemwege festzustellen, ist eine Blutabnahme notwendig. Eine Grippe wird in erster Linie aufgrund ihrer Symptome diagnostiziert. Wenn der Verdacht auf eine schwere Grippeinfektion besteht, wird Ihr Arzt einen Abstrich der Rachen- oder Nasenschleimhäute vornehmen und diesen zur Untersuchung in ein Labor schicken, um zu klären, ob Ihr Kind sich mit dem Grippevirus infiziert hat.

Gürtelrose

Die Gürtelrose (Herpes zoster) ist eine Virusinfektion, die auftritt, wenn der im Körper befindliche Virus, der zur Herpes-Familie gehört, reaktiviert wird. Da es sich bei dem Erreger um den Virus der Windpocken (s. S. 223 ff.) handelt, erkranken nur diejenigen Menschen, die in der Vergangenheit eine Windpockeninfektion hatten. Obwohl zwar überwiegend

Erwachsene von der Gürtelrose betroffen sind, kann sie auch bei älteren Kindern (meist nicht vor dem zehnten Lebensjahr) und Jugendlichen auftreten, v. a. wenn sie im Babyalter eine Erstinfektion mit dem Virus hatten. Im Gegensatz zu den Windpocken ist die Gürtelrose wenig anstecken.

Ursachen

Auslöser für die Gürtelrose sind die Varizellen oder Varizella-Zoster-Viren. Nach durchgemachten Windpocken verbleibt das Virus inaktiv im Körper in Nervenzellen nahe dem Rückenmark und „nutzt" Jahre später eine körperliche Schwäche oder ein gestörtes Immunsystem, wodurch es zu einer erneuten Infektion kommt. Die Gürtelrose ist also keine Neuinfektion, sondern eine erneute Infektion mit Varizellen (Zweitinfektion). Auch starker Stress und seelische Belastungen können eine Gürtelrose auslösen. Der Übertragungsweg ist der gleiche wie bei den Windpocken, nämlich über den Bläscheninhalt, der das Virus in sich trägt: Erwachsene mit Gürtelrose können Kinder mit Windpocken anstecken und umgekehrt.

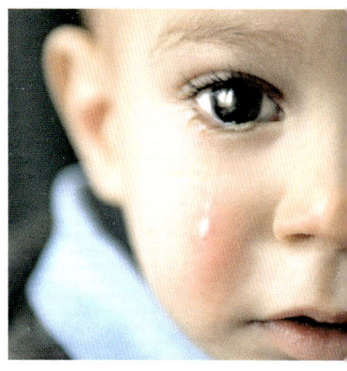

Symptome

Erste Anzeichen der Erkrankung sind ein allgemeines Krankheitsgefühl und Müdigkeit. Im Bereich des betroffenen Nervs machen sich Hautbrennen, Juckreiz sowie Berührungsempfindlichkeit bemerkbar. Nicht selten tritt Fieber auf. Bald darauf bilden sich Gruppen von kleinen, stecknadelgroßen, roten Bläschen auf der Haut, die eine klare, anstecken, hellgelbliche oder blutige Flüssigkeit enthalten. Diese trocknen etwa nach einer Woche unter Krustenbildung ein und fallen ab. Dabei zeigen sich starke Schmerzen (Neuralgien), die auch nach dem Abfall der Krusten im erkrankten Bereich über mehrere Monate bestehen bleiben können. Im Gegensatz zu den Windpocken treten die Symptome nur örtlich begrenzt, meist einseitig, in dem Hautgebiet auf, das vom betroffenen Nerv versorgt wird. Am Rumpf ziehen sich die Bläschen gürtelförmig (daher der Name) vom Rücken nach vorn. Sind die Kopfnerven in Augen- oder Ohrnähe betroffen, können ernsthafte Folgeschäden zurückbleiben, wie z. B. Sehschäden, Hörstörungen oder eine Gesichtslähmung.

Gürtelrose ist fast immer eine Spätfolge der Infektion mit Windpocken in der Kindheit.

Das können Sie selbst machen

Wenn Ihr Kind eine Zosterinfektion hat, isolieren Sie es von anderen Kindern, um die Ausbreitung der Keime zu verhindern, denn diese können, wenn sie noch keinen Kontakt mit dem Virus hatten, Windpocken bekommen. Achten Sie auch darauf, dass sich Ihr Kind nicht woanders ansteckt, wenn es noch keine Windpocken hatte. Da die Bläschen wie bei den Windpocken stark jucken, sind – wie bei diesen – kühlende und juckreizstillende Präparate oder Puder hilfreich. Aus der Pflanzenheilkunde helfen Eichenrinde, Schafgarbe sowie Melissen- und Salbeiblätter, ebenso Cayennepfefferfrüchte. Propolis (das Kittharz der Bienen) ist als Tinktur für Umschläge geeignet (Vorsicht jedoch bei Allergikern). Homöopathische Mittel sind, je nach Beschwerden: Apis mellifica D6 (im Anfangsstadium, bei brennenden, stechenden Schmerzen), Arsenicum album D6 (bei starkem Brennschmerz, besonders nachts, dunkle Bläschen), Causticum D6 (bei langwieriger Erkrankung, wenn die Bläschen schlecht abheilen), Hypericum perforatum D6 (bei nach der Abheilung bleibenden starken Schmerzen), Mezereum D6 (bei Spätneuralgien, brennendem Schmerz, Juckreiz, starker Verkrustung), Rhus toxicodendron D6 (wenn sich immer mehr Bläschen auf der Haut bilden; nachdem sie geplatzt sind, nässt der gerötete Bereich) (Dosierung s. S. 234). Vermeiden Sie, dass sich Ihr Kind aufkratzt; u. U. kann dies durch einen (luftdurchlässigen) Verband verhindert werden.

Das macht der Arzt
Gehen Sie in jedem Fall mit Ihrem Kind sofort zum Arzt, wenn der Verdacht auf eine Gürtelrose besteht. Er wird Medikamente verschreiben, die eine Vermehrung des Virus im Körper hemmen. Zudem wird er Schmerzmittel oder Salben verschreiben, wenn die Schmerzen sehr stark sind.

Halsentzündung (viral)

Eine Entzündung der Schleimhaut des Rachens (Pharyngitis) sowie des Kehlkopfs (Laryngitis) sind meistens Begleiterscheinungen einer Erkältung (s. S. 61 ff.); sie können auch alleine auftreten. Häufig sind auch die Stimmbänder in Mitleidenschaft gezogen; die Stimme ist dann rau oder heiser. Manchmal sind auch die am hinteren Racheneingang sitzenden Gaumenmandeln betroffen. Man spricht dann von einer Mandelentzündung (Angina tonsillaris) (s. S. 136 ff.). Kinder im Kindergarten- und frühen Grundschulalter werden dort häufig von Erkrankungen geplagt.

Verweigern Kleinkinder Essen und Trinken, können häufig Halsschmerzen dahinterstecken.

Ursachen
Eine Halsentzündung wird v. a. durch Viren, aber auch durch Bakterien (meist Streptokokken) (s. Mandelentzündung, S. 130) verursacht und kann in jedem Lebensalter vorkommen. Sie wird durch Tröpfchen übertragen.

Symptome

Wenn Viren die Krankheitsauslöser sind, ist die Rachenschleimhaut glasig-hellrot, das Fieber mäßig, der Hals kratzt leicht und das Allgemeinbefinden ist nur wenig beeinträchtigt. Die Lymphknoten sind nur wenig geschwollen. Kleinkinder haben Halsschmerzen und Schluckbeschwerden, wenig Appetit oder verweigern das Essen, Säuglinge trinken schlecht. Sind Bakterien die Auslöser, bekommt das Kind in kurzer Zeit hohes Fieber, starke Halsschmerzen, Erbrechen und das Allgemeinbefinden ist stark beeinträchtigt.

Das können Sie selbst machen

Bei leichten Halsschmerzen helfen bewährte Hausmittel bis die Erkrankung nach einigen Tagen vorbei ist. Bei den ersten Anzeichen ist ein ansteigendes Fußbad hilfreich. Nehmen Sie hierfür ein Gefäß, das so hoch ist, dass das Wasser (37,5 Grad Celsius) bis zur halben Wade des Kindes reicht. Nach einigen Minuten gießen Sie heißes Wasser nach, alle paar Minuten ein bisschen mehr, bis das Wasser etwa 40 Grad Celsius warm ist. Nach zehn bis 15 Minuten beenden Sie das Fußbad. Wenn das Kind fiebert, sollte es im Bett bleiben. Zur Fiebersenkung eignen sich Wadenwickel oder Fieberzäpfchen. Halten Sie die Raumluft eher feucht und stellen Sie dann Luftbefeuchter auf. Trinken ist wichtig! Je höher das Fieber ist, umso mehr Flüssigkeit sollte Ihr Kind zu sich nehmen. Gut geeignet sind Halswehtees aus Kamille, Thymian und Salbei, warme Honigmilch (ein Teelöffel Honig auf einem Becher Milch) oder Gurgellösungen mit Zitrone bzw. Apfelessig (ein Esslöffel Zitronensaft oder zwei Esslöffel Apfelessig auf ein Glas lauwarmes Wasser). Mit den Tees kann das Kind auch gurgeln, wenn es dies beherrscht, oder mehrmals täglich den Mund spülen, um die gereizten Schleimhäute zu beruhigen. Die Speisen sollten wegen der Schluckbeschwerden breiig bis flüssig sein (Pudding, Grießbrei, Püree, Suppen). Ein warmer oder kalter Halswickel (z. B. mit Zitronensaft, Magerquark, Eukalyptuspaste oder Archangelicasalbe) kann die Beschwerden lindern. Bei Halsentzündungen mit hohem Fieber und eitrigen Belägen sollten Sie immer einen Arzt aufsuchen! Homöopathische Mittel sind: Ammonium bromatum D6 (bei Heiserkeit), Arum triphyllum D6 (bei brennendem Kehlkopf), Hepar sulfuris D6 (bei trockenem, bellendem Husten, heiserer Stimme), Spongia D6 (bei Kitzeln im Hals, wenn er sich wund anfühlt) (Dosierung s. S. 234).

Das macht der Arzt

Hat das Kind starke Schmerzen, wird er ihm Paracetamol geben.

Halsschmerzen

Diagnosetabelle

Art der Hals- schmerzen	Tritt Fieber auf?	Weitere Begleiterscheinungen	Mögliche Krankheit	Mehr auf Seite
stark, mit Schluck- beschwerden	leicht bis mittel	Lymphdrüsen am Hals sind stark geschwollen, dicke, weißlich-gelbe Beläge auf den Mandeln und im Kehlkopfbereich, süßlicher Mundgeruch, Sprache kloßig	Diphterie	50 f.
leicht	leicht	Schnupfen, Husten	Erkältung	61 f.
mittel	hoch	Gliederschmerzen	Grippe	77 f.
stark	mittel	Mandeln und Rachen gerötet und angeschwollen	Hals- Mandel-Infekt	80 f., 130 ff.
sehr stark	hoch	starke Schluckbeschwerden, Atemnot	Kehlkopf- entzündung	103 f.
mittel	langsam auf hohe Werte steigend	kleine rote Flecken, Lichtempfindlichkeit	Masern	132 f.
leicht	leicht	Ohrenschmerzen beim Schlucken, druck- empfindlicher Ohrknorpel	beginnende Mittel- ohrentzündung	137 f.
leicht	leicht	Schwellung der Ohrspeicheldrüsen	Mumps	140 f.
stark, mit Schluck- beschwerden	mittel bis hoch	Schnupfen, Kopfschmerzen, evtl. Ohrenent- zündung. Rachen und Gaumenzäpfchen sind stark gerötet, die Mandeln geschwollen und ebenfalls entzündet, roter, samtiger Aus- schlag, himbeerrote Zunge	Scharlach	182 ff.

Länger andauernde oder immer wieder auftretende Halsschmerzen müssen grundsätzlich vom Arzt abgeklärt werden, um die Ursachen zu behandeln oder abzustellen.

Hand-Mund-Fuß-Krankheit

Die Hand-Mund-Fuß-Krankheit ist eine harmlose, aber hochgradig anste- ckende Virusinfektion, die leicht übertragbar ist. Die Viren verbreiten sich beispielsweise beim Niesen und Husten (Tröpfcheninfektion). Aber auch eine Übertragung über den Stuhl oder durch ungewaschene Hände nach der Toilette ist möglich (Schmierinfektion). Hygiene ist zu Hause sehr wichtig. Betroffen sind normalerweise Kinder im Alter zwischen zwei und sechs Jahren, manchmal auch Babys. Kaum überraschend ist also die Tatsache, dass die Krankheit häufig in Spielgruppen oder Kindergärten auftritt. Die Infektion kommt gehäuft in den Sommer- und Herbstmonaten vor.

Ursachen

Verursacher dieser Kinderkrankheit sind bestimmte Enteroviren (Coxsackie-A-Viren oder Enterovirus 71). Sie können neben der Hand-Mund-Fuß-Krankheit auch andere Erkrankungen auslösen, wie z. B. eine Herpangina oder Sommergrippe, in seltenen Fällen eine Gehirnentzündung (s. S. 72 f.) oder Hirnhautentzündung (s. S. 92 ff.). Die Zeit von der Ansteckung bis zum Ausbruch der Erkrankung beträgt drei bis sechs Tage. Zu Beginn der Erkrankung ist die Ansteckungsgefahr am größten. Die Krankheit dauert zwischen acht und zwölf Tagen.

Die hohe Ansteckungsgefahr der Hand-Mund-Fuß-Krankheit führt häufig zu Epidemien.

Symptome

Zwei bis fünf Tage nachdem sich das Kind angesteckt hat, bildet sich ein juckender, roter Hautausschlag im Gesicht, besonders im Mund-Lippen-Bereich, an den Handflächen und Fußsohlen. Die roten Flecken „blühen" später auf und gehen dann in kleine Bläschen mit rotem Rand über. Gleichzeitig bilden sich auch an der Schleimhaut der Mundhöhle Bläschen und kleine, schmerzhafte Geschwüre (Aphten). Selten entzünden sich die Gaumenmandeln. Fieber, Halsschmerzen, Schluckbeschwerden, Erbrechen und untypische Bauchschmerzen sind möglich.

Das können Sie selbst machen

Sie sollten einen Arzt aufsuchen, um andere Krankheiten mit ähnlichen Symptomen auszuschließen. Besonders wenn Ihr Kind hohes Fieber hat, unter Erbrechen, Kopfschmerzen, Krämpfen oder Bewusstseinstrübung leidet bzw. wenn die Rachenmandeln mit eitrigen Pünktchen oder größeren Belägen bedeckt sind. Auch bei anderen Symptomen wie Lähmungserscheinungen, Blasen- und Enddarmstörungen sollten Sie mit

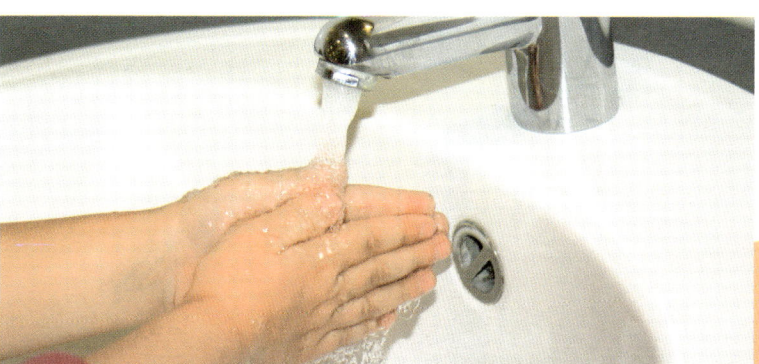

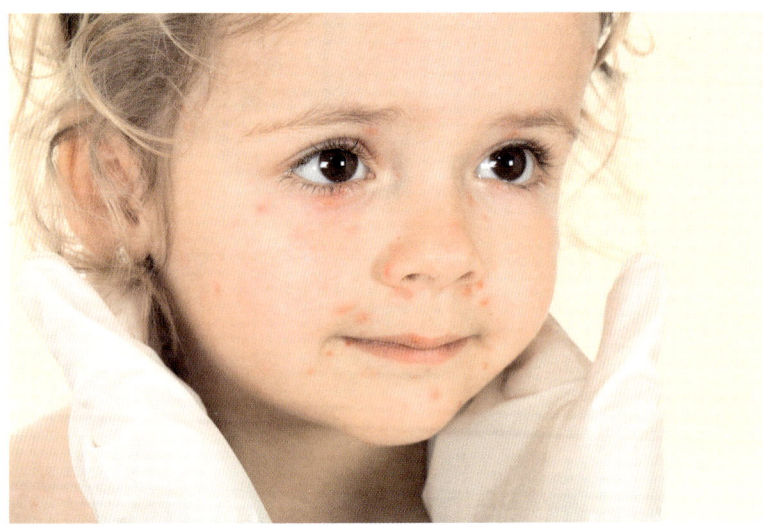

Ihrem Kind sofort einen Arzt aufzusuchen. Da die Hand-Mund-Fuß-Krankheit prinzipiell eine harmlose und relativ rasch selbstständig ausheilende Erkrankung ist, sind besondere Maßnahmen zu Hause nicht erforderlich. Sie beschränken sich lediglich auf die Beschwerden. Wenn Ihr Kind über schmerzende Bläschen im Mund klagt, können Sie eine schmerzlindernde und entzündungshemmende Tinktur (z. B. Honig) auftragen oder Mundspülungen mit lauwarmem Kamillen-, Salbei- oder Ringelblumentee machen. Achten Sie darauf, dass Ihr Kind trotz der schmerzhaften Bläschen im Mund genügend trinkt, da sonst die Gefahr der Austrocknung besteht. Geeignet sind: Gemüsebrühen, leichte Suppen oder Milchgetränke (Raumtemperatur). Keine fruchthaltigen Flüssigkeiten, da die Säure an den entzündeten Stellen brennt. Zum Essen eignen sich Breie oder Pürees aller Art.

Vermeiden Sie einen Kontakt mit dem Bläscheninhalt, dem Speichel und dem Stuhl, denn diese sind infektiös. Achten Sie vermehrt auf Hygiene. Waschen Sie sich z. B. die Hände, verwenden Sie separate Handtücher und reinigen Sie die Spielgeräte gründlich.

Das macht der Arzt
Die Therapie richtet sich nach den Beschwerden. Wenn Fieber besteht, kann der Arzt evtl. ein fiebersenkendes Medikament sowie Spülungen oder Tinkturen zur Behandlung der Bläschen im Mund verordnen.

Hautveränderungen

Diagnosetabelle

Art der Hautveränderung	Tritt Fieber auf?	Weitere Begleiterscheinungen	Mögliche Krankheit oder Ursache	Mehr auf Seite
Akne	nein	Gereiztheit, Kreislaufprobleme	Pubertät	19 f.
kleine, rote Flecken	vorher, hoch	nach Abklingen eines etwa dreitägigen Fiebers	Dreitagefieber	53 f.
kleine, rote Flecken an Armen und Beinen	langsam auf hohe Werte steigend	Lichtempfindlichkeit, rote Augen	Masern	132 f.
roter, samtiger Ausschlag, himbeerrote Zunge	mittel bis hoch	starke Halsschmerzen und Schluckbeschwerden, Schnupfen, Kopfschmerzen, evtl. Ohrenentzündung, Rachen und Gaumenzäpfchen sind stark gerötet, die Mandeln sind geschwollen und ebenfalls entzündet	Scharlach	182 ff.
hellrote Punkte, zuerst hinter den Ohren, später am ganzen Körper	ja	Schwellung am Hals, Gelenkschmerzen	Röteln	178 f.
linsengroße, rötliche Flecken, zuerst hinter den Ohren	langsam auf hohe Werte steigend	starker Juckreiz, leichtes Fieber, Kopfschmerzen, evtl. Schnupfen und Rachenentzündung	Windpocken	223 ff.
gerötete Flecken, schuppige, trockene Haut	nein	Juckreiz	Schuppenflechte	198 ff.
umrandete, ungleichförmige, rote Flecken, evtl. mit weißlichem Belag	nein	Juckreiz	Hautpilzerkrankung	167 ff.
gerötete, teils nässende, verkrustende Hautstellen (beim Säugling), gerötete, trockene, schuppende Hautstellen, v. a. in den Ellenbeugen und Kniekehlen (bei älteren Kindern)	nein	starker Juckreiz, Kratzspuren	Neurodermitis	161 ff.
rötliche Punkte, Rötungen und Schwellungen der Haut, trockene, schuppende, rötliche Flecken, Knötchen, Quaddeln, Bläschen	nein	Juckreiz	Kontaktekzem	57

Länger andauernde oder immer wieder auftretende Hautveränderungen müssen grundsätzlich vom Arzt abgeklärt werden, um die Ursachen zu behandeln oder abzustellen.

Hepatitis A und B

Der Begriff Hepatitis (vom griechischen „hepar" = Leber) bezeichnet eine Entzündung der Leber. Umgangssprachlich wird eine Hepatitis, wegen ihres auffälligsten, aber nicht immer vorhandenen Symptom, nämlich der Gelbfärbung der Haut und der weißen Teile des Augapfels auch Gelbsucht genannt. Leberentzündungen können viele Ursachen haben; zu den häufigsten zählen Viren. Eine Leberentzündung kann aber auch als Begleiterkrankung von viralen Erkrankungen (z.B. Pfeiffersches Drüsenfieber, s. S. 165 ff.). auftreten. Bei Kindern sind Hepatitis A und B am häufigsten.

Ursachen

Ursache für die Hepatitis A ist das Hepatitis-A-Virus, das über den Stuhl von Erkrankten ausgeschieden und über ungenügend gekochte Lebensmittel oder verunreinigtes Trinkwasser sowie über die Hände übertragen wird. Besonders auf Reisen in warme und tropische Urlaubsländer mit mangelhaften hygienischen Bedingungen ist das Ansteckungsrisiko groß. Die Inkubationszeit beträgt zwei bis sieben Wochen; ansteckend ist die Hepatitis A einige Tage vor bis ca. drei Wochen nach Krankheitsbeginn. Die Erkrankung hinterlässt eine lebenslange Immunität.

Bei einer akuten Hepatitis hat sich die Leber durch eine Virusinfektion entzündet.

Das Hepatitis-B-Virus wird nur über direkten Kontakt mit Körperflüssigkeiten (z.B. Blut) oder, wenn die Mutter während der Schwangerschaft an Hepatitis B erkrankt ist, durch die Geburt (bzw. später über die Muttermilch) übertragen. Im späteren Alter ist eine Ansteckung auch durch mangelhafte Hygiene beim Ohrloch- und Piercingstechen, beim Drogenkonsum und nicht zuletzt durch Geschlechtsverkehr möglich.
Die Inkubationszeit der Hepatitis B beträgt sechs Wochen bis sechs Monate. Mittels einer Blutuntersuchung lässt sich feststellen, wie lange die Erkrankung ansteckend ist.

Symptome

Kinder mit Hepatitis haben grippeähnliche Beschwerden. Dazu zählen leichtes Fieber, allgemeines Unwohlsein, Appetitlosigkeit, Übelkeit, Erbrechen und Durchfall (helle Stühle). Häufig färben sich die Bindehaut der Augen und die Haut gelb, der Urin ist dunkel. Gerade bei Kleinkindern verläuft die Hepatitis A häufig unerkannt oder mit wenig ausgeprägten

Krankheitsanzeichen. Je älter die Infizierten sind, umso schwerer sind die auftretenden Beschwerden, wie Übelkeit oder Erbrechen. Auch die Hepatitis B verläuft im Kindes- und Jugendalter nicht selten ohne Krankheitsanzeichen. Hauptgefahr bei Säuglingen und Kleinkindern mit Hepatitis B ist, dass diese chronisch verläuft und sich in einigen Fällen über Jahre hinweg schwere Leberschäden entwickeln wie z. B. Leberzirrhose (Leberschrumpfung). Diese Gefahr besteht bei der Hepatitis A nicht.

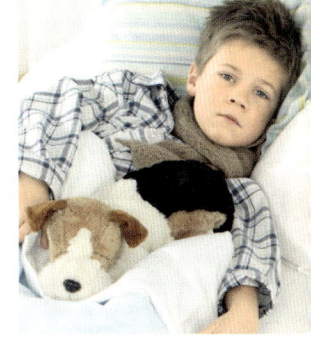

Das können Sie selbst machen

In der akuten Phase helfen die Pflege zu Hause, Bettruhe, leichte Diät und reichliches Trinken, z. B. Kamillentee (sonst besteht die Gefahr der Austrocknung) sowie eine allgemeine körperliche Schonung den kleinen Patienten, rasch gesund zu werden. Bei leichten Verläufen ist dies bei Kindern mit Hepatitis A ca. nach zwei bis fünf Wochen der Fall. Ein warmer Bauchwickel (z. B. mit Zusatz von Schafgarbe) oder ein Heublumensack nach jeder Mahlzeit fördern die Durchblutung der Leber und wirken wohltuend. Für den Wickel falten Sie ein Geschirrtuch auf Bauchgröße zusammen, tunken es in Wasser, drücken es aus und tragen die Heilsubstanz auf. Legen Sie die Kompresse so heiß wie möglich auf den Bauch. Wichtig: Um Verbrühungen zu vermeiden, prüfen Sie die Temperatur zuvor an der Innenseite Ihres Unterarms! Darüber können Sie ein Frotteehandtuch legen und dann eine Wolldecke darum wickeln. Zuletzt legen Sie eine nicht zu heiße Wärmflasche darauf. Da bei der Hepatitis A der Stuhl am ansteckendsten ist, achten Sie auf äußerste Hygiene, solange Ihr Kind krank ist: Desinfizieren Sie Ihre Hände nach jedem Kontakt mit dem Erkrankten sowie die Toilette nach jeder Benutzung, spülen Sie Geschirr und Besteck extra, verwenden Sie eigene Handtücher und Waschlappen nur für das kranke Kind. Bei der Hepatitis B vermeiden Sie Kontakt mit Blut, z. B. indem Sie Handschuhe beim Verbinden von Hautverletzungen tragen. Geeignete homöopathische Mittel zur Unterstützung sind: Chelidonium D2-D6 (bei Aufstoßen, Übelkeit, Stichen in der Lebergegend), China D2-D4 (bei Übelkeit, Leere im Magen), Lachesis D6 (bei aufgeblähtem Bauch), Mercurius dulcis D3 (bei hartem Bauch, heftig stechender Leber), Natrium sulfuricum D4 (bei Berührungsempfindlichkeit der Lebergegend, reichlich Blähungen) (Dosierung s. S. 234).

Mit Hepatitis erkrankte Kinder können bei regelmäßigen Arztkontrollen zu Hause wieder gesund werden.

Das macht der Arzt

Eine gezielte Therapie bei dieser Viruserkrankung gibt es weder für die Hepatitis A noch für die Hepatitis B. Gegen beide ist die einzige Möglichkeit der Vorsorge eine Impfung (s. S. 275 f.). Zur regelmäßigen Kontrolle durch den Arzt gehört neben allgemeinmedizinischen Untersuchungen auch die Kontrolle der Laborwerte, insbesondere der sogenannten „Leberwerte", die typischerweise zunächst hoch sind und dann, je nach Krankheitsverlauf, langsam über Wochen abfallen bis zum Normalwert. Lassen Sie sich in jedem Fall von Ihrem Arzt beraten, wenn Sie mit Ihrem Kind in Länder mit unhygienischen Lebensbedingungen reisen. Wenn ein sofortiger Schutz, z. B. bei einer kurzfristigen Reise in ein Risikoland oder auch nach engem Kontakt mit einem Erkrankten notwendig sein sollte, steht eine Injektion mit Gammaglobulin zur Verfügung, die einen etwa drei Monate anhaltenden Schutz bietet.

Herpes-simplex-Infektion

Herpesviren sind weitverbreitete Krankheitskeime. Viele Menschen tragen dieses Virus in sich und merken meist gar nichts davon. Die Erstinfektion erfolgte meist im Kindesalter durch Schmier- oder Tröpfcheninfektion. Das Virus kann über viele Jahre oder auch lebenslang im Körper bleiben und tritt immer wieder auf. Ist das Immunsystem geschwächt, etwa bei Fieber, Erschöpfung, Erkältung oder auch während der Menstruation bei älteren Mädchen sowie seelischem Stress oder Sonnenbrand, kann das Virus wieder aktiviert werden. Die Inkubationszeit beträgt im Durchschnitt drei bis sieben Tage.

Wenn Ihr Kind einmal Herpesbläschen hatte, kann es diese immer wieder bekommen.

Ursachen
Auslöser von Herpeserkrankungen sind Herpes-simplex-Viren, wovon es zwei Typen gibt: Typ I verursacht Erkrankungen im Gesichtsbereich, Typ II Infektionen im Genitalbereich (seltener). Häufige Herpeserkrankungen im Gesicht sind die Mundfäule (Stomatitis aphthosa) (s. S. 141 ff.) und die Fieberbläschen (Herpes labialis). Bereits ein Baby kann sich während der Geburt mit dem Virus des Typs II anstecken (Herpes genitalis), wenn die Mutter ebenfalls eine frische Infektion mit dem Virus hat. Bei vorliegender Erkrankung ist immer eine Entbindung mit Kaiserschnitt notwendig, da die Gefahr einer Herpes-Gehirnentzündung für das Baby besteht.

Symptome
Typische Fieberbläschen können bei hohem Fieber (über 40 Grad Celsius) auftreten. Ansonsten bilden sich Bläschen auch an den Lippenrändern, an Zahnfleisch, Gaumen, Zunge oder Naseneingängen. Zuerst erscheinen juckende, gerötete Stellen, die später zu Pusteln aufblühen, aufplatzen und verkrusten. Nach ein bis zwei Wochen heilen die Bläschen ab. Ernste Komplikationen können auftreten, wenn die Infektion das Auge betrifft, denn es kann eine Hornhauttrübung zurückbleiben.

Das können Sie selbst machen

Meist sind diese Fieberbläschen harmlos, aber störend. Beim ersten Kribbeln können Sie Weizenmehl auf die befallene Stelle auftragen. Fühlt sich Ihr Kind durch die Bläschen im Mund irritiert, können Sie auf die juckenden oder brennenden Hautstellen gerbstoff- oder zinkhaltige Präparate (z. B. Melissentinktur), oder auch eine Propolistinktur streichen, die kühlend wirken. Auch Vitamin-C-Pulver (aus der Apotheke), mit etwas Wasser zu einem dicken Brei vermischt und die Stelle damit betupft, lindern die Beschwerden. Auch Apfelessig oder Teebaumöl helfen. Mundspülungen mit Kamillen-, Salbei- oder Melissentee haben sich gut bewährt. Geeignete homöopathische Mittel sind: Natrium muriaticum D6, Rhus toxicodendron D6 oder Sulfur D6 (Dosierung s. S. 234). Geben Sie Ihrem Kind zimmerwarme, flüssige, ungesalzene Nahrung, keine Getränke mit Fruchtsäure, denn alles, was zu kalt oder zu sauer ist, schmerzt im Mund. Geeignete Speisen sind Pudding, Milchreis, Grießbrei, Quarkspeisen, ungesalzene Fleisch- oder Gemüsebrühe oder dünner Kartoffelbrei.

Vermeiden Sie Faktoren, die das Immunsystem belasten, z. B. Erkältungen, Fieber oder zu viel Sonne.

Die Flüssigkeit der Bläschen ist infektiös und kann die Erkrankung durch Schmierinfektion auf andere Personen oder Körperstellen übertragen. Besonders gefährdet sind Neugeborene. Achten Sie daher auf eine sorgfältige Hygiene besonders der Hände. Hindern Sie Ihr Kind daran, dass es die Bläschen aufkratzt. Denken Sie daran, dass, wer einmal Herpesbläschen hatte, diese immer wieder bekommen kann. Umso wichtiger ist ein starkes Immunsystem!

Das macht der Arzt

Der Arzt kann entsprechende Medikamente gegen die Schmerzen und das Fieber verordnen. Virushemmende Mittel sind nur gut wirksam, wenn sie im Frühstadium, also vor dem Auftreten der Bläschen, aufgetragen werden. Gehen Sie sofort zum Arzt, wenn ein Neugeborenes Herpesbläschen entwickelt, da die Gefahr einer ernsten Komplikation besteht, oder auch wenn Bläschen im Auge (Gefahr bleibender Sehschäden!) auftreten.

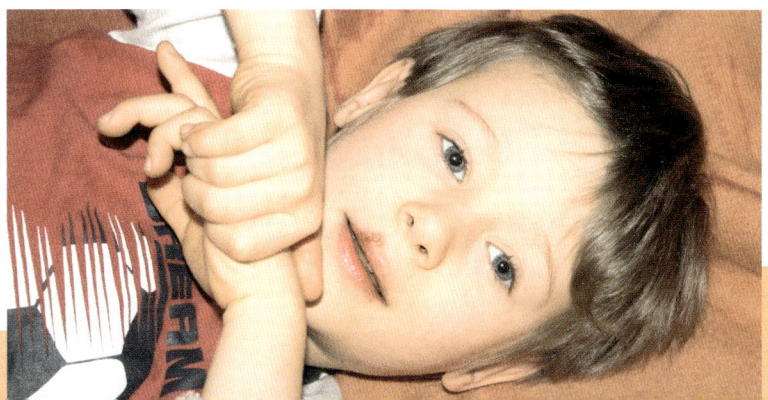

Heuschnupfen

Das Immunsystem hat die Aufgabe, Viren, Bakterien oder Pilze abzu-
wehren und unschädlich zu machen und so den Mensch gesund zu
halten. Heuschnupfen ist eine unerwünschte Reaktion des Körpers auf
Stoffe oder Substanzen, die normalerweise unschädlich sind, wie z. B.
Pollen oder Tierhaare. Die Mediziner sprechen auch von Allergischer
Rhinitis.

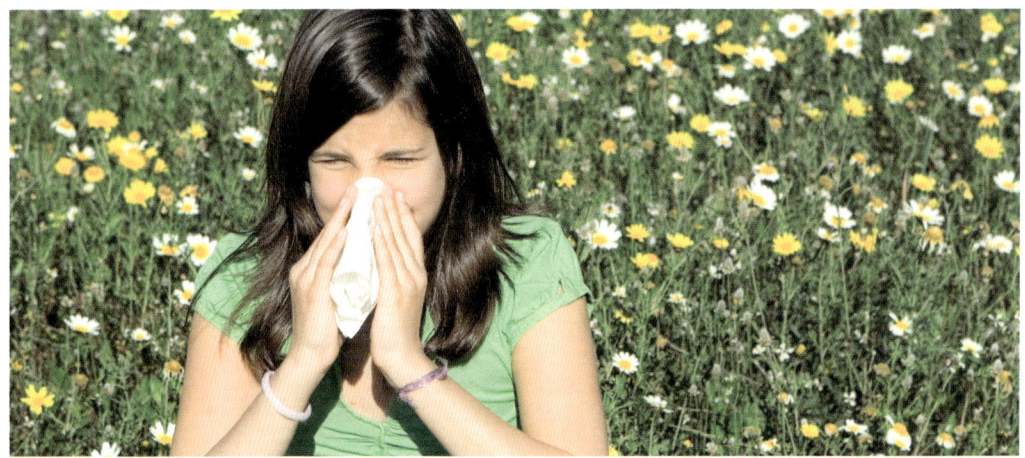

Ursachen

Gräser-, Sträucher-, Getreide- oder Baumpollen, aber auch Tierhaare
und Kot der Hausstaubmilben sind die häufigsten Auslöser von Allergien
(Allergene). Weil der Körper darin bestimmte Anteile als abzuwehrende
Stoffe erkennt, stimulieren sie eine Überreaktion des Immunsystems
gegen eine Substanz, die normalerweise harmlos ist. Auslöser von Heuschnupfen – der übrigens mit dem Heu nichts zu tun hat – sind u. a.
Pollen, also der Blütenstaub der Pflanzen. Die Blütezeit der unterschiedlichen Pflanzen dauert vom Februar bis in den Herbst hinein. Wenn die
Allergische Rhinitis das ganze Jahr über auftritt, sind meist Tierhaare,
Hausstaubmilben oder Schimmelpilze die Auslöser. Eine Pollenallergie
kann auch zu allergischen Reaktionen gegen die jeweiligen Früchte, also
zu einer sogenannten Kreuzallergie, führen. Aktuelle Forschungsergeb-
nisse deuten darauf hin, dass Stress, steigende Schadstoffbelastung der
Umwelt und von Lebensmitteln sowie eine übertriebene Hygiene Allergien fördern. Auch eine erbliche Veranlagung steigert das Risiko einer
Erkrankung.

Symptome

Wegen seiner typischen Merkmale, wie Schnupfen, Niesattacken, tränen-
de und juckende Augen, entzündete Augenbindehäute, eine verstopfte
Nase durch Schleimhautschwellung oder sogar Fieber, wird der Heuschnupfen oft mit einer Erkältung oder sogar einer Grippe verwechselt.
Die ebenfalls oft mit der Krankheit verbundene Müdigkeit, Konzentrati-
onsschwäche und veränderte Geschmacks- und Geruchswahrnehmung
werden besonders von Kindern sehr stark empfunden. Um die Gefahr
von Asthma als Folgeerkrankung möglichst auszuschließen, sollte ein erkranktes oder besonders für Rhinitis anfälliges Kind immer ärztlich
betreut werden.

Das können Sie selbst machen

Wichtigste und beste Vorsorge ist das Vermeiden der Auslöser, sofern
diese bekannt sind. Nützlich sind dazu spezielle Pollennetze für Fenster
und Türen, die die Pollen aus dem Kinderschlafzimmer und anderen
Räumen gut fernhalten. Natürlich können Sie Ihr Kind nicht völlig isolieren. Das ist auch nicht nötig, denn der Kontakt mit Schmutz und der
Umgang mit anderen Kindern sind ein wichtiges Training für das Immunsystem.

Wenn das Kind unter einer Hausstaubmilbenallergie leidet, sollten
Teppiche, Polstermöbel und schwere Vorhänge vermieden werden, insbesondere im Schlafraum des Kinds. Das Bettzeug muss in kurzen Intervallen bei 90 Grad Celsius gewaschen werden, wobei spezielle, für Milben
undurchlässige Überzüge und Allergikerbettzeug sehr zu empfehlen
sind. Bei einer Schimmelpilzallergie muss auf trockene Luft im Kinderzimmer und möglichst häufiges Lüften geachtet werden. Mit kindge-
rechten Entspannungstechniken können Stress und Unruhe als Auslöser
gut behandelt werden. Aufenthalte in allergenarmen Landschaften, also
in den Bergen oder am Meer, sind ebenfalls hilfreich. Mit dem aus-
schließlichen Stillen eines Säuglings bis über den sechsten Lebensmonat hinaus wird ein wesentlicher Schutz vor Allergien aufgebaut.

Beachten Sie spezielle Informationen in den Medien oder rufen Sie bei der Pollenflugvorher-sage an.

Das macht der Arzt

Sollte trotz ausdauernder und konsequenter Umsetzung der oben genannten Maßnahmen keine Besserung zu erreichen sein, muss eine vom
Arzt geplante medikamentöse Behandlung vor einer Verschlimmerung
oder vor Folgekrankheiten schützen. Bei leichten Beschwerden werden
oft Kalziumpräparate eingesetzt. Auch immunstärkende Mittel können
einen positiven Einfluss auf die Allergieentwicklung nehmen.

Hirnhautentzündung

Bei einer Hirnhautentzündung besteht die Gefahr, dass es auch zu einer Entzündung des Gehirns kommt.

Unter einer Hirnhautentzündung (Meningitis) versteht man eine Entzündung der Hirnhäute und der Häute des Rückenmarks (Meningen). Sowohl Viren als auch Bakterien können eine solche Erkrankung auslösen. Sie kann akut oder chronisch verlaufen. Bei der akuten Hirnhautentzündung handelt es sich um eine ernsthafte Erkrankung, die sich in kurzer Zeit entwickeln kann. Schwere Folgeschäden (z.B. Hörschäden bis hin zur Taubheit, geistige Behinderung, Lähmungen, Epilepsie sowie Hirnödeme und -abszesse) sind nicht ausgeschlossen, wenn eine eitrige Hirnhautentzündung nicht frühzeitig behandelt wird. Virale Hirnhautentzündungen sind im Sommer häufiger und verlaufen i.d.R. harmlos. Meist erkranken Kinder oder Jugendliche. Eine Hirnhautentzündung, die durch Meningokokken ausgelöst wurde, ist meldepflichtig. Die Symptome einer chronischen Hirnhautentzündung sind weniger stark ausgeprägt als bei einer akuten Erkrankung und treten über Wochen hinweg auf.

Ursachen

Eine Hirnhautentzündung kann von Bakterien oder Viren sowie durch eine bestehende Vorerkrankung ausgelöst werden. Im Gegensatz zu einer viralen Hirnhautentzündung, die häufig im Zusammenhang mit Windpocken (s. S. 223 ff.) bzw. einer Mumps-, Masern- oder Rötelinfektion (s. S. 140 f., 132 f., 178 f.) entsteht und bei Kindern meist mild verläuft, ist die bakterielle Hirnhautentzündung seltener, aber lebensbedrohlich. Auch bei einer bereits bestehenden Erkrankung, wie beispielsweise einer Mittelohrentzündung oder einer Nasennebenhöhlenentzündung, kann eine Meningitis entstehen. Wenn neben den Hirnhäuten auch das Gehirn selbst in Mitleidenschaft gezogen ist, liegt eine sogenannte Meningoenzephalitis vor, z.B. die Frühsommer-Meningoenzephalitis, FSME (s. S. 69 ff.). Eine Ansteckung geschieht meist über eine Tröpfcheninfektion, bei der die Erreger in die Luft gehustet, geniest oder beim Küssen weitergegeben werden. Bakterien siedeln sich in den feuchten Sekreten der Nasenschleimhaut und im Rachen an. Über das Blut werden die Erreger bis zu den Hirnhäuten transportiert. Außerdem kann sich die Hirnhaut nach einem Unfall mit Schädelbruch oder nach einer Rückenmarksoperation entzünden.

Symptome

Die Zeit zwischen Ansteckung und ersten Krankheitsanzeichen bei einer Hirnhautentzündung beträgt etwa drei bis zehn Tage. Typischerweise treten bereits mehrere Tage zuvor grippeähnliche Beschwerden auf. Bei einer akuten bakteriellen Hirnhautentzündung können sich die Symptome innerhalb von ein bis drei Tagen entwickeln, manchmal auch innerhalb weniger Stunden. Bei Säuglingen und Kleinkindern kann sich die Erkrankung durch weniger deutliche Anzeichen bemerkbar machen. Sie haben nicht zwingend einen steifen Nacken. Mögliche Symptome einer bakteriellen Hirnhautentzündung bei Säuglingen sind:

- Bauchschmerzen
- Nahrungsverweigerung, Trinkschwäche
- empfindliche Reaktionen auf Berührungen
- Krampfanfälle
- Schläfrigkeit, Schlaffheit
- schrilles Geschrei
- evtl. Fieber
- oft keine Nackensteifheit

Typische Beschwerden bei älteren Kindern sind:
- Kopf- und Nackenschmerzen
- Nackensteifheit, wobei der Kopf nicht zum angewinkelten Knie bewegt werden kann
- Fieber
- schlechtes Allgemeinbefinden
- Reizüberempfindlichkeit gegen Geräusche und Licht
- Schläfrigkeit bis zur Bewusstlosigkeit
- Übelkeit und Erbrechen
- Verwirrtheit und Bewusstseinstrübungen
- Hautausschlag mit roten oder violetten Flecken
- Schwellung des Gehirngewebes mit Druckgefühl im Kopf

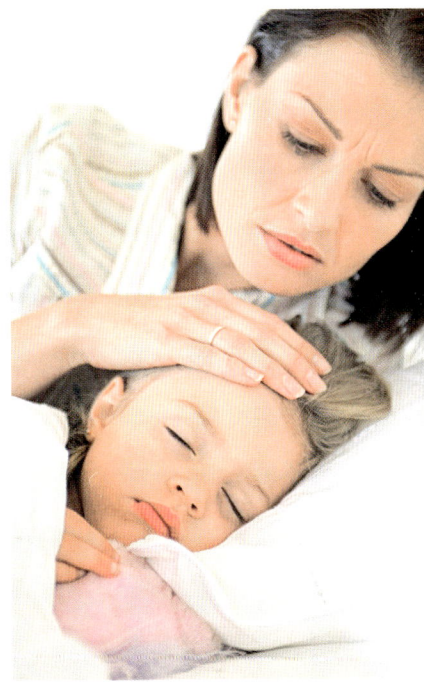

Das können Sie selbst machen

Wenn Sie den Verdacht haben, dass Ihr Kind eine Hirnhautentzündung haben könnte oder wenn es Fieber ohne erkennbare Ursache hat, sollten Sie sofort einen Arzt aufsuchen, damit dieser mit der Behandlung beginnen kann. Eine Hirnhautentzündung ist ein Notfall, der sofort behandelt werden muss!

Das macht der Arzt

Die Therapie einer Hirnhautentzündung richtet sich nach der allgemeinen Verfassung des betroffenen Kinds und nach der Art des Erregers. Um diesen festzustellen, führt der Arzt eine sogenannte Lumbalpunktion durch, wobei Gehirn-Rückenmarks-Flüssigkeit (Liquor) entnommen und untersucht wird. Bei einer bakteriellen Hirnhautentzündung wird sofort eine Antibiotikatherapie eingeleitet, bei Krampfanfällen werden zusätzlich krampflösende Mittel verabreicht. Der Wasserverlust durch Erbrechen, Fieber und Schwitzen wird ebenfalls ausgeglichen. Eine virale Hirnhautentzündung kann in vielen Fällen nicht mit Medikamenten behandelt werden. Hier werden Schmerz- und Fiebermittel verordnet, um die Beschwerden zu lindern.

Hodenhochstand

Der Hodenhochstand ist häufig eine angeborene Fehlbildung. Während der Entwicklung im Mutterleib bilden sich die Hoden in der Bauchhöhle des männlichen Embryos und wandern normalerweise dann, um den siebten Schwangerschaftsmonat herum, abwärts in den Hodensack. Manchmal geschieht das aber auch erst nach der Geburt. Von einem Hodenhochstand wird gesprochen, wenn die Lokalisation des Hodens von der Norm abweicht: Bei etwa vier Prozent der termingerecht gebo-renen Jungen liegen einer oder beide Hoden zum Zeitpunkt der Geburt nicht im Hodensack, sondern befinden sich irgendwo auf dem Weg zwischen Anlage- und Zielort. Liegt der Hoden in der Leiste, senkt er

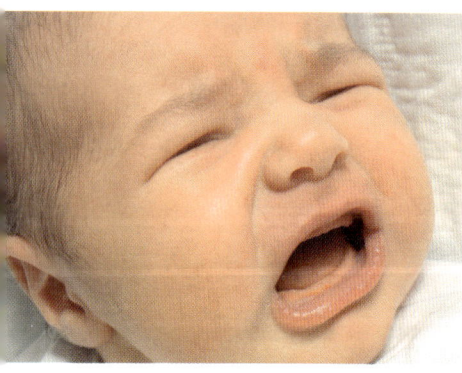

sich meist spontan innerhalb der ersten sechs Monate nach der Geburt von selbst in den Hodensack. Nach dem ersten Lebensjahr ist ein solches spontanes Herab-wandern des Hodens äußerst unwahrscheinlich. Je nach Lage der Hoden werden verschiedene Formen unter-schieden. Ein häufiger Befund ist der sogenannte Pen-delhoden, wobei der Hoden seine Lage zwischen Leis-tenkanal und Hodensack wechselt. Im Warmen (z. B. Badewasser, Bett) sind die Hoden im Hodensack tastbar, bei Abkühlung rutschen sie in den Leistenkanal hoch. Man geht heute davon aus, dass diese Form des Hoden-hochstands nicht behandlungsbedürftig ist.

Ursachen
Ursache des Hodenhochstandes können anatomische Besonderheiten des Samenstrangs oder des Leistenkanals, hormonelle Störungen seitens der Mutter und auch des Kinds, möglicherweise aber auch ein familiär bedingter Anlagedefekt sein.

Symptome
Der oder die Hoden sind nicht im Hodensack tastbar. Der Hodenhoch-stand sollte im ersten Lebensjahr behandelt werden, da es sonst zu schweren Folgeschäden kommen kann.

Das können Sie selbst machen

Achten Sie beim Wickeln auch selbst darauf, ob sich beide Hoden im Hodensack befinden. Beim Hodenhochstand ist der rechte Hoden häufiger betroffen und bei vier von fünf Patienten im Leistenkanal tastbar. Geeignete homöopathische Mittel sind: Apis mellifica D6 (wenn der rechte Hoden immer wieder in den Bauchraum zurückschlüpft, bei zusätzlichem Wasserbruch), Rhododendron D6 (wenn der linke Hoden immer wieder in den Bauchraum zurückschlüpft, bei zusätzlichem Wasserbruch) (Dosierung s. S. 234).

Das macht der Arzt

Je früher die Therapie bei einem Hodenhochstand beginnt, umso geringer werden die Folgeschäden sein. Zuerst wird versucht, den Hodenhochstand mit hormonhaltigen Medikamenten zu therapieren, damit der Hoden zum Herabwandern angeregt wird. Wenn dies nicht gelingt, muss der Hodensitz operativ korrigiert werden. Eine Therapie sollte bis zur Vollendung des ersten Lebensjahrs abgeschlossen sein. Nur durch eine rechtzeitige Diagnose und Behandlung können Hodenschädigung und Unfruchtbarkeit vermieden werden. Außerdem besteht die Gefahr, dass der Hoden sich dreht und dabei Blutgefäße abklemmt. Dies ist immer ein Notfall. Im schlimmsten Fall kann der Hoden dabei absterben. Je nach Lage des Hodens im Körper birgt der Hodenhochstand zudem ein fünf- bis zehnfach erhöhtes Risiko für einen bösartigen Hodentumor. Auch besteht beim Hodenhochstand immer ein offener Leistenkanal. Er verschließt sich erst, nachdem der Hoden in den Hodensack gewandert ist. Bei einer operativen Therapie des Hodenhochstands wird dieser angeborene Leistenbruch immer mit versorgt.

Wird ein Hodenhochstand nicht rechtzeitig behandelt, kann spätere Unfruchtbarkeit die Folge sein.

Hodenwasserbruch

Ein Hodenwasserbruch (Hydrozele) ist eine Ansammlung von Gewebswasser innerhalb der Hodenhüllen, die den Hodensack anschwellen lässt, weil ein offener Leistenkanal zwischen Hodensack und Bauchraum besteht. Er tritt häufig bei Säuglingen und Kleinkindern auf, kann aber auch später, z. B. im Vorschulalter, vorkommen. Ein Hodenwasserbruch kann angeboren oder erworben sein.

Ursachen

Wenn sich der Leistenkanal nicht vollständig verschließt oder sich der gerade verschlossene Leistenkanal wieder öffnet, z. B. durch kräftiges Schreien, kann sich Flüssigkeit im Spaltraum ansammeln und der Hodensack schwillt an. Eine angeborene Hydrozele tritt ein- oder beidseitig auf und verschwindet meist spontan in den ersten drei bis vier Lebensmonaten. Sie kann aber auch durch Schläge und Tritte, bei Säuglingen durch kräftiges Schreien, verursacht werden.

Symptome
Der Hodensack ist auf der einen oder auf beiden Seiten stark vergrößert und prall-elastisch angeschwollen. Schmerzen bestehen selten, da sich eine Hydrozele langsam bildet. Eine sehr ausgeprägte Hodenschwellung kann zu Behinderungen bei Bewegungen, z.B. beim Gehen, führen.

Das können Sie selbst machen
Bringen Sie Ihr Kind sofort zum Arzt, wenn Sie einen geschwollen Hoden bemerken. Eine Hydrozele kann zu einer Minderdurchblutung und damit zu einer Schädigung des Hodens führen. Die Folge kann eine Zeugungsunfähigkeit sein. Achten Sie beim Wickeln darauf, dass die Genitalien nach oben in Richtung Nabel eingepackt werden und legen Sie dazu ein zusammengefaltetes Taschentuch als Stütze quer unter den Hodensack. Geeignete homöopathische Mittel sind: Apis mellifica D6 (wenn der rechte Hoden immer wieder in den Bauchraum zurückschlüpft, bei zusätzlichem Wasserbruch), Rhododendron D6 (wenn der linke Hoden immer wieder in den Bauchraum zurückschlüpft, bei zusätzlichem Wasserbruch) (Dosierung s. S. 234).

Häufig bildet sich ein Hodenwasserbruch in den ersten Lebensmonaten von selbst wieder zurück.

Das macht der Arzt
Der Arzt stellt die Diagnose, indem er die Hydrozele ertastet und den Hodensack mit einer Taschenlampe durchleuchtet. Die Schwellung leuchtet rot auf. Erfahrungsgemäß ist keine Behandlung erforderlich. Wenn sich ein Hodenwasserbruch bis zum ersten Lebensjahr nicht spontan zurückbildet, ist möglicherweise eine kleine Operation erforderlich.

Hörstörungen

Hörstörungen können angeboren sein oder auch im Verlauf der Kindheit auftreten. Bleibt eine solche Hörstörung monate- oder gar jahrelang unentdeckt, wirkt sich dies auf die gesamte Entwicklung (Sprach- und geistige Entwicklung) des Kinds aus, da sie seinen Kontakt mit der Umwelt behindert. Nicht zuletzt verursacht sie häufig seelische Störungen. Oft wird erst bei einer auffälligen Sprachstörung des Kinds bemerkt, dass es schlecht hört. Doch auch dann ist oft noch vom „späten Sprecher" die Rede und es wird erst einmal abgewartet. Meist sind viele Monate ungenutzt vergangen, bis endlich das Gehör überprüft wird. Doch Hören-können ist von Anfang an wichtig. Bereits in den ersten Lebensmonaten sollten Klänge über die Ohren an das Gehirn weitergeleitet werden. Nur so können die kindlichen Hörbahnen weiter reifen. Eine Überprüfung des Gehörs kann schon bei Säuglingen durchgeführt werden.

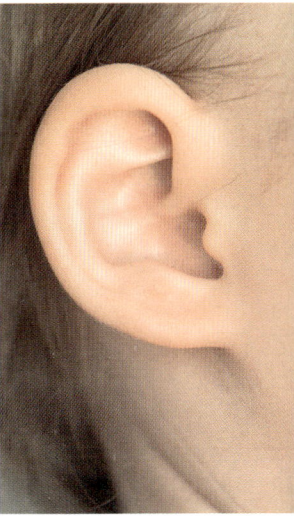

Ursachen

Viele Hörprobleme entwickeln sich erst nach der Geburt. Zu den häu-figsten Ursachen von Schwerhörigkeit im Kindes- und Jugendalter zählen chronische Mittelohrentzündungen. Darüber hinaus kann jede bakteriel-le Infektion des Mittelohrs auch auf das Innenohr übergreifen. Dabei besteht die Gefahr, dass das betroffene Ohr taub wird. Auch einige Kinderkrankheiten wie Masern (s. S. 132 f.), Keuchhusten (s. S. 105 f.) und Mumps (s. S. 140 f.) können eine Taubheit verursachen. Ebenso kann das Gehör auch durch Lärm (stundenlanges und extrem lautes Musikhören bei Jugendlichen mit dem Kopfhörer) und kurze, laute Knalle einen bleibenden Schaden davontragen. Spielzeugpistolen oder Silvesterknal-ler, die in Ohrnähe abgefeuert werden, oder auch eine Ohrfeige aufs Ohr können diese lebenslangen Hörschäden bei Kindern verursachen.

Häufig sind Beeinträchtigungen des Gehörs nur vorübergehend. Die Ursache dafür ist in vielen Fällen ein sogenannter Paukenerguss. Dabei handelt es sich um eine nicht eitrige Entzündung mit Sekretstau im Mittelohr. Die Schleimhaut in der Eustachischen Röhre ist dann so ge-schwollen, dass das Sekret nicht mehr in den Nasen-Rachen-Raum abfließen kann und sich stattdessen in der Paukenhöhle sammelt. Das Hörvermögen ist hierbei oft um ein Drittel gemindert. Das entspricht etwa dem, was man hört, wenn man sich die Ohren mit den Fingern zuhält. Die Sprachentwicklung und – bei älteren Kindern – die schuli-schen Leistungen werden dadurch beeinträchtigt.

Weitere mögliche Ursachen sind:
- Fremdkörper, Wasser, ein Pfropfen Ohrschmalz im Gehörgang
- Verletzungen des Innenohrs
- Infektion der Mutter während der Schwangerschaft mit einer Virusinfektion (Grippe, Mumps etc.)
- Behinderung oder Missbildung des Kindes im Kopfbereich
- Geburtsgewicht unter 1.500 Gramm
- Sauerstoffmangel während der Geburt
- Hörstürze bei Jugendlichen
- Unfall

Symptome

Folgende Anhaltspunkte sollen Ihnen helfen, die Hörfähigkeit Ihres Kinds zu überprüfen:

- Säuglinge (vierte bis sechste Lebenswoche) sollten bei plötzlichen lauten Geräuschen erschrecken und zusammenzucken.
- Sechs Monate alte Säuglinge sollten stimmhaft lachen und „brabbeln". Sie sollten ihren Kopf oder Augen in Richtung einer Geräuschquelle bewegen, die sie nicht sehen können.
- Säuglinge ab dem siebten bis achten Lebensmonat sollten auf Musik lauschen und unterschiedliche Stimmlagen sowie Laute ausprobieren. Im ersten Lebenshalbjahr plappern alle Kinder vor sich hin. Kinder, die nichts hören, verstummen danach.
- Ab zehn bis zwölf Monaten sollten Säuglinge reagieren, wenn sie in normaler Lautstärke aus einem Meter Entfernung angesprochen werden, und sie sollten Verbote („Nein!") verstehen. Sie sollten bereits ein einziges sinnvolles Wort gesprochen haben oder sich auch in der „Babysprache" verständigen.
- Etwa zum zweiten Geburtstag sollten Kinder beginnen, Zwei-Wort-Sätze zu sprechen (z. B. „Ball haben").
- Mit fünf Jahren sollte ein Kind so sprechen, dass es ein Fremder versteht.

Kinder, die schlecht hören, haben Schulprobleme, werden als unaufmerksam bezeichnet, folgen schlecht und hören meistens Musik auch sehr laut.

Das können Sie selbst machen

Machen Sie einen Hörtest: Stellen Sie sich unbemerkt hinter Ihr Kind und sprechen Sie es leise an.

Meistens sind es die Eltern, die zuerst den Verdacht haben, dass ihr Kind schlecht hört. Wenn Sie geringste Zweifel an der Hörfähigkeit Ihres Kinds haben, sollten Sie sein Gehör überprüfen lassen. Liegt eine Hörminderung vor, hängt das weitere Vorgehen von den Ursachen ab. Wich-

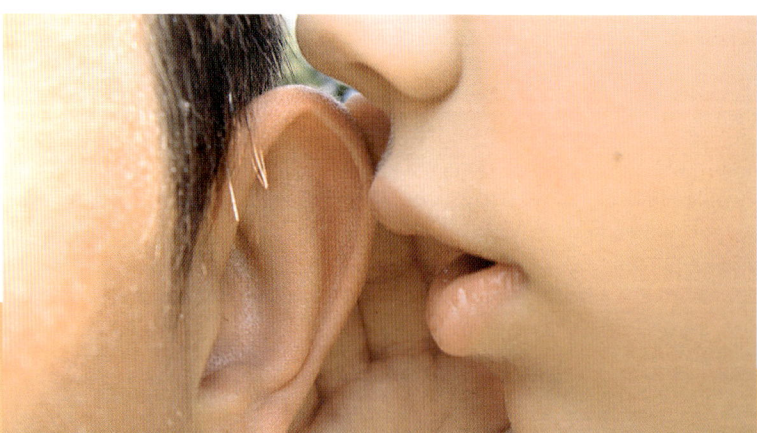

tig ist, dass Sie die Schwerhörigkeit Ihres Kinds akzeptieren. Denn nur so kann es lernen, selbstbewusst mit der Situation umzugehen. Falls Ihr Kind ein Hörgerät verschrieben bekommt, achten Sie darauf, dass es dieses auch regelmäßig trägt.

Das macht der Arzt
Ein Hörtest beim Kinder- oder Hals-Nasen-Ohren-Arzt zeigt, ob das Kind schlecht hört. Nach der Diagnose sollte ein Hörgerät angepasst werden, um keine Zeit zu verlieren. Auch ist ggf. eine logopädische Sprachtherapie notwendig. In manchen Fällen kann die Hörminderung auch durch eine Operation oder durch Medikamente gebessert werden.

Hüftdysplasie

Eine verzögerte oder unzureichende Ausbildung der Hüftgelenke des Neugeborenen wird als Hüftdysplasie bezeichnet. Sie tritt bei Jungen weniger häufig auf als bei Mädchen.

Ursachen
Wenn bei der Geburt die Hüftgelenkspfanne noch zu flach ist, kann das beim Säugling zu einem schmerzhaften Herausrutschen des Oberschenkelknochens und im Wiederholungsfall zu bleibenden Schäden führen.

Symptome
Typisch und gut erkennbar sind ungleiche Hautfalten an Oberschenkeln und Po sowie der Eindruck von ungleich langen Beinen. Das Kind hat Probleme beim seitlichen Wegspreizen der Beine.

Das können Sie selbst machen
Beobachten Sie die Bewegungen Ihres Kindes und versuchen Sie keinesfalls, seine Beine gegen seinen Widerstand zu bewegen oder zu spreizen. Die Neigung zu Dysplasien ist z. T. erblich. Geringere Hüftdysplasien regulieren sich in den ersten Lebenswochen oft von selbst. Mit einer zusätzlichen Stoffwindel wird eine gespreizte Haltung der Beine unterstützt.

Durch das Tragen einer Spreizhose über mehrere Wochen bildet sich die Gelenkpfanne der Hüfte normal aus.

Das macht der Arzt
Bei den Vorsorgeuntersuchungen, die Sie auf jeden Fall nutzen sollten, untersucht der Arzt die Beweglichkeit der Hüftgelenke und wird im Zweifelsfall eine Ultraschalluntersuchung durchführen. Diese ist für das Baby völlig nebenwirkungs- und schmerzfrei. Wird ein Defizit an den Hüftgelenken festgestellt, so müssen diese grundsätzlich ärztlich behan-

delt werden, um mögliche spätere schwere Hüfterkrankungen zu vermeiden. In den ersten Lebensmonaten ist die Behandlung i. d. R. am problemlosesten und aussichtsreichsten.

Husten

Diagnosetabelle

Art des Hustens	Tritt Fieber auf?	Weitere Begleiterscheinungen	Mögliche Krankheit	Mehr auf Seite
leicht	leicht	Kitzeln oder Schmerzen im Hals, Schnupfen, evtl. Ohrenschmerzen	Erkältung	61 ff.
zuerst trocken, später schleimig	ja	Kurzatmigkeit, Mattigkeit	Bronchitis	46 ff.
trocken	hoch	Glieder- und Kopfschmerzen, evtl. zäher Schleim	Grippe	77 f.
trockener Reizhusten	nein	Atemgeräusch, besonders stark nach Anstrengungen, Atemnot	Asthma bronchiale	28 ff.
schmerzhaft, trocken	ja, evtl. sehr hoch	Schmerzen im Brustkorb, zäher Schleim, Atemnot, schnelle Atmung	Lungenentzündung	125 ff.
„bellend", trocken	leicht	starke Schluckbeschwerden und Halsschmerzen, Heiserkeit, Belag auf Rachen und Mandeln, unangenehmer Mundgeruch, ansteigende Atembeschwerden, Schnupfen evtl. blutig-eiterig	Diphterie	50 f.
trocken	hoch	rote, lichtempfindliche Augen, nach 2-3 Tagen beginnender Ausschlag	Masern	132 f.
ohne Vorzeichen plötzlich einsetzend	nein	Atemnot, Atemgeräusch, Schluckbeschwerden, Angst, Würgen	Fremdkörper in Atemweg oder Speiseröhre	246 ff.
ständig	nein	zäher Schleim, häufig übel riechender Stuhlgang, oft Atemwegserkrankungen, mangelnde Entwicklung	Mukoviszidose	139 ff.
„bellend", abends und nachts stärker	nein	Atemnot, Angst, hörbares Atemgeräusch, untertags weniger Beschwerden	Krupphusten	118 f.
anfallartig, nachts stärker, trocken	ganz langsam ansteigend	Atemnot, Angst, Brechreiz, bei Kleinkindern Atemstillstand	Keuchhusten	105 f.

Länger andauernder oder immer wieder auftretender Husten muss grundsätzlich vom Arzt abgeklärt werden, um die Ursachen zu behandeln oder abzustellen.

Karies

Unter Karies (Zahnfäule) versteht man die Zerstörung des harten Zahn-schmelzes durch äußere Einflüsse. Eine ungesunde Ernährung, v.a. mit viel Süßem, fördert die Entstehung von Karies. Trotz der Vorsorgeunter-suchungen und Aufklärung an Kindergärten und Schulen nimmt der Kariesbefall der Milchzähne immer mehr zu. Schneide- und Eckzähne sind davon besonders betroffen. Heutzutage ist Karies ein in fast jedem Lebensalter auftretendes Problem. Schon bei Kleinkindern tritt die sogenannte Nuckelflaschenkaries bei den ersten Milchzähnen auf. Ver-antwortlich dafür sind hauptsächlich Sauger- oder Ventilflaschen sowie Schnabelgefäße, die mit zucker- oder säurehaltigen Getränken gefüllt sind und den Kindern zum Dauernuckeln von den Eltern angeboten werden.

Ursachen

Der Auslöser für Karies sind bestimmte Bakterien, die im Mund vorkom-men und die z.B. durch das mütterliche Verhalten auf das Kind übertra-gen werden ("Vorkosten" von Brei mit dem gleichen Löffel, Ablecken des Schnullers). Diese Bakterien leben von Zucker, den sie aus der Nah-rung aufnehmen und in Säure umwandeln. Je häufiger die Bakterien Süßes bekommen, desto mehr Säure produzieren sie. Diese Säuren verursachen dann die Karies, indem sie den Zahnschmelz von der Ober-fläche her angreifen und zersetzen. Die Karies kann aber auch auf das Zahnbein übergreifen und so den Zahn zunehmend zerstören.

Hauptursache für Karies sind zuckerhaltige Tees, Limonaden, Fruchtsäfte und Süßigkeiten.

Die Bakterien bilden zusammen mit Speiseresten festhaftende Zahnbe-läge (Plaques), die sich immer dann bilden, wenn die Zähne nicht gründ-lich geputzt werden. Begünstigend auf die Entstehung von Karies wirkt nicht nur der Zahnbelag, sondern auch eine entsprechend lange Ein-wirkzeit der Säuren spielt eine entscheidende Rolle.

Symptome

Am meisten kariesgefährdet sind die Kauflächen oder die Zahnzwischen-räume. Am Anfang sind Beschwerden i.d.R. selten, denn man kann lediglich die von Karies befallenen Zahnareale sehen. Diese sind zu-nächst weißliche, später bräunliche Verfärbungen des Zahns, die sich nicht entfernen lassen. Häufig reagiert der betroffene Zahn empfindlich auf Kaltes, Heißes, Süßes oder Saures. Schmerzen sind oft erst die Spätsymptome im fortgeschrittenen Stadium und signalisieren Entzün-dungen.

Das können Sie selbst machen

Karies ist nicht heilbar und da die Zahnsubstanz unwiderruflich zerstört wird, kommt der Prophylaxe eine große Bedeutung zu. Vorbeugung gegen Karies fängt bereits im Säuglingsalter an: Nicht nur der Zahnarztbesuch nach den ersten Zähnchen, sondern auch eine gesunde und ausgewogene Ernährung mit wenig Zucker, wirken der Entstehung von Zahnfäule entgegen. Geben Sie Ihrem Baby nur stilles Wasser oder ungesüßte Tees; geben Sie keine sogenannten Instanttees, da diese gezuckert sind. Vermeiden Sie „Dauernuckeln" aus der Milchflasche. Besonders risikoreich: Auch ältere Kinder sollten nicht zwischendurch Süßigkeiten oder zuckerhaltige Getränke zu sich nehmen. In jedem Fall heißt es: nach dem Naschen – Zähne putzen! Wichtig ist auch, dass Eltern wissen, welche Arten von Zucker es gibt, nämlich Fruchtzucker (Fruktose), Traubenzucker (Glukose) und Milchzucker (Laktose), bzw. worin sich Zucker überall verstecken kann (z. B. in Ketchup, Limonaden oder Fruchtsäften). Auch wenn Fruchtzucker weniger schädlich ist als

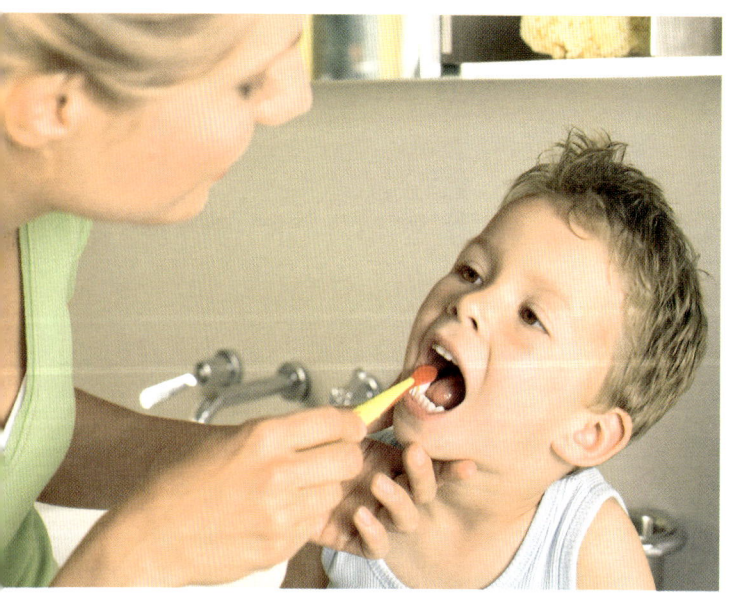

gewöhnlicher Industriezucker, sollte das Kind nicht zu häufig Fruchtsäfte trinken, und wenn, dann nur sehr verdünnt (etwa Wasser und Saft im Verhältnis 2 : 1). Achten Sie auf eine tägliche Mundhygiene Ihres Kinds, v. a. auf regelmäßiges und gründliches Zähneputzen. Von Zahnärzten empfohlen werden fluorhaltige Zahncremes, welche die Zähne härten. Gehen Sie in jedem Fall zweimal im Jahr zur Kontrolluntersuchung beim Zahnarzt.

Das macht der Arzt

Bei Karies besteht die Therapie in einer zahnärztlichen Behandlung. Die kariöse Zahnsubstanz muss entfernt werden, um eine weitere Ausbreitung – auch von Zahn zu Zahn – zu verhindern. Die Oberflächen von Milchzähnen können vom Zahnarzt mit einer Schutzschicht aus Kunststoffharz versiegelt werden. Diese schmerzfreie Behandlung dient v. a. dem Erhalt der bleibenden Zähne.

Kehlkopfentzündung

Unter einer akuten Laryngitis versteht man eine akut auftretende Entzündung des Kehlkopfs. Oft tritt sie ausgelöst durch eine Virusinfektion der oberen Luftwege – also des Nasen- und Rachenraums (Pharyngitis) – im Rahmen einer Erkältungskrankheit auf. Da sich der Kehlkopf auch in unmittelbarer Nähe der Luftröhre befindet, ist diese manchmal ebenfalls entzündet. Häufig betroffen sind Kinder im Schulalter. Kleinkinder sind meistens von einer Sonderform der Laryngitis betroffen, dem Pseudokrupp (s. S. 118 f.).

Ursachen

Eine akute Laryngitis wird meist durch Viren, sehr selten durch Bakterien verursacht. In diesem Fall verläuft eine Kehlkopfentzündung oft schwer (z. B. Diphterie, s. S. 50 f.). Durch Husten und Niesen, aber auch durch Sprechen und Küssen können die Krankheitserreger auf andere Menschen übertragen und diese angesteckt werden. Besonders häufig wird die akute Kehlkopfentzündung in der kalten Jahreszeit sowie bei Allergikern beobachtet. Weitere Ursachen sind eine Überbeanspruchung der Stimme (Schreien, Singen) und bei Jugendlichen Zigarettenrauch.

Symptome

Durch die Entzündung schwillt die Schleimhaut an, die den Kehlkopf von innen auskleidet, wobei insbesondere die Stimmbänder, manchmal aber auch der Kehldeckel (Epiglottitis) betroffen sind. Eine akute Kehlkopfentzündung verursacht Heiserkeit, Husten (bellend), ein kratzendes oder wundes sowie ein Trockenheitsgefühl im Hals, das zum andauernden Räuspern führt. Starke Halsschmerzen können das Schlucken behindern. Daneben fällt eine raue, heisere Stimme auf, die auch ganz versagen kann. Das Sprechen bereitet zudem oft Schmerzen. Ein deutliches Krankheitsgefühl mit Fieber begleitet i. d. R. diese Symptome. In seltenen Fällen kann die Kehlkopfschleimhaut so stark anschwellen, dass Atemnot auftritt. Sollte es zu einer Luftnot kommen, bitte unbedingt den Notarzt alarmieren!

Das können Sie selbst machen

Eine durch Viren verursachte Kehlkopfentzündung klingt i. d. R. innerhalb einiger Tage ohne spezielle Therapie von selbst wieder ab. Das Kind sollte in dieser Zeit seine Stimme schonen. Lindernd wirken warme Getränke (nicht heiße!), wie z. B. Tee mit Honig. Hilfreich sind auch Dampfinhalationen mit Kamillenzusatz oder Salzlösung sowie Gurgeln

Das Kind sollte am besten seine Stimme schonen.

Halten Sie die Raumluft feucht und sorgen Sie dafür, dass Ihr Kind reichlich trinkt.

mit Kamillen- oder Salbeitee (ein halber Teelöffel Salbeiblätter auf 250 Milliliter kochendes Wasser, dann abkühlen lassen), Zitrone oder Apfelessig (ein Esslöffel Zitronensaft oder zwei Esslöffel Apfelessig auf ein Glas lauwarmes Wasser). Warme Halswickel mit Zitrone wirken lindernd bei Halsschmerzen. Und so werden sie gemacht: Falten Sie ein dünnes Baumwolltuch so, dass es vorn um den Hals herumreicht. Übergießen Sie Zitronenscheiben in einer Schüssel mit heißem Wasser, tauchen das Tuch ein und wringen es so stark wie möglich aus. Legen Sie es dem Kind, so heiß wie es ertragen kann, auf den Hals, prüfen Sie aber vorher die Temperatur an der Innenseite Ihres Unterarms, und legen Sie schnell einen Wollschal darüber. Nach ca. zehn Minuten nehmen Sie den Wickel ab und halten den Hals weiter mit dem Schal warm. Neben diesen allgemeinen Maßnahmen können bei Bedarf auch schmerzlindernde und fiebersenkende Medikamente eingesetzt werden. Wichtig ist, dass Ihr Kind viel trinkt, um die Schleimhäute feucht zu halten, und dass es sich viel an der frischen Luft aufhält. Die Kleidung sollte so ausgewählt werden, dass sie besonders den Hals und die Brust wärmt, ohne dass sie zu warm ist und das Kind ins Schwitzen gerät.

Achten Sie außerdem darauf, dass Ihr Kind Reizstoffen wie Zigarettenrauch nicht ausgesetzt ist bzw. dass die Raumluft feucht gehalten wird, meiden Sie dabei stark geheizte oder klimatisierte Räume.

Das macht der Arzt
Wie bereits oben beschrieben, wird die akute Laryngitis nur in wenigen Fällen durch Bakterien verursacht. Hier ist jedoch die Einnahme eines geeigneten Antibiotikums notwendig. Zudem kann der Arzt schleimlösende und hustenlindernde Medikamente verordnen.

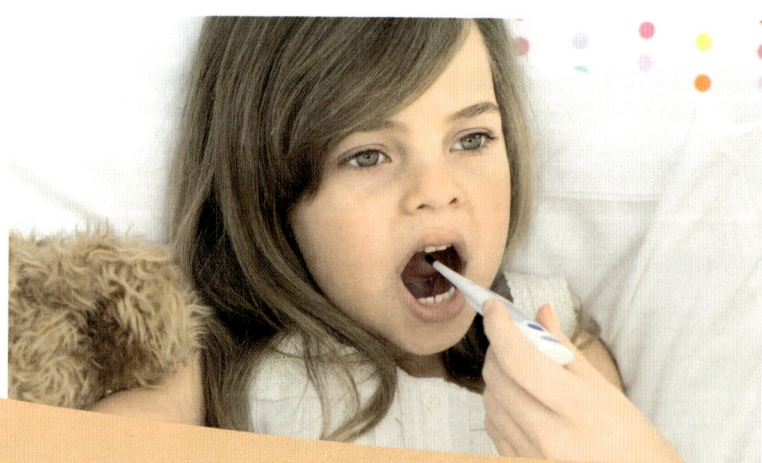

Keuchhusten

Der Keuchhusten (Pertussis) ist eine langwierige Infektionskrankheit, die durch Hustenanfälle und die damit verbundenen Atempausen besonders für Neugeborene und Säuglinge bis zu einem Jahr gefährlich und lebensbedrohlich sein kann. Meistens tritt der Keuchhusten in kleinen Epidemien auf, v. a. im Kindergarten- und frühen Schulalter.

Ursachen
Die bakterielle Krankheit wird durch Tröpfcheninfektion übertragen. Die Erreger setzen sich in den Schleimhäuten der Atemwege fest und vermehren sich dort. Die damit verbundene Entzündung und Anschwellung führt zu dem typischen, sehr starken Hustenreiz. Nach einer Inkubationszeit von etwa zwei Wochen bleibt das Kind weitere sechs Wochen ansteckend und muss von anderen Kindern ferngehalten werden.

Symptome
Die Krankheit beginnt meist wie ein harmloser Schnupfen mit etwas Husten, der sich hartnäckig hält. Typisch ist der schleichende Verlauf der Krankheit, die deshalb auch oft nicht rechtzeitig erkannt wird. Nach etwa zwei Wochen intensiviert sich der Husten und anfallsweise, krampfartige und abgehackte Hustenanfälle (halbstündlich oder stündlich) plagen insbesondere nachts das Kind. Nach einem Hustenanfall zieht es die Luft hörbar mit einem typischen Keuchgeräusch ein, das wie ein Juchzen klingt. Manchmal läuft das Gesicht blau an. Ebenso typisch ist auch das Erbrechen von zähem, glasigem Schleim und der zuvor genossenen Nahrung. Die Augen tränen und sind gerötet, der Kopf ist hochrot. Die Hustenattacken dauern etwa zwei bis sechs Wochen an und nehmen dann langsam ab, ebenso die Ansteckungsgefahr. Bei Säuglingen zeigen sich die Beschwerden als Niesen, untypische Hustenanfälle und Atemstörungen mit besonders lebensbedrohlichen Atempausen. Wichtig: Säuglinge haben keinen angeborenen Nestschutz gegen Keuchhusten. Ab dem dritten Monat steht eine Impfung zur Verfügung.

Das können Sie selbst machen
Ein an Keuchhusten erkranktes Kind braucht viel Ruhe und Zuwendung. Besonders bei den Hustenanfällen ist die Anwesenheit der Eltern wichtig, um dem Kind die Angst zu nehmen und es zu beruhigen. Für ein ängstliches Kind kann es sehr genesungsfördernd sein, wenn ein Elternteil bei ihm übernachtet. Versorgen Sie Ihr Kind mit kleineren, dafür häufigeren Mahlzeiten aus leicht verdaulichen Speisen und mit ausrei-

Zum Schutz vor Keuchhusten wird eine Impfung im frühen Babyalter empfohlen.

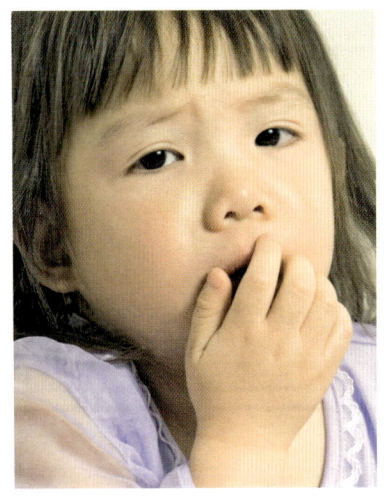

chend Flüssigkeit. Das Krankenzimmer muss immer wieder gelüftet werden, die Raumluft sollte nicht zu warm und nicht zu trocken sein. Der Husten wird erleichtert, wenn das Kind mit leicht nach vorn gebeugtem Kopf aufrecht sitzt.

Mit bewährten Hausmitteln wie z. B. Thymiandampfbädern kann sich der Schleim gut lösen. Thymian ist zusammen mit Spitzwegerich, Sonnentau oder Huflattich auch als Tee gut geeignet. Warme Brustwickel mit Zitronensaft (Saft einer halben Zitrone auf einem Dreiviertel Liter Wasser), Einreibungen mit Anis-Fenchel-Kümmel-Öl sowie Husten-saft mit Efeublätter- oder Thymianextrakt ist ebenfalls hilfreich zum Lindern der Hustenanfälle. Zusätzlich eignen sich folgende homöopathische Mittel zur Unterstützung der Therapie: Belladonna D6 (bei hohem Fieber, trockenem Husten, rotem Gesicht), Coccus cacti D6 (bei Würgereiz, Erbrechen, krampfartigen Hustenanfällen), Drosera D6 (bei Atemnot, stechenden Schmerzen im Brustkorb), Ipecacuanha D6 (bei rasselndem Atemge-räusch, Übelkeit, Erschöpfung) (Dosierung s. S. 234). Ist das Kind fieber-frei und hat die akute Phase überstanden, hilft Bewegung an der frischen Luft bei der weiteren Überwindung der Krankheit. Es darf sich dabei aber nicht überanstrengen, denn dadurch können wieder Hustenanfälle ausgelöst werden.

Das macht der Arzt
Wenn Ihr Kind schon länger als zwei Wochen ohne erkennbare Besse-rung hustet, sollten Sie nicht zögern, einen Arzt zu rufen. Ein rechtzeiti-ger Einsatz von Antibiotika ist am erfolgreichsten, dann verläuft die Erkrankung leichter und die Ansteckungsgefahr verringert sich.

Kinderlähmung

Vorsicht: Auch wenn die Kinderlähmung in Mitteleuropa sehr selten geworden ist, kann sie durch Fernreisende eingeschleppt werden.

Die Kinderlähmung (Poliomyelitis, kurz Polio) ist eine Virusinfektion des Zentralnervensystems, die zu Lähmungen der Arme, der Beine und der Atmung führen kann. Durch die vorbeugende Impfung ist sie in den Industrieländern seit etwa 1960 selten geworden und seit vielen Jahren werden hierzulande keine Erkrankungen an Kinderlähmung beobachtet. Die letzten Erkrankungen wurden von ungeimpften Fernreisenden aus Ländern eingeschleppt, in denen die Krankheit auch heute noch weit verbreitet ist, z. B. verschiedene Länder Asiens und Afrikas.

Ursachen

Verursacht wird die Erkrankung durch Poliomyelitis-Viren. Sie sind hoch ansteckend und siedeln sich im Rachen sowie im Magen-Darm-Trakt an und werden über den Darm ausgeschieden. Die Übertragung erfolgt (ähnlich wie bei der Hepatitis A, s. S. 86 ff.) v. a. durch die Aufnahme von Wasser oder Nahrungsmitteln, die mit dem Stuhl infizierter Personen Kontakt hatten (z. B. Baden in stehenden, warmen Gewässern). Eine Infektion über Tröpfchen, also durch Niesen, Husten oder Küssen, ist äußerst selten. Die Inkubationszeit, also die Zeit von der Infektion bis zum Ausbruch der Erkrankung, beträgt bei der Kinderlähmung zwischen drei und 35 Tage. Nach der Infektion mit dem Virus kommt es im Magen-Darm-Bereich zur Virusvermehrung und zu unspezifischen Krankheitssymptomen (erste Krankheitsphase). Im nächsten symptomfreien Intervall gelangt der Erreger in die Blutbahn und dringt in das Rückenmark sowie in den Hirnstamm ein, zerstört dort die Nervenzellen und löst die zweite Krankheitsphase aus. In einigen wenigen Fällen kann sich eine Hirnhautentzündung entwickeln oder Lähmungen, die durch die Schädigung der Nervenzellen bedingt sind. Auch Jahrzehnte nach einer überstandenen Polioinfektion bekommen etwa ein Drittel der erkrankten Kinder wieder Muskelschmerzen und -lähmungen (Post-Polio-Syndrom). Diese treten möglicherweise zusammen mit Schwäche und völligen Erschöpfungszuständen auf.

Symptome

Die Kinderlähmung verläuft in mehr als 90 Prozent der Fälle unbemerkt bzw. ohne Symptome. Im Vorstadium beginnt sie mit unspezifischen grippeähnliche Beschwerden, die meist nach etwa 14 Tagen abklingen. Dazu zählen Fieber, Übelkeit, Erbrechen, Durchfall, Kopfschmerzen, Gliederschmerzen oder Halsweh. Es folgt ein beschwerdefreies Intervall von ein bis drei Tagen, dann steigt das Fieber erneut an (bis 39 Grad Celsius), mit Kopfweh, Nackensteifheit, Rücken- und Muskelschmerzen. Nur in wenigen Fällen (etwa ein Prozent) kommt es in der Folge der Erkrankung zu Lähmungserscheinungen oder zur Hirnhautentzündung (Meningitis, s. S. 92 f.), die meist bleibende Schäden hinterlassen. Je älter das betroffene Kind ist, desto schwerer ist der Krankheitsverlauf.

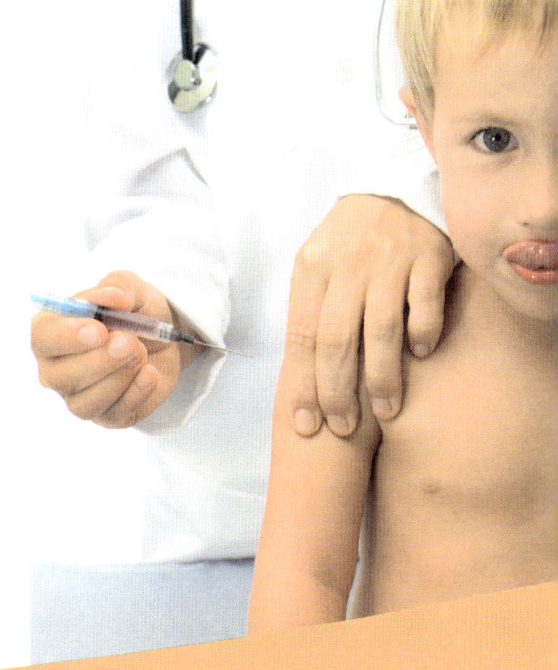

Das können Sie selbst machen

Gehen Sie sofort zum Arzt, wenn Ihr Kind bei einem bestehenden Infekt mit Fieber einen steifen Nacken bekommt oder einzelne Glieder nicht bewegen kann hat. Der einzige Schutz vor Kinderlähmung ist die Schutzimpfung (s. S. 275 f.).

Das macht der Arzt

Die Diagnose der Kinderlähmung erfolgt durch Virusisolierung aus Stuhl, Gehirnflüssigkeit (Liquor) oder Rachensekret. Bei Verdacht auf Kinderlähmung wird das Kind wegen der Ansteckungsgefahr in ein Krankenhaus eingewiesen. Die Therapie der Kinderlähmung besteht darin, die Beschwerden zu lindern. Eine Bekämpfung der Ursache, also der Viren, mit einem Medikament ist nicht möglich. Weitere Maßnahmen sind strenge Bettruhe und Krankengymnastik. Bei Atemlähmung ist eine intensivmedizinische Betreuung evtl. mit künstlicher Beatmung notwendig.

Krankengymnastik hilft die Spätfolgen einer Kinderlähmung möglichst gering zu halten.

KiSS-Syndrom

Beim KiSS-Syndrom (Kopfgelenk-induzierte-Symmetrie-Störung) handelt es sich nicht um eine Krankheit im eigentlichen Sinn, sondern um eine Fehlstellung im Bereich der oberen Halswirbelsäule bzw. eine Blockierung des Kopfgelenks bei Säuglingen und Kleinkindern. Die wissenschaftliche Medizin akzeptiert diese Diagnose nicht, da die zugrunde liegende Theorie nicht nachweisbar ist und ein wissenschaftlicher Beweis aussteht.

Ursachen

Verantwortlich für die Beschwerden sind eine Verschiebung bzw. Fehlstellung der ersten beiden Wirbelkörper, Atlas und Axis, wodurch es zu Bewegungs- und Funktionsstörungen im gesamten Körper kommen kann. Ausgelöst werden soll das KiSS-Syndrom durch geburtstraumati-

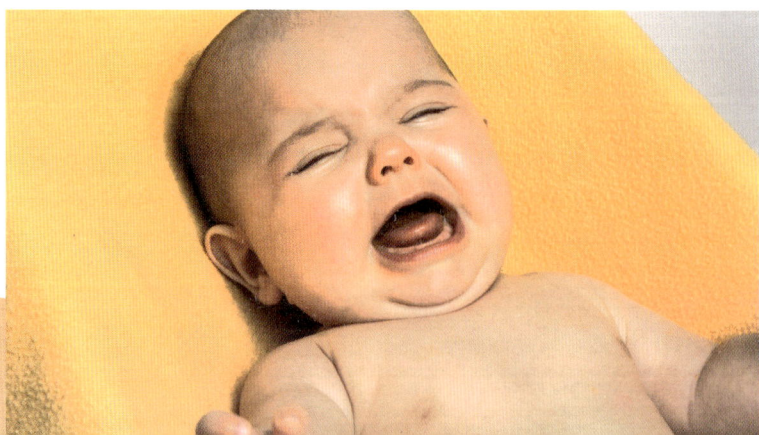

sche Ereignisse, z. B. Druck des Kopfs gegen das Becken, sowie die Belastung der Halswirbelsäule bei der Geburt. Lange und erschwerte Geburten mit Saugglockenbenutzung, Kaiserschnitte, Schieflagen im Mutterleib, Steißlage und Zwillingsgeburten oder ein Geburtsgewicht über 4.000 Gramm gelten als Risikofaktoren. Denn dadurch werden die noch zarten Kopfgelenke in ihrer Stellung beeinträchtigt und es kommt zu Zwangshaltungen.

Symptome

Als Symptome einer KiSS-Erkrankung werden eine asymmetrische Kopfhaltung, Schädelasymmetrie im Gesicht und am Hinterkopf, Schlafstörungen, anhaltendes Schreien, Sabbern, ungleiche Bewegungen von Armen und Beinen, Unreife der Hüftgelenke, Fehlstellung der Füße, Überspringen von Entwicklungsphasen („Krabbeln" wird ausgelassen) zugeordnet. Es gibt unbewiesene Vermutungen über mögliche Folgeschäden, wie etwa Kopfschmerzen, Migräne, Haltungsschwächen, Konzentrationsprobleme, Schreib- und Leseschwäche, Hyperaktivität etc. Ausgeprägte Fälle sind als „Schiefhals" (Torticollis) bekannt. Dieser entsteht durch eine Verkürzung eines der seitlichen Halsmuskeln. Erste Anzeichen für einen Schiefhals bemerkt man bereits kurz nach der Geburt, spätestens während des ersten Lebensmonats: Die betroffene Halsseite ist geschwollen, das Baby hält den Kopf schief. Auffällig ist auch, dass der Säugling fast nur an einer Brust trinken will. Die Häufigkeit bei Neugeborenen beträgt etwa 0,3 bis zwei Prozent, Mädchen sind häufiger betroffen als Jungen. Unbehandelt können sich weitere Störungen, wie z. B. Skoliose (Verkrümmung der Halswirbelsäule, s. S. 209 ff.) entwickeln.

Unbehandelt kann das KiSS-Syndrom im Schulkindalter zu häufigen Kopfschmerzen und Konzentrationsproblemen führen.

Das können Sie selbst machen

Achten Sie bei Ihrem Kind darauf, ob es zu den „Schreibabys" gehört, ob es alle Entwicklungsphasen durchläuft oder ob es eine einseitige Kopfhaltung hat. Lassen Sie sich nicht mit den Worten „Das wächst sich aus" beschwichtigen, sondern suchen Sie trotzdem einen Arzt auf. Unbedingt müssen mögliche Ursachen für Unruhe und heftiges Schreien bei Babys diagnostiziert und gezielt behandelt werden. Denn die kleinen Patienten haben inzwischen gelernt, wie sie ihre Fehlstellung und oft auch ihre Schmerzen kompensieren können. Manche haben sich vielleicht besonders früh hochgezogen oder zu laufen begonnen, oft zur Freude der Eltern. Dabei haben sie in Wirklichkeit nur instinktiv eine schmerzfreie Haltung angestrebt. Tatsächlich kann diese Fehlstellung im Nackenbereich nach einiger Zeit ohne Behandlung verschwinden. Wenn eine

Krankengymnastik notwendig ist, führen Sie diese zu Hause konsequent durch. Sie ist umso wirksamer, je früher sie begonnen wird. Zudem stehen Lagerungstechniken und Dehnungsübungen im Vordergrund, die Sie zu Hause durchführen können. Die Lagerung des Babys sollte auf der Seite oder auf dem Rücken erfolgen, nicht in Bauchlage.

Das macht der Arzt

Die Diagnostik bei einem möglichen KiSS-Syndrom stützt sich auf die Erhebung der Krankheitsgeschichte (Anamnese), die Symptome sowie eine klinische Untersuchung. Möglicherweise ist eine Röntgenuntersuchung der Wirbelsäule bzw. des Kopfgrundgelenkes notwendig. Eine Behandlung sollte generell nur durch ausgebildete Fachärzte, Manualmediziner (Chiropraktiker u. a.) oder Osteopathen erfolgen. Zur Untersuchung des Säuglings tastet der Arzt die Wirbelsäule ab und löst Blockaden mit sanftem Druck auf. Die Gelenke sind danach wieder beweglich, und die entstandenen Beschwerden können abklingen. Allerdings kann das Vergehen der Symptome einige Wochen in Anspruch nehmen. Schulmediziner und Krankenkassen erkennen das KiSS-Syndrom oft nicht an. Die durch Alternativmediziner empfohlene manuelle Therapie (z. B. Atlastherapie nach Arlen oder die Cranio-Sacral-Therapie) muss in Eigenleistung finanziert werden.

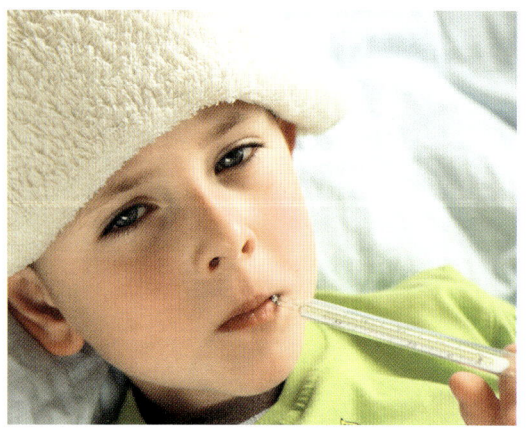

Knochenmarksentzündung

Die Knochenmarksentzündung (Osteomyelitis) ist eine bakterielle Infektion des Knochenmarks. Sie kann in jedem Alter auftreten, am häufigsten im Säuglings- und Grundschulalter. Jungen sind häufiger betroffen als Mädchen. Ärzte unterscheiden eine akute und eine chronische Knochenmarksentzündung.

Ursachen

Auslöser der Erkrankung sind i. d. R. Bakterien, meist Staphylokokken. Diese sind von einem eitrigen Entzündungsherd im Rahmen einer vorangegangenen Erkrankung, wie z. B. einer Mandelentzündung (s. S. 136 ff.), einer Mittelohrentzündung (s. S. 137 f.) oder einer Hautinfektion, über die Blutbahn in den Knochen eingedrungen und rufen im Knochenmark eine eitrige Entzündung hervor. In der Hälfte der Fälle lässt sich die Infektionsquelle nicht nachweisen.

Symptome

Die akute Knochenmarksentzündung, die sich fast ausschließlich (in 85 Prozent der Fälle) bei Kindern und Jugendlichen findet, hat einen raschen und intensiven Verlauf mit einem typischen Beschwerdebild. Wenn die Symptome langsamer entstehen und uncharakteristisch sind, liegt eine chronische Osteomyelitis vor. Bei der Knochenmarksentzündung bei Kindern während der ersten 18 Monate können nicht nur die Knochen, sondern auch das Gelenk betroffen sein. Dies hängt mit der Blutversorgung der Knochen zusammen: Da in diesem Alter Teile des Gelenks von den gleichen Blutgefäßen versorgt werden wie der Knochen, können die Keime direkt in den Knochenkopf eingeschleust werden. Dadurch kommt es fast immer zu einer eitrigen Gelenkentzündung, wovon meist das Hüftgelenk betroffen ist. Wird diese Knochenmarksentzündung nicht sehr schnell und konsequent behandelt, kommt es stets zu schwersten Wachstumsstörungen und Folgeschäden durch eine umfangreiche Zerstörung von Knochengewebe (Knochennekrose), wie z. B. Eiteransammlung im Knochen (Knochenabszesse) oder Fisteln.

Die Knochenmarksentzündung ist eine seltene, aber ernste Erkrankung.

Symptome

Bei einer akuten Knochenmarksentzündung hat das erkrankte Kind immer Fieber, das oft sehr hoch ist, sowie Schüttelfrost. Das Allgemeinbefinden ist stark beeinträchtigt. Wenn die langen Röhrenknochen der Arme und Beine entzündet sind, zeigt sich an der betroffenen Stelle eine Rötung und Schwellung und das Kind klagt über heftige Schmerzen. Die Stelle ist druckempfindlich und heiß. Manchmal bricht Eiter durch. Das Kind vermeidet jede Bewegung. Bei der chronischen Form sind die Beschwerden möglicherweise untypisch. Das Kind ist fiebrig, es besteht Ruheschmerz, die Bewegungen sind eingeschränkt.

Das können Sie selbst machen

Bringen Sie Ihr Kind sofort zum Arzt, wenn es hohes Fieber hat oder die oben genannten Symptome zeigt. Jedes Abwarten führt zu einer weiteren Knochenzerstörung. Achten Sie darauf, dass Ihr Kind die verschriebenen Antibiotika über die festgelegte Zeit regelmäßig nimmt.

Das macht der Arzt

Wegen der möglichen schweren Folgen wird mit der Therapie schon bei Verdacht auf eine Osteomyelitis begonnen. Dazu muss das Kind ins Krankenhaus eingewiesen werden. Wird die Diagnose schon in den ersten Tagen nach Beschwerdebeginn gestellt, reicht die alleinige Antibiotikabehandlung über mehrere Monate aus. Bei späterer Diagnosestellung besteht die Gefahr, dass größere Teile des Knochens zerstört wurden oder sich ein Abszess gebildet hat. In diesem Fall muss operiert werden, um das infizierte Knochengewebe zu entfernen. Es wird ggf. versucht, instabile Knochenabschnitte zu stärken und wiederaufzubauen. Ruhigstellung des betroffenen Knochens und strikte Bettruhe sind dringend erforderlich. Nach Abheilen der Entzündung sollte die Beweglichkeit durch Krankengymnastik wiederhergestellt werden.

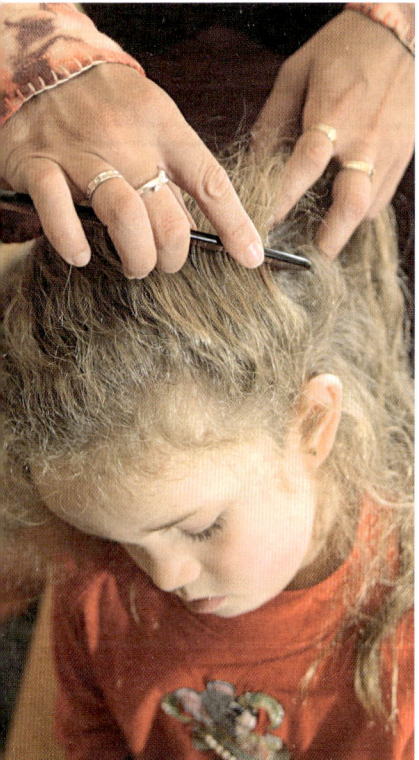

Kopfläuse

Die Häufigkeit des Kopflausbefalls hat in den letzten Jahren zugenommen und kommt selbst in den „besten" Familien vor. Es ist verständlich, dass man dieses Ungeziefer schnell wieder loswerden möchte. Es ist jedoch leider schwer zu entfernen - trotzdem keine Panik! In den meisten Fällen ist Kopflausbefall harmlos und das Kind hat sich - ähnlich wie bei anderen Erkrankungen - bei jemandem angesteckt, der Kopfläuse hat.

Ursachen

Ausgewachsene Weibchen der Kopflaus legen Eier, die sie mit einem unlöslichen Klebstoff in der Nähe der Kopfhaut seitlich an die Haare kleben. Nach sieben bis zehn Tagen schlüpfen aus den Eiern die Larven, die dann in den nächsten zehn Tagen selbst wieder Eier legen. Die ovalen Eier und Eihüllen werden als Nissen bezeichnet und sind schuppenähnlich. Kopfläuse ernähren sich ausschließlich von Blut, das sie alle vier bis sechs Stunden mit ihrem Stechrüssel aus der Kopfhaut saugen. Beim Stechen sorgen sie mit ihrem Speichel dafür, dass das Blut flüssig bleibt. Ähnlich wie bei Mücken verursacht dieser gerinnungshemmende Speichel einen Juckreiz.

Kopfläuse können nicht springen oder fliegen, krabbeln aber ziemlich schnell. Die Ansteckung mit Kopfläusen erfolgt daher direkt von Kopf zu Kopf, z. B. wenn Kinder die Köpfe zusammenstecken, beim Kuscheln oder bei gemeinsamen Übernachtungen in einem Bett. Daneben ist eine indirekte Ansteckung möglich, wenn auch eher selten, so z. B. durch Gegenstände, wie Kuscheltiere, Nackenstützen, Kämme, Kapuzen oder Mützen. Kinder mit langen Haaren werden offenbar häufiger von Kopfläusen befallen als Kinder mit kurzen.

Symptome

Wenn Kinder schon öfter Kopfläuse hatten, können sie selbst die Anwesenheit einer einzigen Laus am Juckreiz erkennen. Verlassen können Sie sich darauf leider nicht: Kopflausbefall kann völlig ohne Beschwerden ablaufen und wird dann manchmal erst entdeckt, wenn beim Kämmen eine Laus oder weiße Nissen im Kamm hängen bleiben. Weitere Anzeichen sind Hautrötung oder kleine, rote Pünktchen auf der Kopfhaut, insbesondere im Nackenbereich und hinter den Ohren. Durch den Juckreiz kann es auch zu unruhigem Schlaf kommen. Durch das Kratzen können nässende Hautwunden entstehen, die dann verkrusten.

Im Kindergarten oder in der Schule können sich Kopfläuse schnell ausbreiten.

Das können Sie selbst machen

Bei Verdacht auf Kopflausbefall untersuchen Sie die Haare Ihres Kinds – v. a. die bevorzugten Stellen hinter den Ohren und im Nacken – bei grellem Licht z. B. mit einer Taschenlampe und ggf. mit einer Lupe. Ausgewachsene Läuse sind gut mit bloßem Auge zu erkennen. Die Babyläuse sind dafür zu klein. Kopflausbefall liegt vor, wenn auf dem Kopf mindestens eine lebende Kopflaus vorhanden ist. Sie können aber auch nach den Nissen suchen. Aber Vorsicht, denn ist der Befall noch zu frisch, sind nur wenige Eier gelegt worden, die dann leicht übersehen werden. Reinigen Sie in jedem Fall die Haarbürste und den Kamm Ihres Kinds gründlich mit einer alten Zahnbürste oder kaufen Sie neue. Ideal wäre, wenn jedes Familienmitglied seine eigene Bürste bekommt. Außerdem empfiehlt es sich, die Bettwäsche zu wechseln und Stofftiere zu waschen. Halten Sie die Haare Ihres Kinds kurz, ebenso die Fingernägel, damit es sich nicht aufkratzen kann. Es ist sehr wichtig, dass Sie die Gemeinschaftseinrichtung, also z. B. den Kindergarten, die Schule oder den Sportverein, sowie den engen Freundeskreis Ihrer Kinder informieren. Denn wenn die Läusequelle nicht gefunden und behandelt wird, wird sich Ihr Kind an gleicher Stelle erneut mit Kopfläusen anstecken.

Ausbreitung der Kopfläuse verhindern

Kinder, die von Kopfläusen befallen sind, dürfen Gemeinschaftseinrichtungen nicht besuchen. Die Eltern sind verpflichtet, diese zu informieren, welche dann das Gesundheitsamt unterrichten muss. Am Tag nach dem Behandlungsbeginn kann Ihr Kind wieder in die Schule oder in den Kindergarten gehen. Es besteht keine generelle Attestpflicht; die durchgeführte Behandlung kann von den Eltern selbst bestätigt (meistens schriftlich) werden.

Das macht der Arzt

Werden Läuse entdeckt, sollte die Behandlung mit speziellen Präparaten zweimal im Abstand einer Woche erfolgen – in Kombination mit einem „Nissenkamm". Der richtige Therapiemodus ist dabei wichtig und sollte unbedingt eingehalten werden. Wichtig: Auch die prophylaktische Mitbehandlung von Kontaktpersonen nicht vergessen!

Kopfschmerzen

Diagnosetabelle

Verlauf der Schmerzen	Tritt Fieber auf?	Weitere Begleiterscheinungen	Mögliche Krankheit	Mehr auf Seite
wiederkehrend, anfallsartig, stark, meist einseitig, Verstärkung der Schmerzen durch körperliche Tätigkeit	nein	Erbrechen, Übelkeit, Licht- und Geräuschempfindlichkeit, möglicherweise Sehstörungen, Blässe, Alltagstätigkeiten sind wegen der Schmerzen nicht mehr möglich	Migräne	134 f.
dumpf-drückender Kopfschmerz, Verspannungen im Nacken oder Schulterbereich	nein	kein Erbrechen, Alltagstätigkeiten sind trotz Schmerzen möglich, keine Verstärkung der Schmerzen durch körperliche Betätigung	Spannungskopfschmerz	
stark und zunehmend	ja, steigend	Nackenschmerzen, Erbrechen, Übelkeit	Hirnhautentzündung	92 ff.
unspezifisch	nein	Schwarzwerden vor den Augen, Schwindel, Erbrechen, Übelkeit	Kreislaufstörung	117
im Stirn- und Wangenknochenbereich, druckempfindlich	evtl. leicht	grünlich bis gelblicher Nasenausfluss, Mattigkeit	Nasennebenhöhlenentzündung	155 ff.
leichte bis mäßige Kopfschmerzen	nein	Schwindel, Übelkeit, Erbrechen, Gedächtnislücke, äußere Verletzung	Gehirnerschütterung	260
regelmäßig nach Lesen, Hausaufgaben o. Ä.	nein	Nackenverspannungen	Haltungsfehler oder Sehstörungen	186 f., 203 ff.
leicht	nein	Unruhe, Zittern, Schweißausbrüche, Herzklopfen	zu niedriger Blutzucker	49

Länger andauernde oder immer wiederkehrende Kopfschmerzen müssen grundsätzlich vom Arzt abgeklärt werden, um die auslösende Erkrankung möglichst rechtzeitig zu behandeln oder ernsthafte Krankheiten im Gehirn (z. B. Gehirntumor) auszuschließen.

Krätze

Die Krätze (Scabies) ist eine weitverbreitete, hoch ansteckende parasitäre Hauterkrankung. Nach den Kopfläusen rangiert sie auf Platz zwei in der Häufigkeit von Hauterkrankungen. Obwohl die Erkrankung nicht meldepflichtig ist, muss das zuständige Gesundheitsamt bei Auftreten oder Verdacht der Krätze unverzüglich verständigt werden, da häufig Gemeinschaftseinrichtungen wie Schulen, Kindergärten, Kinder- und Jugendheime betroffen sind. Die Krätze wird durch intensiven Hautkontakt mit infizierten Personen übertragen und befällt meist die ganze Familie. Auch unhygienische Wohnverhältnisse und nicht ausreichend gereinigte Kleidungsstücke, Handtücher oder Bettwäsche tragen zur Verbreitung der Krätze bei. Die Milben können nur auf dem menschlichen Körper überleben, außerhalb sterben sie nach kurzer Zeit ab.

Ursachen
Die Erkrankung wird durch den Befall der Krätzmilbe (Sarcoptes scabiei) verursacht, die zu den parasitären Spinnentieren gehören. Übertragen wird die Krätze meist durch befruchtete Weibchen, die etwa einen halben Millimeter groß sind. Sie bohren sich innerhalb einer halben Stunde in die Hornschicht der Oberhaut, um dort bis zu einem Zentimeter tiefe Gänge zu „graben", wo sie ihre Eier ablegen. Wenige Tage danach schlüpfen aus den Eiern die Larven, die sich durch die Hautoberfläche hindurchbohren. Dort entwickeln sie sich über mehrere Zwischenstadien zu sogenannten Nymphen, woraus später weibliche oder männliche Milben hervorgehen und der Kreislauf aufs Neue beginnt.

Symptome
Die Beschwerden beginnen im Durchschnitt erst vier Wochen nach der Ansteckung und werden häufig als Hautallergie oder Ekzem missdeutet. Zunächst macht sich die Bohrtätigkeit der Weibchen durch Brennen und Juckreiz bemerkbar, v. a. nachts unter der warmen Bettdecke wird es schlimmer. Erst dann zeigt die Haut an den Stellen, wo die Milben sitzen, stecknadelgroße, rötliche Erhebungen, die einzeln oder flächig auftreten können. Häufig werden diese Bläschen und Knötchen vom Kind aufgekratzt und entzünden sich dann eitrig. Bei genauer Betrachtung kann man die Milbengänge unter der Haut als feine, rötlich-braune Linien erkennen. Vorzugsweise werden zarte Hautpartien, z. B. die Fingerzwischenräume, die Handgelenkinnenseiten, die Ellenbeugen, die Achselhöhlen, die Region um den Nabel, die Leistengegend, die Brustwarzen sowie die Genitalregion, befallen. In manchen Fällen breitet sich die

Nachts unter der warmen Bettdecke ist der Juckreiz bei Krätze am stärksten.

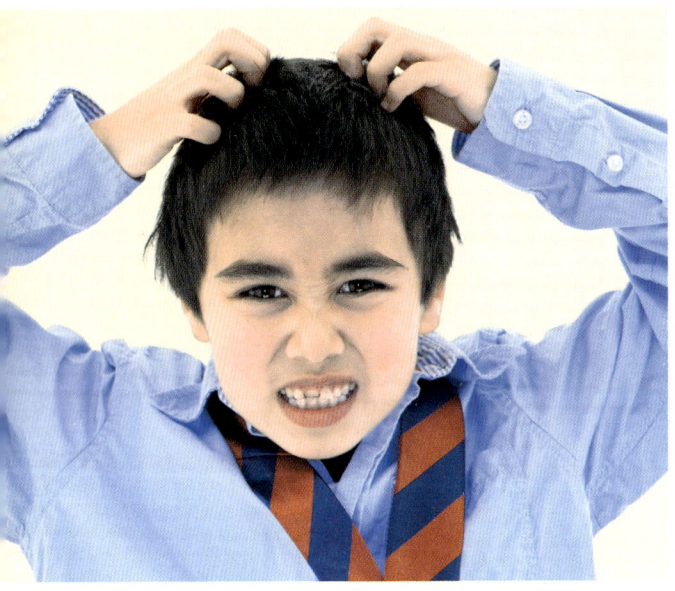

Krätze auch am ganzen Körper aus, abgesehen vom Gesicht, das nur selten betroffen ist. Bei Menschen mit einer geschwächten Körperabwehr breitet sich die Krätze oft besonders schnell aus. Auch äußern sich die Symptome oft heftiger. Kratzen kann den Juckreiz deutlich verstärken.

Das können Sie selbst machen

Wenn die Diagnose feststeht, kochen Sie Kleidung, Bettwäsche und Handtücher am besten aus (mindestens 60 Grad Celsius). Wenn das nicht möglich ist, geben Sie die milbenbefallene Wäsche und Kleidung zwei Wochen in einen verschlossenen Plastiksack und lagern diesen am besten bei Temperaturen unter 12 Grad Celsius. Innerhalb dieses Zeitraums sterben die Milben in den Textilien ab. Saugen Sie Teppichböden und Polstermöbel gründlich ab, geben Sie Plüschtiere, Kissen oder andere nicht waschbare Gegenstände ebenfalls in einen Plastiksack oder legen Sie drei bis vier Tage in die Kühltruhe. Achten Sie darauf, dass Ihr Kind sich nicht kratzt, da es sonst zu einer bakteriellen Infektion der Haut kommen kann. Generell gilt: Da die Krätze sehr schlecht erkennbar ist, ist es ratsam, einen Hautarzt aufzusuchen, wenn Sie die oben beschriebenen Beschwerden bei Ihrem Kind bemerken. Eine Vorbeugung der Krätze im engeren Sinn ist nicht möglich, zumal jeder gesunde Mensch befallen werden kann. Ist ein Krätzmilbenbefall diagnostiziert, ist es dagegen unbedingt ratsam, engen Hautkontakt mit dem betroffenen Menschen zu vermeiden.

Das macht der Arzt

Unbehandelt kann die Erkrankung zu schweren Hautinfektionen führen.

Die typischen Hauterscheinungen der Krätze genügen dem Hautarzt meist schon, um mithilfe einer starken Lupe den Krätzmilbenbefall zu erkennen. Zudem können die Milbengänge mit einer Nadel geöffnet werden, um die Milben identifizieren zu können. Ähnlich wie bei den Kopfläusen (s. S. 112) stehen zur Behandlung der Krätze verschiedene Wirkstoffe zur Verfügung, die entweder als Salbe, Emulsion oder Spray aufgetragen werden. Bei einigen Präparaten ist es notwendig, ein Vollbad zu nehmen, um die Hornhaut aufzuweichen. Die sichtbar betroffenen Stellen werden besonders intensiv mit dem Antikrätzemittel behandelt, doch wird grundsätzlich der ganze Körper (mit Ausnahme des Gesichts) in die Behandlung mit einbezogen. Das Präparat wird gewöhnlich vor dem Zubettgehen aufgetragen. In der folgenden Nacht bzw. den folgenden Nächten muss die Behandlung wiederholt werden. Gegen den Juckreiz helfen Antihistaminika als Salben, Gele, Tropfen oder Tabletten. Säuglinge werden i. d. R. im Krankenhaus behandelt. Da die Behandlung die Haut angreift, kann der Arzt Ölbäder und Hautpflegemittel verordnen. Bei eitrigen Hautentzündungen kann evtl. eine Antibiotikabehandlung notwendig sein. In jedem Fall muss immer die ganze Familie mitbehandelt werden, auch wenn sich noch keine Symptome zeigen.

Kreislaufstörungen

Diagnosetabelle

Art der Kreislaufstörung	Tritt Fieber auf?	Weitere Begleiterscheinungen	Mögliche Krankheit oder Ursache	Mehr auf Seite
bei längerem Stehen oder beim Aufstehen	nein	Akne, Gereiztheit	Pubertät	19 f.
Schwindel, „schwere" Füße"	nein	Bauchkrämpfe, Erbrechen, Durchfall, Frösteln, Schweißausbruch	Vergiftung	265 f.
bei längerem Stehen oder beim Aufstehen	nein	Müdigkeit, Anfälligkeit für Infektionskrankheiten	Bewegungsmangel	
Schwindel	nein	Kopfschmerzen, Übelkeit, Gereiztheit	Migräne	134 f.
oft nach Mahlzeiten	nein	Müdigkeit, Lustlosigkeit, trockener Mund	Diabetes	48 f.
schlagartig auftretend	nein	Frösteln, Schweißausbruch	anaphylaktischer Schock, z. B. nach Insektenstich	24 f.
Schwindel	ja	schnell steigendes Fieber	Infektionskrankheit	128 ff., 77 f.
Schwindel, „schwere" Füße"	ja	Übelkeit, Bauchkrämpfe, Erbrechen, wässriger Durchfall	Salmonellose	180 ff.

Länger andauernde oder immer wieder auftretende Kreislaufstörungen müssen grundsätzlich vom Arzt abgeklärt werden, um die Ursachen zu behandeln oder abzustellen.

Krupphusten/Pseudokrupp

Besonders Kleinkinder im Alter zwischen neun Monaten und fünf Jahren sind von dieser Entzündung des Kehlkopfes und der oberen Luftröhre betroffen. Wegen der Ähnlichkeit der Symptome zur Diphterie („Krupp-krankheit" s. S. 50 f.) wird die Krankheit auch als „Pseudokrupp" bezeich-net. Jungen erkranken daran häufiger als Mädchen.

Ursachen

Krupphusten wird durch Viren, aber auch durch Luftverschmutzung ausgelöst. Durch eine Schwellung und Entzündung unterhalb der Stimm-bänder und im Bereich des Kehlkopfes werden die Atemwege verengt. Da Säuglinge und Kleinkinder ohnehin noch recht enge Luftwege haben, droht gerade in dieser Altersgruppe sehr schnell Atemnot. Kinder, die zu starken Reaktionen der Schleimhaut oder zu Asthma neigen, sind häufi-ger und auch noch nach dem Kleinkindalter betroffen.

Symptome

Nach ersten Anzeichen einer leichten Erkältung bekommt das Kind ganz plötzlich einen rauen, bellenden und trockenen Husten mit Atemnot, begleitet von lauten, ziehenden oder pfeifenden Geräuschen beim Einat-men. Besonders abends und nachts quält der Husten, während unter-tags die Krankheitssymptome schwächer sind. Durch die Atemnot wacht das Kind auf und hat dadurch Angst, was den Zustand nur noch ver-schlechtert. In den meisten Fällen verläuft der Krupphusten weniger dramatisch – Komplikationen können jedoch nie ausgeschlossen werden: Es besteht u. U. die Gefahr eines Herz-Kreislauf-Versagens. Das Kind sollte sich unbedingt aufsetzen, da es im Liegen noch weniger Luft bekommt. In schweren Fällen droht Erstickungsgefahr. Die Atemmusku-latur am Brustkorb wird deutlich eingezogen und infolge des Sauerstoff-mangels erscheint ein bläuliches Dreieck um den Mund. Die Haut ist blass-grau. Das Kind hat kein oder nur mäßig erhöhtes Fieber (bis 38,5 Grad Celsius).

Halten Sie Kortison-zäpfchen immer griff-bereit im Kühlschrank auf, wenn Ihr Kind häufiger Anfälle hat.

Das können Sie selbst machen

Bewahren Sie Ruhe, denn damit beruhigen Sie das verängstigte Kind. Die Luft im Schlafzimmer sollte feucht-kalt sein und das Fenster weit geöff-net. Auch im Winter ist der beste Platz für Ihr krankes Kind warm einge-packt am offenen Fenster. Durch die kalte Luft schwellen die Schleim-häute ab. Ebenso heilsam ist ein Aufenthalt im Badezimmer, in dem mit heißem Wasser in der Badewanne oder Dusche eine dampfige Atmosphäre geschaffen wird, die den Husten lockert. Beachten Sie, dass an Krupphusten erkrankte Kinder keine ätherischen Öle einatmen dürfen, da diese die Schwellung der Schleimhäute noch verstärken könnten. Mit feuchten Tüchern im Schlafraum des Kinds erhöhen Sie die Luftfeuchtigkeit. Ausreichend Getränke, die auch kühl sein dürfen, helfen, den Husten von innen zu lockern. Die Schlafstellung sollte mit etwas erhöhtem Oberkörper eingerichtet werden, denn das erleichtert die Atmung. Viele Kinder beruhigt es sehr, wenn sie in der Nähe der Eltern schlafen dürfen, sie fühlen sich dann sicherer. Ach-

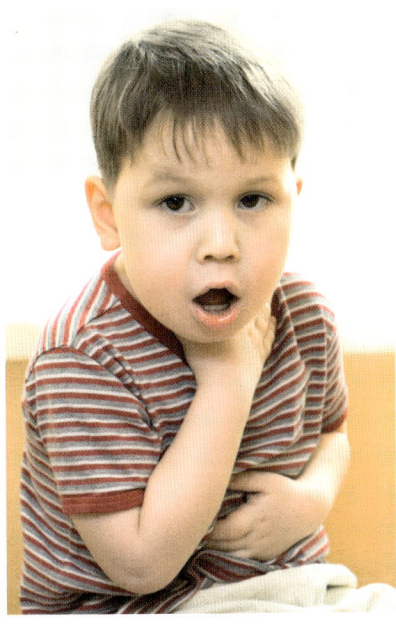

Rufen Sie bei starker Atemnot sofort den Notarzt!

ten Sie bis zum völligen Abklingen der Krankheit auf ein gut gelüftetes Kinderzimmer mit kühler und feuchter Raumluft. Pseudokruppanfälle treten meistens wiederholt auf, deshalb sollten die entsprechenden Medikamente für den häuslichen Notfall griffbereit sein.

Homöopathisch unterstützen: Aconitum napellus D6 (bei heiserer Stimme, bellendem Husten, Unruhe, Fieber), Ammonium bromatum D6 (bei trockenem Reizhusten, Heiserkeit), Hepar sulfuris D6 (bei plötzlichem Hustenanfall, Heiserkeit, trockenem oder schleimigem Husten, Rasselgeräusch), Spongia D5 (bei Atemnot, Kitzeln im Hals, bellendem oder pfeifendem Husten) und Sambucus D6 zur Schleimlösung (Dosierung s. S. 234).

Das macht der Arzt
Nach einem ersten – meist nächtlichen – Pseudokruppanfall sollten Sie auf jeden Fall einen Arzt aufsuchen. Er wird entzündungshemmende Kortisonzäpfchen verschreiben, die Sie für den Notfall immer zu Hause haben sollten. Wird die Atemnot trotz der Selbsthilfemaßnahmen oder der Verabreichung von Kortison nicht besser, sollten Sie sofort den Notarzt rufen. In manchen Fällen ist die Inhalation von Adrenalin nötig, um die Atemwege zu erweitern.

L

Leisten- und Nabelbruch

Ein sogenannter Bruch (Hernie) liegt vor, wenn sich durch typische Schwachstellen in der Bauchwand Eingeweideteile nach außen durch-drücken. Diese natürlichen Bauchlücken finden sich v. a. in der Leiste, aber auch im Nabelring. Leistenbrüche können prinzipiell in jedem Alter auftreten, besonders häufig jedoch während des ersten Lebensjahrs. Jungen sind häufiger betroffen als Mädchen. Nabelbrüche sind oft angeboren oder treten bei Säuglingen in den ersten Lebenswochen auf.

Ursachen

Typische Stellen für einen Bruch sind die Leisten und der Nabel.

Bei einem Nabelbruch handelt es sich um eine Bindegewebsschwäche des Nabelringes, durch den die Nabelschnur geführt hat. Nach der Ge-burt vernarbt der Nabelschnurring normalerweise. Schließt sich diese Öffnung in der Bauchdecke jedoch nur langsam, bleibt eine Lücke vor-handen. Durch dieses Loch kann sich ein Stück Darm oder Bauchfell herausschieben und es kommt zu einem Nabelbruch. Bei einem Leisten-bruch entsteht eine Lücke im Leistenbereich, die normalerweise ge-schlossen ist. Etwa drei bis fünf Prozent aller Neugeborenen haben einen „angeborenen" Leistenbruch. Für Leistenbrüche besteht häufig eine familiäre Veranlagung. Normalerweise verschließt das Bauchfell den Leistenkanal bis zum achten Schwangerschaftsmonat. Bei jedem 30. Jungen wächst es jedoch nicht zusammen, sodass er mit einem Leistenbruch auf die Welt kommt. Dieser kann aber auch jederzeit durch einen erhöhten Druck im Bauchraum, etwa durch Verstopfung oder durch chronischen Husten, entstehen.

Symptome

Bei einem Nabelbruch ist eine kleine Wölbung im Nabelbereich, beim Leistenbruch eine Vorwölbung in der Leistengegend zu erkennen, die sich v. a. bei einer Drucksteigerung, z. B. beim Pressen (Stuhlgang), Nie-sen, Husten oder Schreien zeigt. Beim Nabelbruch lässt sich die Wöl-bung, die so groß wie ein Hühnerei werden kann, wieder zurückschieben. Solange keine Komplikationen auftreten, hat das Kind weder Schmerzen noch fühlt es sich unwohl. Werden jedoch Eingeweideteile in der Bruch-pforte eingeklemmt, ist die Wölbung dauerhaft sichtbar; das Kind hat dabei starke Schmerzen und ist apathisch. Manchmal ist dies mit Übelkeit und Erbrechen verbunden. Babys schreien oft stundenlang und trinken schlecht. Der Bruch wird immer härter und die Schwellung verfärbt sich. Im Fall von Komplikationen ist schnelle ärztliche Hilfe notwendig (Not-operation). Ein Leistenbruch kann einseitig oder beidseitig auftreten.

Das können Sie selbst machen

Selbsthilfe mit anhaltender Wirkung ist nicht möglich. Ein Nabelbruch ist für das Kind i.d.R. ungefährlich. Meistens verschwindet er innerhalb der ersten drei Lebensjahre von selbst, da sich bis dahin die Bauchmuskulatur gut entwickelt hat, sodass der Bruch von selbst „zugedrückt" wird. In seltenen Fällen besteht die Gefahr, dass sich der Darm darin einklemmt. Deshalb sollte ein Nabelbruch spätestens im Vorschulalter operativ beseitigt werden, da jeder vierte nicht behandelte Nabelbruch im Laufe des Lebens einklemmen kann. Wirksame Maßnahme bei unkomplizierten Fällen sind gymnastische Übungen zur Kräftigung der Bauchmuskulatur und damit zur Rückbildung eines Nabelbruchs.

Selbsthilfe beim Leistenbruch ist nicht möglich.

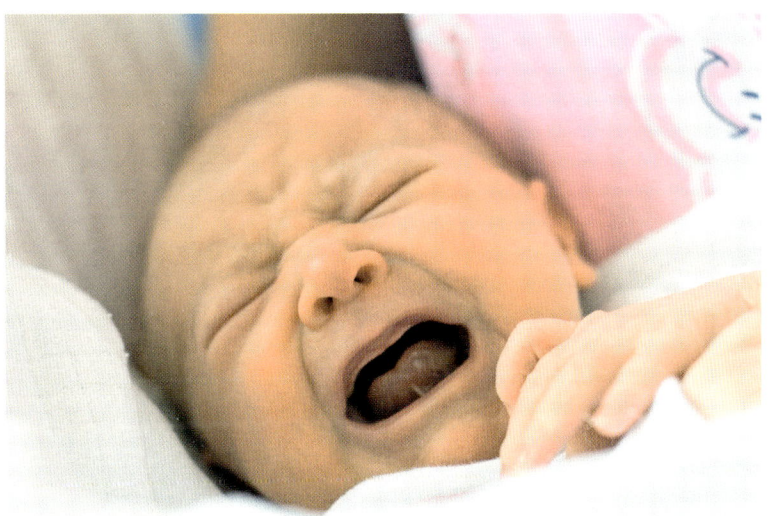

Das macht der Arzt

Ein Nabelbruch lässt sich meistens schon rein äußerlich erkennen oder bei der Untersuchung ertasten. Mithilfe einer Ultraschalluntersuchung kann der Kinderarzt zusätzlich, wenn nötig, die Größe und Verbindung des Nabelbruchs zur Bauchhöhle beurteilen. Außerdem lässt sich damit ganz gut erkennen, wie er unter Bauchdruck nach außen tritt. Hat sich der Nabelbruch bis zum Vorschulalter noch nicht von alleine zurückgebildet, ist ein chirurgischer Eingriff erforderlich. Dieser wird mittlerweile auch ambulant durchgeführt. Leistenbrüche müssen i.d.R. operiert werden, da sie sich nicht von selbst verschließen und die Gefahr einer Einklemmung mit entsprechenden Komplikationen (z.B. Darmverschluss) größer ist. Der Eingriff ist auch ambulant möglich.

Leukämie

Unter dem Begriff „Leukämie" (Blutkrebs) werden bösartige (maligne) Erkrankungen des blutbildenden Systems zusammengefasst. Die Bildung der Blutzellen findet vorwiegend im Knochenmark statt. Sind diese ausgereift, gelangen sie ins Blut. Bei einer Leukämie ist die Reihe der weißen Blutkörperchen (Leukozyten) betroffen: Noch nicht vollständig gereifte weiße Blutzellen (Blasten) vermehren sich massenhaft und unkontrolliert im Knochenmark und stören die Bildung der normalen Blutzellen, die schließlich auch im Blut fehlen. Leukämien können einen schnellen (akuten) oder langsam schleichenden (chronischen) Krankheitsverlauf haben. Es gibt verschiedene Arten von Leukämien, die je nach Zelltyp in folgende Gruppen eingeteilt werden: Akute Lymphatische Leukämie (ALL) oder Akute Myeloische Leukämie (AML). Im Kindesalter kommen fast ausnahmslos akute Leukämien vor, wobei mit ca. 80 Prozent die akute lymphatische Leukämie die häufigste ist. Welche Form der Leukämie vorliegt, ist wichtig für die Wahl des Therapieverfahrens.

Die akute lymphatische Leukämie ist mit 80 Prozent die häufigste Leukämieform bei Kindern.

Ursachen

Eine direkte Ursache kann für die Leukämie noch nicht genannt werden. In den meisten Fällen wird von vielseitigen Auslösern ausgegangen, lediglich bei 15 Prozent der Leukämien lässt sich eine Ursache finden. Man kennt jedoch verschiedene Faktoren, die das Risiko, an einer Leukämie zu erkranken, erhöhen. Dazu gehören eine gewisse erbliche Veranlagung (eine familiäre Häufung konnte beobachtet werden), radioaktive Strahlen und Röntgenstrahlen sowie bestimmte chemische Substanzen (Benzol, einige Insektizide, aber auch Zytostatika, die in der medikamentösen Heilung vieler Krebserkrankungen eingesetzt werden). Auch bestimmte erbliche Vorerkrankungen können das Risiko für Leukämie erhöhen, so z. B. das sogenannte Downsyndrom, das durch eine angeborene genetische Veränderung bedingt ist. Bei einigen seltenen Leukämiearten sind auch Viren beteiligt. Auch das Immunsystem spielt wahrscheinlich eine Rolle bei der Leukämie. Kinder, deren Immunsystem zu wenig stimuliert wird, haben möglicherweise ein erhöhtes Risiko, an Leukämie zu erkranken. Hier allerdings spalten sich die Meinungen: Es muss schon eine gravierende Immunschwäche vorliegen, dass der Körper so reagiert. Diskutiert werden weiterhin unspezifische Faktoren wie Stress und psychische Belastung. Ob das Zigarettenrauchen oder der Alkoholkonsum der Mutter währen der Schwangerschaft ein weiterer Risikofaktor ist, ist nicht eindeutig belegt.

Symptome

Die Beschwerden der Leukämien sind häufig nicht typisch. Dies macht es schwierig, diese Erkrankung frühzeitig erkennen und behandeln zu können. Häufig versteckt sich eine Leukämie hinter allgemeinen Beschwerden. Daher ist es sehr wichtig zu wissen, was erste Hinweise für den Verdacht auf eine Leukämie sein können. Für alle Arten der Leukämien gelten folgende Allgemeinsymptome:

- Müdigkeit und Leistungsabfall, Spielunlust
- Appetitlosigkeit, Gewichtsverlust
- Blässe
- Anfälligkeit für Infekte
- Fieber unklarer Ursache
- Knochen- oder Gelenkschmerzen ohne erkennbare Verletzung oder Grunderkrankung
- häufig viele blaue Flecken und stecknadelgroße Blutungen an Armen und Beinen (Hautblutungen)
- evtl. vergrößerte Lymphknoten
- Kopfschmerzen
- Übelkeit, Erbrechen oder Sehstörungen (eher selten)

Das können Sie selbst machen

Suchen Sie sofort einen Arzt auf, wenn Sie die oben genannten Symptome bei Ihrem Kind beobachten bzw. Ihr Kind diese Beschwerden schon länger hatte und sich sein Zustand verschlechtert, z. B. wenn punktförmige, rote Flecken auf der Haut auftreten oder das Kind Fieber bekommt.

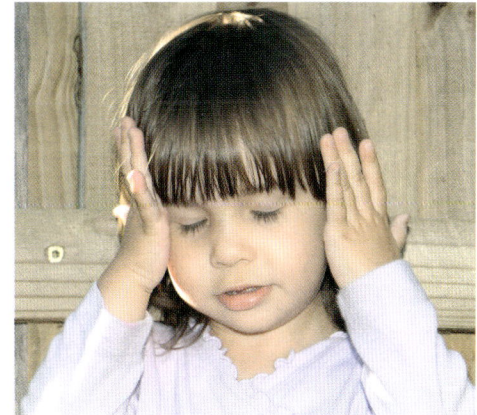

Das macht der Arzt

Für die genaue Diagnose bzw. Zuordnung der einzelnen Leukämiearten werden spezielle mikroskopische Laboruntersuchungen durchgeführt, die das Aussehen und Verhalten der Zellen auf chemische Substanzen und Antikörper beschreiben. Dies ist für die Therapie und Prognose der Erkrankung wichtig. Liegt der Verdacht auf eine Leukämie vor, sind weitere Untersuchungen notwendig. Dazu zählen v. a. Punktionen des Rückenmarkkanals (Lumbalpunktion) zur Gewinnung von Hirnflüssigkeit (Liquor), außerdem Ultraschall, Röntgenaufnahmen und Kernspintomografien. Diese Untersuchungen müssen i. d. R. in kürzester Zeit gemacht werden, um baldmöglichst mit der Therapie zu beginnen.

Grundsätzlich gilt, dass eine diagnostizierte akute Leukämie immer in spezialisierten Kliniken, z. B. auf Kinder-Krebserkrankungen, behandelt werden sollte. In der Schulmedizin stehen für die Therapie einer Leukämie grundsätzlich drei Prinzipien zur Verfügung: Chemotherapie, Strahlentherapie, Transplantation von Knochenmark. Durch diese medizinischen Fortschritte ist die Rate der geheilten Kinder in den letzten Jahren sehr gestiegen. Bei akuten Leukämien liegen die Heilungschancen derzeit zwischen 60 bis 80 Prozent. Dennoch stellt die Leukämie immer noch eine lebensbedrohliche Krankheit dar, die ohne Therapie zum Tod führt. Die Früherkennung und schnelle Therapie ist für die Aussicht einer Heilung extrem wichtig.

Lidrandentzündung

Eine Lidrandentzündung (Blepharitis) kommt häufig im Zusammenhang mit einer Erkältungskrankheit vor. Sie kann in jedem Alter auftreten. Man unterscheidet zwei Formen der Lidrandentzündung: Die häufigere Form ist die schuppige Lidrandentzündung (bei Erkältungskrankheiten oder bei Neurodermitis), die schwerwiegendere und seltenere Form ist die geschwürige Lidrandentzündung.

Eine Lidrandentzündung ist unangenehm und oft lang andauernd. Sie kann in jedem Alter auftreten.

Ursachen
Die Ursachen der Lidrandentzündung können mechanische Reizungen durch Staub, Rauch, Sandkörner oder Klimaanlagen sein. Auch bakterielle Infektionen (geschwürige Lidrandentzündung), eine Erkältung (s. S. 61 f.) oder Hauterkrankungen (beispielsweise Neurodermitis, s. S. 161 ff.) oder eine Allergie können die Auslöser sein.

Symptome
Die Lidränder sind gerötet und geschwollen, jucken und brennen. Zwischen den Wimpern bilden sich viele Schüppchen. Bei der geschwürigen Lidrandentzündung können sich auch eitrige Krusten und Borken sowie kleine Eiterpünktchen bilden, die die Augenlider während des Schlafens verkleben können. Manchmal sind die Lidranddrüsen und die Wimpernwurzeln mit betroffen. Die Wimpern können auch ausfallen und wachsen dann nicht mehr nach.

Das können Sie selbst machen
Waschen Sie drei- bis viermal täglich die Augen Ihres Kindes mit lauwarmem, abgekochtem Wasser aus. Weichen Sie die Krusten auf, bevor Sie sie wegwischen. Benützen Sie Einmalwaschlappen oder ein Baumwoll-

tuch. Sie können zum Entfernen der Krusten auch Watte-stäbchen verwenden, die in frisches, abgekochtes Wasser gehalten wurden. Wichtig: Benutzen Sie jedes Wattestäb-chen nur einmal und tauchen Sie nie ein benutztes Wat-testäbchen in das abgekochte Wasser (Verunreinigung durch Bakterien!). Lauwarme Kompressen (z. B. mit Au-gentrostaufguss) auf den geschlossenen Augenlidern lindern die Beschwerden. Überbrühen Sie zwei Teelöffel Augentrost (aus der Apotheke) mit 250 Millilitern kochen-dem Wasser, lassen den Sud zehn Minuten zugedeckt ziehen und sieben Sie ihn ab, damit keine kleinen Pflan-zenteile in das Auge gelangen. Tauchen Sie ein Tuch in

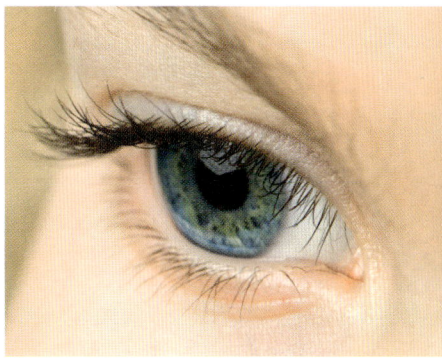

den abgekühlten Tee und drücken es aus. Säubern Sie damit das verkleb-te Auge oder legen Sie mit der Flüssigkeit getränkte Kompressen für zehn Minuten auf die Augen des Kindes. Meiden Sie die Erkrankung aus-lösende Reize. Gehen Sie mit Ihrem Kind zum Arzt, wenn sich die Ent-zündung nach wenigen Tagen nicht von alleine bessert.

Das macht der Arzt
Bei schweren Fällen wird durch einen Abstrich geprüft, ob eine bakteri-elle Infektion vorliegt. Möglicherweise müssen Antibiotika verordnet werden (als Salbe, Tropfen oder, bei schweren Erkrankungen, in Tablet-tenform). Vielleicht sind auch Sehfehler die Ursache der Lidrandentzün-dung. Der Arzt wird Ihr Kind daher zu einem Augenarzt überweisen.

Lungenentzündung

Eine Entzündung des Lungengewebes, insbesondere der Lungenbläs-chen, wird als Lungenentzündung (Pneumonie) bezeichnet. Dazu kann es in jedem Alter kommen.

Ursachen
Lungenentzündungen werden meistens von Viren seltener von Bakte-rien (besonders Pneumokokken), ausgelöst, können aber auch als Kom-plikation von Erkältungen, einer Bronchitis oder von klassischen Kinder-krankheiten (Masern, Windpocken) auftreten. Im Kindesalter handelt es sich fast immer um die infektiöse Lungenentzündung, der meist eine Infektion der oberen Luftwege vorangeht. Die Erreger greifen zuerst auf die Bronchien und dann auf das Lungengewebe über. Geraten Fremdkör-per – z. B. bei Neugeborenen das Fruchtwasser oder Erbrochenes bei Säuglingen – in die Lunge, spricht man von einer Aspirationspneumonie.

Symptome

Bei einer akuten Lungenentzündung macht das Kind einen sehr kranken, apathischen Eindruck und hat leichtes bis hohes Fieber. Verbunden mit Atemnot ist die Atmung beschleunigt und oberflächlich sowie mit einem hörbaren Geräusch verbunden. Die Haut ist blass-grau, um Lippen und Mund zeigt sich ein bläuliches Dreieck. Appetitverlust, Unruhe und Ängstlichkeit kommen hinzu. Weitere Symptome können Durchfall und Bauchschmerzen sein. Der Husten ist laut bellend und schmerzhaft, anfangs trocken und später mit Auswurf verbunden, der blutig sein kann. Beim Säugling und Kleinkind sieht man beim Einatmen ein deutliches Einsinken der Haut zwischen den Rippen sowie über den Schlüsselbeinen und am Kehlkopf. Die Nasenflügel sind gebläht (Nasenflügel-Atmung).

Kinder der verschiedenen Altersstufen erkranken an unterschiedlichen Formen der Lungenentzündung.

Manche Krankheitsverläufe sind mild und werden kaum als Lungenentzündung erkannt. Bei gesunden Kindern mit guter Abwehrkraft ist eine Pneumonie nach etwa einer bis drei Wochen ohne Folgen wieder überstanden. Jedoch kann es auch zu Komplikationen kommen, wenn die Entzündung auf das Brustfell (Pleura) übergreift, das die Lunge umhüllt (erkennbar an Schmerzen bei der Atmung) und in seltenen Fällen entsteht ein Lungenabszess (Eiteransammlung in der Lunge).

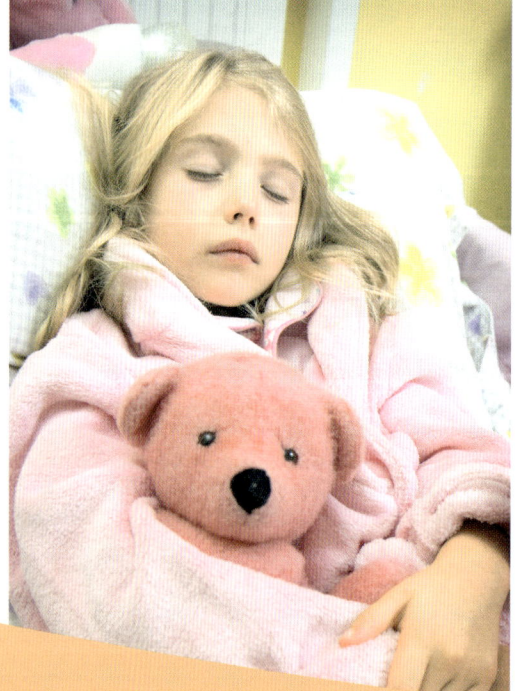

Das können Sie selbst machen

Ein Kind mit Lungenentzündung muss Bettruhe einhalten. Ein etwas erhöht gelagerter Oberkörper erleichtert die Atmung. Genügend Frischluft ist auch nachts wichtig. Mit Wadenwickeln, Fieberzäpfchen oder homöopathischen Mitteln (Aconitum D3 oder Belladonna D3, je nach Symptomen; Dosierung s. S. 234) kann hohes Fieber gesenkt werden. Das Kind muss viel trinken, am besten Kräutertees. Die Kost sollte leicht und vitaminreich sein. Auch schleimlösende Mittel können hilfreich sein. Da bei Säuglingen die Bauchatmung sehr ausgeprägt ist, muss darauf geachtet werden, dass der Bauch den notwendigen Freiraum zum Atmen hat. Ein Baby mit Lungenentzündung darf nie auf den Bauch gelegt werden. Auch die im Kapitel über Bronchitis (s. S. 46 ff.) angeführten Maßnahmen und Mittel sind einsetzbar.

Das macht der Arzt

Zögern Sie nicht, bei jedem Verdacht auf Lungenentzündung sofort zum Arzt zu gehen. In schweren Fällen und bei Neugeborenen sowie Säuglingen unter vier Monaten wird ein Krankenhausaufenthalt notwendig sein. Nur dort ist technisch die Versorgung mit ausreichend Sauerstoff möglich. Bei größeren Kindern sind der Schweregrad und Verlauf der Krankheit für eine Behandlung im Krankenhaus ausschlaggebend.

Lymphknotenentzündung, -schwellung

Diagnosetabelle

Befinden des Lymph-knotens	Tritt Fieber auf?	Weitere Begleiterscheinungen	Mögliche Krankheit	Mehr auf Seite
leichte, nicht schmerzhafte Schwellung am Hals	nein	geröteter Rachen und gerötete Mandeln	virale Entzündung von Rachen, Mandeln, Nebenhöhlen oder Mittelohr	80 f., 130 ff., 155 ff., 137 f.
starke, schmerzhafte Schwellung am Hals	hoch	Rachen stark gerötet, Mandeln rot, geschwollen, mit weißen Stippchen	bakterielle Rachen- und/oder Mandelentzündung	80 f., 130 ff.
Schwellung am Hals	ja	hellrote Punkte, zuerst hinter den Ohren, später am ganzen Körper, Gelenkschmerzen	Röteln	178 f.
Schwellung im Achsel- und/oder Leistenbereich	evtl. leicht	schlecht heilende oder neue Verletzung	Blutvergiftung	268
starke, schmerzhafte Schwellung am Hals	hoch	Zunge zunächst mit weißem Belag, später himbeerrot	Scharlach	182
schmerzhafte Schwellung am Hals, in den Achselhöhlen und an den Leisten	leicht bis mittel	Mattigkeit, weiß-gelblich belegte Mandeln, evtl. Bauchschmerzen und leichter Ausschlag	Pfeiffersches Drüsenfieber	165 ff..
starke Schwellung am Hals	leicht	übel riechender Mundgeruch, Husten, blutiger Schnupfen, Atemnot, Mandeln und Rachen grau bis gelb belegt	Diphterie	50 f.

Länger andauernde oder immer wieder auftretende Schwellungen bzw. Schmerzen an den Lymphknoten müssen grundsätzlich vom Arzt abgeklärt werden, um die Ursachen zu behandeln oder abzustellen.

M

Magen-Darm-Infektion

Der Begriff Magen-Darm-Infektion schließt zahlreiche Erkrankungen ein, deren Hauptsymptome Durchfall (s. S. 54 ff.) und Erbrechen sind. Je nach Erreger unterscheiden sie sich in Dauer und Schwere. In den meisten Fällen ist die Erkrankung harmlos und geht innerhalb weniger Tage von selbst vorbei. Besonders Kinder erkranken im Laufe ihres Lebens immer wieder daran. Auch auf Reisen in warme Länder kommt es immer wieder zu Brechdurchfällen.

Ursachen

Die Ursachen von Magen-Darm-Infektionen sind vielfältig. Meistens sind Viren oder Bakterien die Auslöser, seltener Parasiten. Auch Bakteriengifte, die über Nahrungsmittel aufgenommen werden, können die Beschwerden auslösen (Nahrungsmittelvergiftung). Keime, die für den Magen-Darm-Trakt schädigend sind, gelangen mit verunreinigten Lebensmitteln zunächst in den Magen, wo sie im Normalfall von der Magensäure abgetötet werden. Ist die Keimzahl jedoch sehr groß, überleben einige von ihnen und infizieren den Darm. Nachdem die Keime die Darmschleimhaut besiedelt haben, bewirken sie eine Reizung, die Darmschleimhaut wird „undicht" und es kann Körperwasser eintreten, das sich mit dem Stuhl vermischt. Gleichzeitig behindern sie die Wasseraufnahme der Schleimhaut. In der Folge kommt es zu Durchfall. Manche Erreger zerstören zusätzlich die Zellen der Darmwand und verursachen Geschwüre und Blutungen. Erreger von besonders schwer verlaufenden Magen-Darm-Infektionen sind in unseren Breiten v. a. Salmonellen (s. S. 180 ff.).

Symptome

Die Hauptbeschwerden von Magen-Darm-Infektionen sind Übelkeit, Erbrechen, Appetitlosigkeit und Durchfall. Je nach Erreger treten die Beschwerden entweder unmittelbar (etwa zwölf Stunden) nach dem Verzehr der verunreinigten Nahrung auf oder erst nach einigen Tagen bis zu einer Woche. Kolikartige Schmerzen und Bauchkrämpfe können hinzukommen. Die Intensität der Beschwerden ist individuell sehr verschieden und hängt auch vom jeweiligen Erreger ab. Wenn die Durchfälle sehr stark sind und das Kind nicht genug trinkt, ist ein Flüssigkeitsmangel die Folge. Sie erkennen eine starke Austrocknung an einer trockenen Zunge sowie an der Mundschleimhaut. Außerdem bleibt die Haut, wenn man sie leicht nach oben zieht, in Falten stehen. Gleichzeitig nimmt die Urinausscheidung ab; der Urin ist außerdem auffällig dunkel gefärbt. Das Kind fühlt sich schläfrig und benommen, es drohen Kreis-

Durch das Erbrechen und den Durchfall verliert der Körper viel Flüssigkeit und Mineralstoffe.

laufprobleme und Nierenschäden. Nehmen Sie diese Situation sehr ernst und handeln Sie schnellstmöglich. Insbesondere Säuglinge und Kleinkinder können rasch (innerhalb von zwölf bis 24 Stunden) austrocknen.

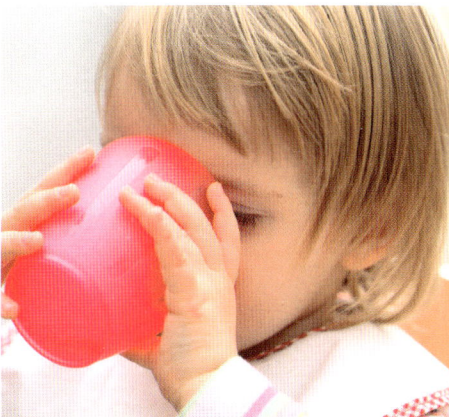

Das können Sie selbst machen

Wegen der großen Gefahr der Austrocknung müssen v. a. die durch den Durchfall und das Erbrechen verlorene Flüssigkeit und Salze in großen Mengen ersetzt werden. Als Hausmittel haben sich reichlich mit Wasser verdünnter Fruchtsaft und Salzstangen bewährt. Stillen Sie bisher gestillte Säuglinge unbedingt weiter. Flaschenkinder bekommen ihre gewohnte Flaschennahrung, Karottensuppe, Tee oder Reisschleim. Hilfreiche Tees sind Brombeerblättertee, Heidelbeertee sowie Kamillen- oder Fencheltee, die die Darmschleimhaut beruhigen. Ältere Kinder können leichte Gemüse- oder Fleischbrühen, stilles Mineralwasser, Karottensaft oder -suppe oder Heidelbeersaft trinken. Ungeeignete Getränke sind: kohlensäurehaltige Flüssigkeiten, reine Fruchtsäfte, fettreiche Milch. Ein weiteres bewährtes Hausmittel ist ein mit der Schale geriebener Apfel, der genügend Quellstoffe, wie das Pektin, liefert. Dadurch wird das Wasser im Darm aufgenommen und der Stuhl festigt sich. Wenn das Kind nicht an Übelkeit leidet, kann es im Wesentlichen die normale Kost weiter essen. Aber drängen Sie es nicht, wenn es nicht will. Weitere Informationen zur geeigneten Kost bei Magen-Darm-Infektionen s. S. 298 ff.

Die Beschwerden bessern sich in den meisten Fällen ohne weitere Maßnahmen innerhalb weniger Tage, wobei der Durchfall einige Zeit länger bestehen bleibt als Übelkeit und Erbrechen. Chronischer Durchfall sollte hingegen immer abgeklärt werden, denn es könnte eine chronisch entzündliche Darmerkrankung dahinterstecken.

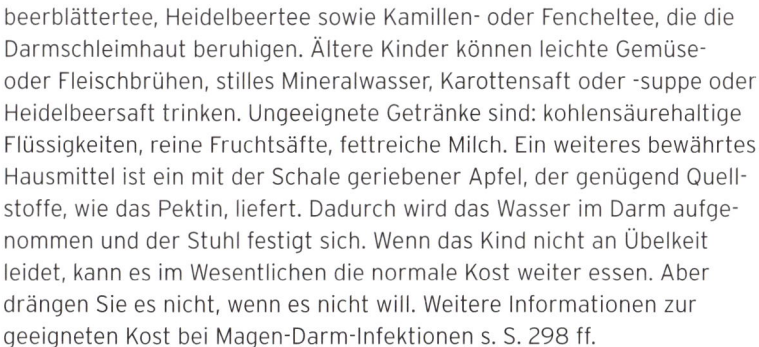

Die Weltgesundheitsorganisation (WHO) empfiehlt folgende Rezeptur zum Ausgleich des Wasser- und Salzhaushalts:

- vier gestrichene Teelöffel Zucker
- einen dreiviertel Teelöffel Salz
- ein Teelöffel Bicarbonat
- ein Becher Orangensaft auf einen Liter Wasser

Das macht der Arzt

Bei schwerer Austrocknung und bei gefährdeten Personen wie Säuglingen und Kleinkindern ersetzt der Arzt die fehlende Flüssigkeit mit Infusionen. Obwohl die Erkrankung häufiger durch Bakterien hervorgerufen wird, sind Antibiotika nur in Ausnahmefällen angezeigt. Denn diese Medikamente töten nicht nur die Krankheitserreger ab, sondern zerstören auch die schützende Darmflora. Dadurch kann sich die Infektion u. U. verstärken, weil die Krankheitserreger nicht mehr von den guten Darmbakterien in ihrem Wachstum behindert werden. Auch kann es durch die Antibiotikabehandlung zu unerwünschten Nebenwirkungen wie allergischen Hautausschlägen, Kopfschmerzen und Herz-Kreislauf-Störungen kommen. Oft sind auch Bakteriengifte oder Viren die Verursacher, gegen die Antibiotika keinerlei Wirkung haben. Der Arzt entscheidet über ihren Einsatz nach dem vorliegenden Beschwerdebild und dem Ergebnis der Stuhlprobe.

Mandelentzündung

Die akute Mandelentzündung (akute Angina tonsillaris) ist eine Infektion der Rachenmandeln. Sie kann prinzipiell in jedem Lebensalter und zu jeder Jahreszeit auftreten, alleine oder im Rahmen einer Halsentzündung (Pharyngitis, s. S. 80 f.). Besonders in den ersten Lebensjahren („immunologische Lernphase") haben die Mandeln eine wichtige Aufgabe zu erfüllen, da jeder Fremdstoff in der Mundhöhle zunächst als „Feind" betrachtet wird. Erkrankungen der Mandeln sind daher in der frühen Kindheit (Kindergarten- und frühes Grundschulalter) sehr häufig.

Mandeln sind Bestandteil des Immunsystems und spielen eine wichtige Rolle bei der Abwehr von Erregern.

Ursachen

Die Erreger einer akuten Mandelentzündung sind meistens Streptokokkenbakterien. Eine Sonderform dieser Streptokokkenangina ist der Scharlach (s. S. 182 ff.). Diese Keime kommen in unserer Mundflora entweder in geringen Mengen vor und konnten sich vermehren oder sie sind von außen eingeschleppt worden (Tröpfcheninfektion). Die bereits vorhandenen Bakterien haben große Chancen, sich zu vermehren, wenn der Allgemeinzustand des Körpers geschwächt ist.

Symptome

Bakterielle Infekte führen zu einem sehr starken, allgemeinen Krankheitsgefühl mit Abgeschlagenheit und evtl. Kopfschmerzen. Innerhalb weniger Stunden kommt hohes Fieber hinzu. Die Hals- und evtl. auch die Kopfschmerzen und die Schluckbeschwerden sind sehr ausgeprägt. Die

Schleimhäute sind dunkel- bis feuerrot und geschwollen. Die Lymphknoten am Hals und unter dem Kiefer sind stark vergrößert und deutlich tastbar (Lymphknotenschwellung s. S. 127), wodurch Halsbewegungen schmerzhaft sein können. Der Rachen und die Mandeln sowie das Gaumenzäpfchen sind gerötet und geschwollen. Die Schleimhaut ist möglicherweise mit weiß-gelblichen (eitrigen) Belägen überzogen. Selbst die Zunge kann im hinteren Bereich einen weißlichen Belag zeigen. Erbrechen ist möglich. Das Kind macht einen sehr kranken Eindruck und sein Atem riecht süßlich. Säuglinge trinken schlecht und kleine Kinder verweigern die Nahrung.

Das können Sie selbst machen
Bei leichten Halsschmerzen helfen bewährte Hausmittel bis die Erkrankung nach einigen Tagen vorbei ist. Wenn das Kind fiebert, sollte es im Bett bleiben. Zur Fiebersenkung eignen sich Wadenwickel oder Fieberzäpfchen. Halten Sie die Raumluft eher feucht. Stellen Sie dazu Luftbefeuchter auf. Trinken ist wichtig! Je höher das Fieber ist, umso mehr Flüssigkeit sollte das Kind zu sich nehmen. Gut geeignet sind Halswehtees aus Kamille und Salbei. Mit diesen kann das Kind auch gurgeln, wenn es das beherrscht, oder mehrmals täglich den Mund spülen, um die gereizten Schleimhäute zu beruhigen. Die Speisen sollten wegen der Schluckbeschwerden breiig bis flüssig sein, wie Pudding, Griesbrei, Püree oder Suppe. Ein warmer oder kalter Halswickel kann die Beschwerden lindern. Hat das Kind starke Schmerzen, können Sie ihm Paracetamol geben. Wenn die Mandeln gerötet und geschwollen sind und kleine weiße Eiterpünktchen haben, müssen Sie in jedem Fall zum Kinderarzt. Jetzt ist nämlich eine Behandlung mit einem Antibiotikum erforderlich.

Wenn Ihr Kind den bitteren Geschmack von Salbeitee nicht mag, versuchen Sie es mit Salbeibonbons.

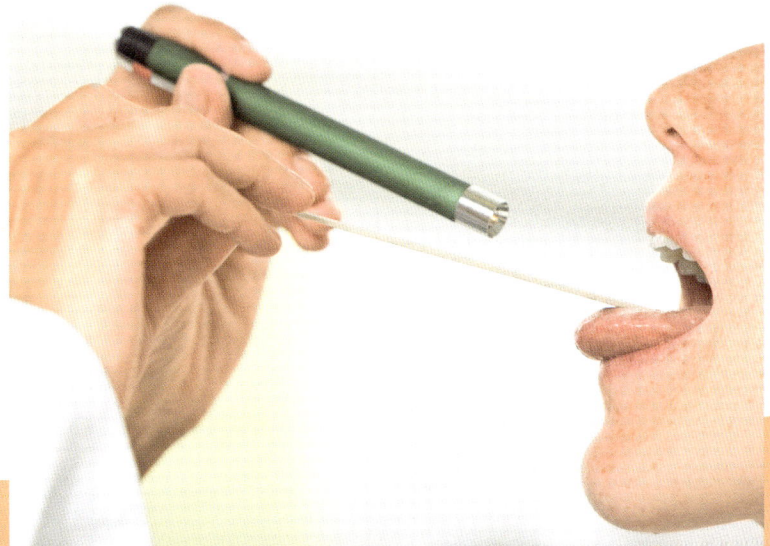

Das macht der Arzt

Entscheidend für den Arzt ist, ob die Erkrankung von Viren oder Bakterien verursacht wurde. Mit Streptokokkenschnelltests können diese ab dem zweiten Krankheitstag gut nachgewiesen werden. Eine bakterielle Angina wird mit Antibiotika behandelt, um Folgeschäden auszuschließen. Streptokokkeninfektionen müssen konsequent behandelt werden, um Folgeerkrankungen wie Herz- und Nierenschädigungen sowie rheumatische Gelenkerkrankungen zu vermeiden.

Seit man weiß, wie wichtig die Mandeln für das Abwehrsystem sind, rät man weniger zur operativen Entfernung. Gelegentliche Mandelentzündungen sind kein Grund, sie zu entfernen. Verlieren die Mandeln jedoch ihre Schutzfunktion und werden selbst zum Infektionsherd, ist ihre Entfernung angebracht, da sie die Gesundheit des Kinds gefährden. Operiert werden sollte auch, wenn die Mandeln infolge häufiger Entzündungen vergrößert oder verwachsen sind und zu Atemnot oder zu Schluckbeschwerden führen. In einigen Fällen hält die Entzündung aber auch länger als drei Monate an. Die Mandeln sind dann chronisch entzündet und bedürfen einer aufwendigeren Therapie durch den behandelnden Arzt.

Masern

Von Masern (Morbilli) sind v. a. Kinder zwischen vier und zehn Jahren betroffen. Besonders wegen des hohen Risikos, an gefährlichen Komplikationen zu erkranken, zählen die Masern zu den sehr ernst zu nehmenden Kinderkrankheiten. Eine frühzeitige Impfung ist zu empfehlen. Durch die zunehmende Impfmüdigkeit nimmt die Ausbreitung der Krankheit seit dem Jahr 2005 wieder stark zu. Masern sind eine nach dem Infektionsschutzgesetz meldepflichtige Erkrankung. Danach müssen die Eltern, sofern das Kind eine Gemeinschaftseinrichtung wie Krippe, Hort, Kindergarten oder Schule besucht, diese über die Erkrankung informieren.

Masern sind nicht harmlos. Zum Schutz davor wird eine frühzeitige Impfung empfohlen.

Ursachen

Die Masern sind eine hoch ansteckende Viruserkrankung mit einem typischen Hautausschlag. Die Übertragung geschieht durch Tröpfcheninfektion, die Inkubationszeit liegt zwischen acht und zwölf Tagen. Während der gesamten Dauer der Erkrankung besteht Ansteckungsgefahr. Hat das Kind die Krankheit überstanden oder wurde es geimpft, besteht eine lebenslange Immunität.

Symptome

Bei Masern ist die Fieberkurve durch einen Verlauf mit zwei Spitzen gekennzeichnet. In der ersten Phase beginnt die Erkrankung mit grippe-ähnlichen Krankheitsanzeichen, wie mäßigem Fieber, Unwohlsein, Schnupfen, quälendem Husten und Bindehautentzündung. Das Krank-heitsgefühl ist stark. Danach sinkt das Fieber leicht ab. Nach etwa zwei Wochen, in der zweiten Phase, steigt das Fieber wieder an und erreicht Werte von 39 bis 40 Grad Celsius. Das Gesicht ist leicht aufgedunsen, die Augen tränen und sind stark gerötet. Das Kind ist lichtscheu und empfindet Tageslicht als sehr schmerzhaft.

Mit dem für die Masern typischen äußerlichen Ausschlag treten kleine weißliche Flecken auf den Wangenschleimhäuten im Mund auf. Der Ausschlag beginnt hinter den Ohren und breitet sich dann im Gesicht und über den ganzen Körper aus. Masern verlaufen bei konsequenter Bettruhe und Schonung meistens ohne Probleme.

Das können Sie selbst machen

Absolute Bettruhe ist unumgänglich. Die Augen müssen durch eine leichte Abdunkelung des Krankenzimmers geschont werden. Solange das Kind Fieber hat, darf es zum Schutz der Augen nicht lesen und erst recht nicht fernsehen. Es ist wichtig, für reichlich Flüssigkeit zu sorgen und nur leichte Kost anzubieten. Wird die Ruhe nicht eingehalten, ist die Gefahr sehr ernster Komplikationen, wie z. B. Gehirnentzündung oder rheumatisches Fieber, groß. Hohes Fieber kann gut mit Wadenwickeln oder Fieberzäpfchen gesenkt werden. Wenn das Kind auch Schnupfen und Husten hat, muss die Raumluft kühl und feucht gehalten werden. Eine Schonzeit von mindestens zwei Wochen ist bei Masern besonders wichtig. Sie schützt vor Rückfällen und dem Auftreten von Komplikatio-nen. Lassen Sie Ihr Kind erst nach dem Abklingen des Ausschlags und anschließender Schonzeit wieder in den Kindergarten bzw. in die Schule gehen.

Bettruhe hilft dem Körper, alle Reserven für die Krankheitsabwehr einzusetzen.

Das macht der Arzt

Wegen möglicher Komplikationen ist es wichtig, bei Masern immer den Arzt hinzuziehen. Liegen eine Ohrinfektion oder eine Lungenentzün-dung vor, wird er Antibiotika verordnen. Gefürchtet sind die bei Masern typischen Komplikationen wie Gehirnentzündung und rheumatisches Fieber, das zu schmerzhaften Gelenkentzündungen und Fehlbildungen an den Herzklappen führen kann. Bei einem solchen Verlauf ist ein Klinikaufenthalt unbedingt notwendig.

Migräne

Die Bezeichnung „Migräne" stammt von dem französischen Wort „la migraine" und bedeutet Kopfschmerz. Wegen der Unsymmetrie der Schmerzen wird auch der griechische Begriff Hemikranie, das heißt „Kopfschmerz in einer Kopfhälfte", gebraucht. Migräneartige Kopfschmerzen bei Kindern haben während der letzten 30 Jahre deutlich zugenommen. Bereits im Vorschulalter klagen fast 20 Prozent der Kinder über gelegentliche Kopfschmerzen und am Ende der Grundschulzeit leiden mehr als die Hälfte darunter.

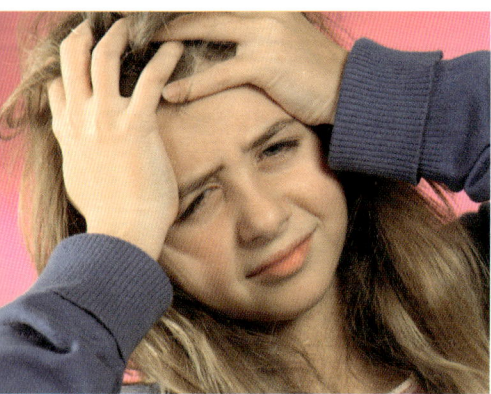

Ursachen

Veränderungen im Schlaf- oder Ernährungsrhythmus, z. B. auf Reisen, klimatische Faktoren, wie Wetterwechsel, Luftdruckabfall oder Fön, aber auch bestimmte Nahrungsmittel (Alkohol, bestimmte Käsesorten, Geschmacksverstärker, Nitrate, Nitrite) können Migräneanfälle auslösen. Wenn die seelische Ausgewogenheit des Kindes gestört ist – sei es durch emotionale Konflikte, Schulstress, Spannungen in der Familie oder zu viel und ungeeigneten Fernsehkonsum – besteht bei den jungen Migränepatienten ebenso die Gefahr eines Anfalls.

Symptome

Zuerst beginnt es mit einem unscharfen Fleck im Auge, Lichtblitzen oder einem flimmernden Zacken im Sehfeld. Wer selbst an Migräne leidet, weiß, wie es dem Kind ergeht: Eine halbe Stunde später treten anfallsartige pochende, pulsierende oder bohrende Kopfschmerzen auf, meist nur einseitig. Häufige Begleiterscheinungen sind Übelkeit, Erbrechen und Empfindlichkeit gegen Lärm oder Licht. Bei einer Migräneattacke hört das Kind auf zu spielen, es kann nicht lernen, sieht blass aus und möchte sich am liebsten hinlegen und schlafen. Durch Bewegung können die Kopfschmerzen weiter zunehmen. Die Symptome klingen meist innerhalb einer Stunde ab, können in Einzelfällen aber auch mehrere Tage anhalten.

Das können Sie selbst machen

Bei einem für Migräne anfälligen Kind ist es besonders wichtig, Anzeichen, wie eine erhöhte Reizbarkeit, Anfälle von Heißhunger, Hyperaktivität und eine Überempfindlichkeit auf Sinneswahrnehmungen, aber auch

Müdigkeit, Abgeschlagenheit und Verstopfung, zu beobachten. Wenn Sie bei diesen „Vorboten" Stress und Belastungen von Ihrem Kind fernhalten und eine ruhige Atmosphäre schaffen, kann mancher Migräneanfall vermieden werden. Grundsätzlich sind regelmäßige Mahlzeiten, ausreichende Lernpausen, ein geregelter Schlaf-wach-Rhythmus, viel Bewegung an der frischen Luft und wenig Fernsehen die beste Vorsorge. Während der akuten Migräneattacke sollten Sie Reize abschirmen und für eine entspannende und beruhigende Atmosphäre sorgen. Kleinere Kinder können sich mit ein paar Stunden Schlaf oder einem vorgezogenen Nachtschlaf gut und schnell erholen. Ein Wochenplan ist hilfreich, um rhythmisch wiederkehrende Strukturen für Mahlzeiten, Hausaufgaben, Freizeit und Ruhe zu schaffen. Entspannungstechniken wie Qigong, Yoga, Autogenes Training, aber auch Muskelentspannung nach Jacobson haben sich zur Vorbeugung bewährt. Meiden Sie Umweltreize, wie helles, flackerndes Licht, grelles Sonnenlicht, laute Musik oder Straßenlärm.

Häufige, starke und pochende Kopfschmerzen können auch bei Kindern ein Hinweis auf Migräne sein.

Versuchen Sie herauszufinden, ob es gewisse Nahrungsmittel gibt, die bei Ihrem Kind Migräne auslösen. Einige Menschen reagieren empfindlich auf Lebensmittel, die besonders histaminreich sind z. B. Spinat, Schmelzkäse, Wurstwaren, oder die Geschmacksverstärker und Konservierungsstoffe enthalten. Reichlich frisches Gemüse und Obst sollten auf dem Speiseplan stehen. Getreideprodukte sollten ebenfalls nicht fehlen, da sie reich an Magnesium sind, das sich wiederum positiv auf das Nervensystem auswirkt. Ein Migräne-Tagebuch ist hilfreich, um die Auslöser der Migräneanfälle herauszufinden.

Das macht der Arzt

Immer wieder auftretende Kopfschmerzen müssen schon im Kindesalter gründlich untersucht und wirksam behandelt werden. Nicht jeder Kopfschmerz ist Migräne. Auf lange Sicht ist zu berücksichtigen, dass Menschen, die schon im Kindesalter an Migräne leiden, diese auch mit einer mehr als 50-prozentigen Wahrscheinlichkeit im Erwachsenenalter haben. Eine regelmäßige Behandlung mit Schmerzmitteln schon im Kindesalter birgt die Gefahr für eine Medikamentenabhängigkeit beim Erwachsenen. Die ärztliche Diagnose beruht auf einer ausführlichen Erhebung der Krankengeschichte (Anamnese). Um andere Erkrankungen, wie z. B. Tumore, Entzündungen oder Verletzungen, auszuschließen, werden verschiedene neurologische und internistische

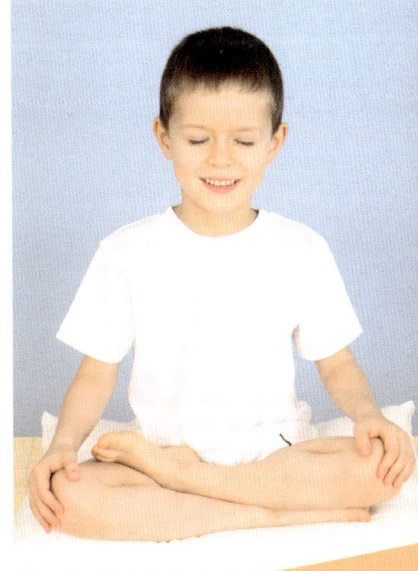

Untersuchungen durchgeführt. Wenn organische Befunde der Wirbelsäule als Ursachen der Migräne infrage kommen, können Massagen, Wirbelsäulengymnastik und ein gezieltes Muskeltraining helfen.

Milchschorf

Der Begriff „Milchschorf" (seborrhoisches Säuglingsekzem) hat nichts mit einer Allergie oder Überempfindlichkeit gegenüber Milch zu tun. Umgangssprachlich wird damit eine harmlose und vorübergehende Hautveränderung bei Säuglingen bezeichnet.

Ursachen

Milchschorf tritt manchmal schon kurz nach der Geburt, meistens aber erst ab dem dritten Lebensmonat auf. Als Ursachen für den bis heute noch nicht ganz erforschten Hautausschlag werden in Fachkreisen eine Überproduktion der Talgdrüsen, eine erbliche Veranlagung oder eine Pilzinfektion diskutiert. Die Ernährung des Babys hat nichts mit der Entstehung des Ausschlags zu tun. Allerdings kann Milchschorf ein erstes Anzeichen für eine spätere Neurodermitis sein.

Symptome

Das Aussehen des Ausschlags erinnert an übergekochte, angebrannte Milch auf der Herdplatte – daher der Name. Auf der behaarten Kopfhaut, meist im Bereich der Fontanelle (Lücke in der unreifen Schädeldecke), aber auch an den Augenbrauen und hinter den Ohren, bilden sich fettige, gelblich glänzende Hautschuppen, die fest anhaften. Sie sind nicht ansteckend und verschwinden meist nach einigen Wochen oder Monaten von selbst. Manchmal ist auch das Gesicht betroffen, v. a. die Wangen, aber auch der Hals, die Achselhöhlen, die Kniekehlen sowie die Windelregion. Es ist nicht immer leicht, Milchschorf von Neurodermitis zu unterscheiden, und es stellt sich erst im Laufe der Zeit heraus, um welche Form es sich handelt.

Das können Sie selbst machen

Das Wohlbefinden des Babys ist vom Milchschorf kaum beeinträchtigt, es ist eher ein kosmetisches Problem. Versuchen Sie nicht, die Schuppen völlig restlos zu entfernen, dadurch wird nur die Haut gereizt. Keinesfalls darf der Schorf durch heftiges Kratzen, Reiben oder Rubbeln mit einer harten Bürste entfernt werden. Vorbeugende Maßnahmen gegen Milchschorf sind regelmäßiges Waschen der Haare und tägliches sanftes Bürsten mit einer milden Bürste. Eine gute Gelegenheit, den Belag zu entfer-

nen, ist das Baden, da die Hautschuppen durch das warme Wasser aufgeweicht werden. Unterstützend wirkt der Zusatz von Weizenkleie, Öl oder
anderen neutralen Waschzusätzen. Bei stärkerem Befall können Sie die
Schuppen zum Einweichen mit Oliven- oder Weizenkeimöl betupfen und
dieses einige Stunden, ggf. über Nacht, einwirken lassen. Weitere Mittel
zum Aufweichen des Schorfs sind Stiefmütterchentee oder Kamillenblü-
tentinktur mit Wasser im Verhältnis 1 : 4 verdünnt (aus der Apotheke).

Das macht der Arzt
Sind die Kopfschuppen dick und hart, kann zum Pflegeöl eine 0,25-pro-
zentige Salicylsäure aus der Apotheke zugemischt werden. Dieses Mittel
wird vom Arzt verordnet.

Mittelohrentzündung

Das Hörorgan besteht aus den drei Bereichen Außen-, Mittel- und Innenohr. Eine Entzündung der Schleimhaut des Mittelohrs wird als Mittelohrentzündung (Otitis media) bezeichnet. Die akute Mittelohrentzündung
gehört zu den häufigsten Erkrankungen des Säuglings und Kleinkinds.
Mit dem Schuleintritt wird die Erkrankung seltener.

Ursachen
Häufig entwickelt sich eine Mittelohrentzündung aus Erkältungskrankheiten, bei denen die Krankheitserreger, meist Viren, nur einen kurzen
Weg aus den benachbarten Organen zurücklegen müssen. Sie gelangen
durch die Eustachische Röhre, die das Ohr mit dem Rachenraum verbindet, in das Mittelohr. Dieser Verbindungsgang ist bei Kleinkindern noch
kurz und eng und schwillt bei Entzündung leicht zu, sodass sich hier
wässriges Sekret und Eiter stauen.

**Eine Mittelohrentzün-
dung entsteht meistens
plötzlich.**

Symptome
Die Mittelohrenzündung beginnt mit plötzlich einsetzenden starken,
stechenden oder klopfenden Ohrenschmerzen, die das Kind weinen lassen. Säuglinge werfen den Kopf hin und her, trinken schlecht und haben
evtl. Durchfall und hohes Fieber. Größere Kinder fassen sich an das
schmerzende Ohr und hören schlecht. Typisches Anzeichen ist eine
ausgeprägte Druckempfindlichkeit auf den vorderen Ohrknorpel. Da das
Sekret aus der verschlossenen Eustachischen Röhre nicht abfließen
kann, staut es sich hinter dem Trommelfell und übt einen schmerzhaften
Druck darauf aus. Bei der eitrigen Mittelohrentzündung kann es zu
einem Eiterdurchbruch kommen und der angesammelte Eiter bricht oft

von selbst durch das Trommelfell. Aus dem Ohr tritt dann ein eitrig-blutiges Sekret aus. Da nun der Druck abgebaut ist, lässt der Schmerz schlagartig nach. Das Loch im Trommelfell heilt i. d. R. gut wieder zu. Eine gefährliche Komplikation der Mittelohrentzündung ist das Übergreifen der Entzündung auf das Innenohr und die Hirnhäute (Meningitis).

Das können Sie selbst machen

Eine Mittelohrentzündung muss ärztlich behandelt werden. Als schmerzlindernde Maßnahme kann eine Rotlichtbestrahlung erfolgen. Bewährt hat sich das Auflegen einer mit einem Handtuch umwickelten Wärmflasche auf das betroffene Ohr. Kamillen- oder Zitronenkompressen mit einem Tuch, das mit warmem Kamillentee oder Zitronen-Wasser-Gemisch (ein Esslöffel Zitronensaft auf ein Glas Wasser) getränkt ist, wirken ebenfalls entzündungshemmend, abschwellend und schmerzlindernd. Auch ein Dampfbad mit Kamillenzusatz fördert die Heilung. Das äußere Ohr muss sehr vorsichtig gereinigt werden, damit nicht herausfließender Eiter oder Sekret wieder in das Mittelohr zurückgedrückt werden. Als homöopathische Hilfen haben sich Belladonna D6, Chamomilla D6 und Ferrum phosphoricum D6 bewährt (Dosierung s. S. 234).

Ohrentropfen sind unwirksam, da sie nur vor dem Trommelfell wirken. Die Entzündung befindet sich jedoch dahinter.

Das macht der Arzt

Suchen Sie mit einem an Mittelohrentzündung erkrankten Kind den Arzt auf. Er wird abschwellend wirkende Nasentropfen und i. d. R. auch ein Antibiotikum einsetzen. Angesichts der ernst zu nehmenden Komplikationen sollte hier kein Kompromiss eingegangen werden. Bei sehr starken Schmerzen ist es sinnvoll, mit schmerzlindernden Zäpfchen oder Säften eine Beruhigung herbeizuführen. Ruhe fördert die Genesung. Um ein unkontrolliertes Platzen des Trommelfells zu verhindern, kann in akuten Fällen mit einem kleinen Schnitt eine Entspannung und Schmerzlinderung herbeigeführt werden.

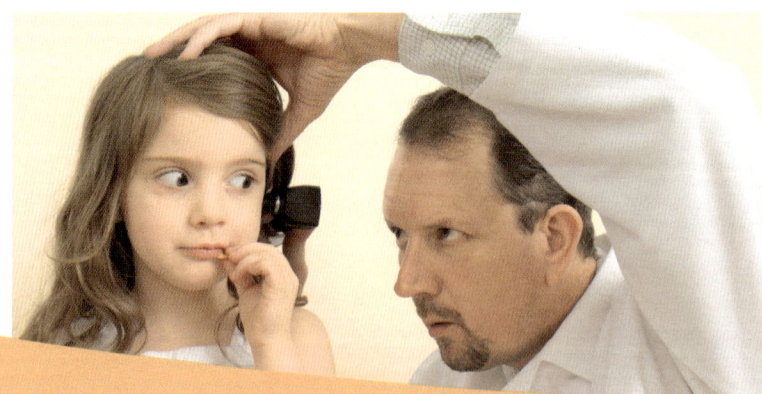

Mukoviszidose

Bei der Mukoviszidose (cystische Fibrose, CF) handelt es sich um eine bisher unheilbare Stoffwechsel-
krankheit, die erblich ist. Statistisch gesehen ist
eines von 2.500 Kindern von der Erkrankung betroffen. Doch nur wenn beide Eltern Erbträger sind und
den Gendefekt weitergeben, wird das Kind an Mukoviszidose leiden.

Ursachen
Die Ursache der Krankheit ist ein genetischer De-
fekt, der jedoch trotz intensiver Forschungsanstren-
gungen bislang noch nicht heilbar ist, sodass nur
die Symptome gelindert werden können. Als Folge
des Gendefekts werden die Körpersekrete einge-
dickt produziert. Bauchspeicheldrüse, Bronchien oder Lunge sondern
keinen dünnen Schleim ab, sondern dieser ist zäh, sodass er so v. a. die
Lunge und die Bauchspeicheldrüse verklebt. Schrittweise verlieren die
Organe ihre Funktionstüchtigkeit.

Symptome
Die Symptome werden oft mit Keuchhusten, Asthma, Bronchitis oder
Zöliakie verwechselt. Die Erkrankung wird meist im Säuglingsalter ent-
deckt, denn bei den betroffenen Kindern kann es zu einem Darmver-
schluss kommen oder sie leiden aufgrund des zähen Bronchialschleims
unter häufigen Hustenanfällen. Sie erkranken auch öfter an Bronchitis
oder Lungenentzündung als gesunde Kinder. Weitere Beschwerden sind:
Atemnot, Verdauungsstörungen mit Bauchschmerzen, Blähungen,
Wachstumsstörungen, Untergewicht sowie übel riechender Stuhl. Im
Kleinkindalter sind chronische Nasennebenhöhlenentzündungen häufig.

Der Verlauf der Erkrankung hängt entscheidend von der Eigeninitiative des Erkrankten ab.

Das können Sie selbst machen
Die Erkrankung ist nicht heilbar, die Beschwerden können gelindert
werden. Achten Sie auf eine Durchführung der verordneten Therapie.

Das macht der Arzt
Mukoviszidose lässt sich relativ einfach durch den sogenannten „Schweiß-
test" (erkrankte Kinder haben einen höheren Salzgehalt im Schweiß)
oder durch eine genetische Untersuchung diagnostizieren. Erkrankte
Kinder benötigen eine konsequente, lebenslange Behandlung mit Anti-

biotika, Inhalationen zum Verflüssigen des Sekrets in den Atemwegen, medikamentösen Schleimlösern und Bauchspeicheldrüsenenzymen. Eine hochkalorische Ernährung ist wichtig. Eine sinnvolle medizinische Behandlung schließt auch Atemgymnastik, Sport sowie Rehabilitationsmaßnahmen („Kuren") in spezialisierten Rehabilitationseinrichtungen, zumeist an der Nord- oder Ostsee bzw. in den Bergen, ein. Ist die Lunge durch die häufigen Entzündungen bereits sehr stark angegriffen, bleibt als letzter Ausweg bislang nur die Lungentransplantation.

Mumps

Die auch unter dem Namen Ziegenpeter bekannte Krankheit (Parotitis epidemica) ist extrem ansteckend. Kinder ab dem zweiten Lebensjahr sind am häufigsten betroffen. Nach durchgemachter Krankheit oder einer Impfung ist man lebenslang immun. Wegen der Gefahr ernsthafter Komplikationen sollten Kinder gegen Mumps geimpft werden (s. Impfungen S. 275 f.).

Ursachen

Die Übertragung erfolgt durch Tröpfcheninfektion (Kontakt mit Erkrankten), seltener durch gesunde Zwischenträger oder infizierte Gegenstände. Die Inkubationszeit beträgt meist zwischen 18 und 21 Tagen. Ansteckend ist das Kind allerdings schon eine Woche vor Ausbruch der Krankheit und bis 14 Tage danach.

Symptome

Nach anfänglichen Kopf- und Halsschmerzen, leichtem Fieber, Müdigkeit, Appetitlosigkeit, Unwohlsein und evtl. Magenschmerzen folgt eine Schwellung von einer oder mehreren Speicheldrüsen, v. a. der Ohrspeicheldrüsen. Dadurch entwickelt das Kind die typischen dicken „Hamsterbacken" hinter den Ohren und dem Kinn. Die geschwollenen Drüsen sind sehr druckempfindlich. Nach etwa zehn Tagen klingt die Schwellung ab und die Ansteckungsgefahr ist vorüber.

Am häufigsten erkranken Kinder unter 15 Jahren an Mumps. Zum Schutz wird eine frühzeitige Impfung empfohlen.

Gelegentlich greift die Infektion auch auf die Bauchspeicheldrüse über und führt zu heftigen Bauchschmerzen. Als Komplikation können ab der Pubertät bei Jungen eine Hodenentzündung, die zur Unfruchtbarkeit führen kann, und bei Mädchen eine Eierstockentzündung auftreten. Des Weiteren besteht die Gefahr der Ertaubung oder Hirnhautentzündung (Meningitis) (s. S. 92 ff.). Beschwerden wie Kopfschmerzen, Nackensteifheit und Benommenheit können Anzeichen dafür sein.

Das können Sie selbst machen

Konsequente Bettruhe, viel Schlaf und Ruhe sind Voraussetzung für eine gute Genesung und die Vermeidung von Komplikationen. Zur Schmerzlinderung legen Sie dem Kind auf die geschwollene Gesichtshälfte einen warmen Umschlag mit Archangelikasalbe, Arnikatinktur, Calendulasalbe bzw. Eukalyptuspaste oder eine in ein Handtuch gewickelte Wärmflasche. Als kühler Umschlag eignet sich ein Wickel mit essigsaurer Tonerde oder Quark. Schafgarbenkraut (antibakteriell), Tausendgüldenkraut (appetitanregend) und Eisenhut gegen Fieber und Kopfschmerzen liefern heilsame Tees. Ebenfalls ideal sind Kamillen-, Thymian- oder Salbeitee zum Gurgeln, um die Mundtrockenheit zu lindern. Zum Senken von sehr hohem Fieber sind Wadenwickel oder Fieberzäpfchen gut geeignet. Verabreichen Sie dem Kind während der Erkrankung nur leichte Kost und vermeiden Sie saure, fettige oder stark gewürzte Speisen. Am besten geeignet ist flüssige oder breiige Nahrung. Bei Schwierigkeiten mit dem Trinken hilft ein Strohhalm.

Das macht der Arzt

Rufen Sie umgehend einen Arzt, wenn Verdacht auf Mumps besteht. Besonders wenn das Kind über Kopfschmerzen oder einen steifen Nacken klagt oder wenn bei Jungen die Hoden wehtun oder Mädchen Unterleibsschmerzen haben, ist sofortiges ärztliches Handeln erforderlich.

Mundfäule

Der Begriff „Mundfäule" (Stomatitis aphthosa) wird in der Umgangssprache für eine schmerzhafte Erkrankung der Mundschleimhaut verwendet, von der v.a. Kinder zwischen zehn Monaten und drei Jahren betroffen sind.

Ursachen

Die Mundfäule wird durch das Herpes-simplex-Virus Typ 1 ausgelöst (s. S. 88 f.). Die Ansteckung erfolgt über Tröpfchen- oder Schmierinfektion etwa beim Schmusen oder gemeinsamen Benutzen von Besteck bzw. Spielzeug, das kleine Kinder gerne in den Mund stecken. Viele Menschen tragen das Virus beschwerdefrei in sich, können es aber sehr wohl ausscheiden und andere damit anstecken. Bei einer Schwäche des Immunsystems kann das Virus wieder aktiv werden. Ursache dafür kann eine Infektion, aber auch seelischer Stress, sein. Der erste Kontakt mit dem Virus führt bei Kleinkindern meistens zur Mundfäule, kann aber auch unbemerkt bleiben.

Symptome

Die Infektion führt zunächst zu Bläschen auf Mundschleimhaut und Zunge, die sich später öffnen und linsengroße, schmerzhafte Wunden mit gelblich-weißen Belägen hinterlassen, die sogenannten Aphten. Weitere Begleiterscheinungen sind ein sehr unangenehmer Mundgeruch, Speichelfluss sowie ein Anschwellen des Zahnfleisches und der Halslymphknoten. Das Fieber kann ziemlich hoch steigen und mehrere Tage anhalten. Wegen der Berührungsschmerzen im Mund wollen die Kinder nicht mehr essen und kaum trinken. Meist ist die Infektion nach einer Woche überstanden. Die Bläschen trocknen aus, und die offenen Stellen heilen ab. Solange die Bläschen noch nicht eingetrocknet sind, ist das Kind ansteckend und sollte möglichst den Kontakt mit anderen Kindern meiden.

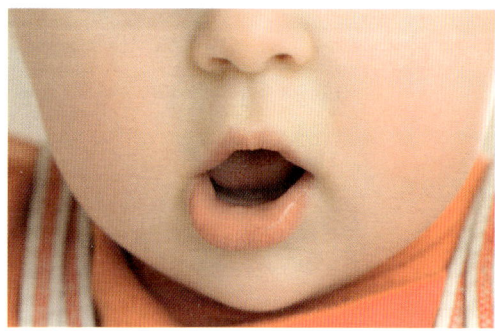

Das können Sie selbst machen

Ist Ihr Kind an Mundfäule erkrankt, sollten Sie auf einfache vorbeugende Maßnahmen achten, um nicht selbst zu erkranken. Küssen Sie Ihr Kind nicht im Mundbereich, nehmen Sie seinen Schnuller oder Löffel nicht in den Mund und waschen Sie sich sorgfältig die Hände. Wichtig ist, dass das Kind viel trinkt, denn kleine Kinder trocknen schnell aus und starker Flüssigkeitsmangel ist gefährlich. Geeignet sind klares Wasser, gekühlter Kamillentee oder kühle Milch – alles kann evtl. mit einem Strohhalm verabreicht werden. Schmerzstillend wirkt auch das Lutschen von Eiswürfeln. Ihr Kind muss zu Hause bleiben, bis es fieberfrei ist und die Bläschen abgeheilt sind.

Geben Sie Ihrem Kind nur weiche, leicht rutschende Speisen.

Wenn es das Kind zulässt, kann man mit verdünnter Rathania-, Myrrhen-, Kamillen- oder Salbeitinktur, mit Eibischwurzeltee oder Honig die betroffenen Stellen im Mund auspinseln. Mundspülungen mit Salbei- und Ringelblumentee oder einer Propolislösung desinfizieren und lindern den Schmerz. Bieten Sie Ihrem Kind weiche, ungesalzene Speisen wie z. B. Milch-, Grieß- oder Gemüsebrei, Kartoffelpüree, Suppen und Brühen, Nudeln ohne Tomatensoße, Reis, Pudding, Joghurt oder Eiscreme an. Scharfe Gewürze, heiße oder saure Kost (z. B. Obstsäfte) sind ungeeignet, da diese auf den Bläschen brennen. Aus der homöopathischen Apotheke sind zur Behandlung von Herpesinfektionen Clematis recta D6, Kreosotum D12, Croton tiglium D6, Natrium muriaticum D6 und Rhus toxicodendron D6 geeignet (Dosierung s. S. 234).

Das macht der Arzt

Nur bei einem schweren Verlauf ist eine medikamentöse Behandlung durch den Arzt notwendig. Eine Impfung gegen die Infektion gibt es nicht, da fast alle Menschen das Virus in sich tragen.

Nabelkolik

N

Wiederkehrende, oft starke Bauchschmerzen in der Nabelgegend, für die meist keine konkrete Ursache zu finden sind, werden als Nabelkolik bezeichnet. Kinder zwischen vier und acht Jahren sind am häufigsten betroffen, Mädchen häufiger als Jungen.

Ursachen

Obwohl Nabelkoliken relativ verbreitet auftreten, ist über die Auslöser noch wenig bekannt. Es scheint aber eine verkrampfende Reaktion des Darmes auf vielerlei emotionale Reize – unangenehme wie angenehme – zu sein. Besonders sensible oder auch ehrgeizige Kinder neigen häufig zu Nabelkoliken.

Symptome

Obwohl das Kind gesund und ohne Beschwer-den ist, treten plötzlich heftige Bauchschmer-zen in der Nabelgegend auf, die einige Minuten bis eine Stunde andauern können. Oft sind die Koliken von Blässe, Schweißausbrüchen und Kopfschmerzen begleitet. Typisch ist auch, dass die Schmerzen nur im wachen Zustand auftreten. Wenn das Kind wegen Bauch-schmerzen aufwacht oder diese mit Verstop-fung, Durchfall oder Erbrechen einhergehen, hat dies andere Ursachen, die so bald wie möglich vom Arzt abgeklärt werden müssen.

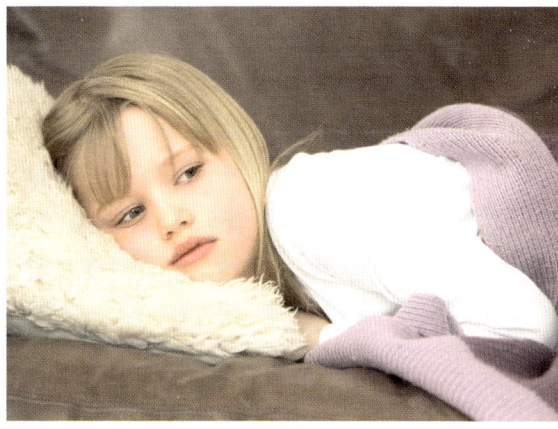

Das können Sie selbst machen

Wichtig ist eine ruhige, liebevolle Umgebung. Durch eine sanfte Bauch-massage mit warmen Händen, eine Wärmflasche oder feuchtwarme Bauchwickel wird das Problem meistens schnell behoben. Geben Sie dem Kind keine Schmerzmittel, denn diese wirken erst, wenn die Kolik ohnehin schon vorbei ist. Außerdem verschleiern sie die Diagnose, wenn die Ursache organischer Art sein sollte und ein Arzt gerufen werden muss. Heilpflanzen zur Linderung von Nabelkoliken sind Kamille und

Fenchel. Sie können bei der Bauchmassage als Öl einmassiert werden und eignen sich auch als Zusatz für den Bauchwickel. Als homöopathisches Mittel ist Chamomilla D6 zu empfehlen (Dosierung s. S. 234).

Das macht der Arzt

Zur Sicherheit sollte immer ein Arzt zurate gezogen werden. Ziel der ärztlichen Untersuchung ist der Ausschluss anderer Ursachen, wie z.B. eine Magen-Darm-Infektion, eine Blinddarmentzündung oder ein Darmverschluss. Bei einer Nabelkolik bleibt der Bauch des Kinds weich und ein eindeutig lokalisierbarer Druckschmerz ist nicht vorhanden. Das Kind hat auch keine Schmerzen, wenn es sich bewegt. Der Arzt wird den Bauch abhören, um die Darmfunktion zu kontrollieren. Zur weiteren Abklärung kann eine Ultraschalluntersuchung durchgeführt werden.

Nabelprobleme

Probleme mit dem Nabel sind bei Neugeborenen nicht selten.

Nach der Geburt wird die Nabelschnur des Neugeborenen dicht am Körper abgeklemmt und durchtrennt. Der verbleibende Stumpf vertrocknet, verfärbt sich dabei dunkel und fällt innerhalb der ersten zehn bis 14 Lebenstage ab; gelegentlich dauert es auch etwas länger. Der Nabel bedarf einer sorgfältigen Pflege, da er sonst zur Eintrittspforte für Krankheitserreger werden kann.

Ursachen

Wenn einige Wochen nach der Geburt der Rest der Nabelschnur abgefallen ist, kann manchmal ein leichtes Nachbluten auftreten oder eine eitrige Entzündung entstehen. Ab und zu wachsen als Folge von Entzündungen kleine, rötliche Knötchen heraus, sogenannte Granulome. Eine Schwäche des Bindegewebes um den Nabel kann zu einem Nabelbruch führen.

Symptome

Ist der Nabelstumpf abgefallen, kann der Nabel manchmal noch etwas nachbluten, was allerdings recht harmlos ist. Diese kleinen Blutungen sind meist als geronnenes Blut in der Windel und am Nabel sichtbar. Pflegen Sie in diesem Fall den Nabel einfach wie bisher weiter. Nachdem der Stumpf abgefallen ist, nässt der Nabel noch ein oder zwei Wochen lang und es bilden sich gelbliche Absonderungen. Dies ist normal, solange der Nabelbereich nicht geschwollen, gerötet oder leicht pickelig ist. Treten solche Beschwerden auf, sollten Sie ihn mehrmals am Tag vorsichtig mit warmem Wasser reinigen. Schmiert er jedoch weiter, sondert er Eiter ab und bleibt der Hautbereich um den Nabel herum gerötet und angeschwollen, ist dies ein Zeichen für eine beginnende Infektion. In diesem Fall muss das Baby zum Kinderarzt, denn es könnte sich um eine eitrige Nabelentzündung handeln, die mit Antibiotika behandelt werden muss. Unbehandelt kann diese Entzündung bei Neugeborenen zu einer Blutvergiftung führen.

Das können Sie selbst machen

Der Nabel des Neugeborenen sollte möglichst trocken gehalten werden. Falls er doch einmal nass ist, hilft es, ihn behutsam trocken zu tupfen. Ist der Stumpf noch nicht abgefallen, empfiehlt es sich, ihn in einen trockenen Mulltupfer oder in eine Nabelbinde einzuschlagen oder ein Stück sterile Gaze (Mull) zwischen Nabelstumpf und Windel zu legen.

Die Windel darf nicht am Stumpf reiben und muss unterhalb des Nabels abschließen. Am besten schlagen Sie den oberen Rand der Windel einmal um. Damit wird außerdem verhindert, dass Urin oder Stuhl an die Nabelregion gelangen können und diese verunreinigen. Obwohl der Nabel zwar einer regelmäßigen Reinigung bedarf, muss er nicht bei jedem Wickeln mit Wasser gesäubert werden. Der Nabelstumpf kann einmal täglich mit etwas lauwarmem, abgekochtem Wasser und einem weichen Tuch oder Wattebausch gereinigt werden. Danach sollte die Stelle gründlich abgetrocknet werden. Zum Reinigen des Nabels ist die Ringelblumenessenz (Calendula) gut geeignet. Verwenden Sie zum Reinigen keinesfalls alkoholhaltige Mittel, denn diese sind für die empfindliche Haut des Babys viel zu scharf. Versuchen Sie niemals, den Slumpf selbst zu entternen – auch wenn er noch so locker ist. Dadurch könnten Sie das Baby verletzen und eine Entzündung verursachen. Warten Sie auf jeden Fall, bis er von selbst abfällt.

Die Haut des Babys ist noch zart und empfindlich und braucht eine besondere Pflege.

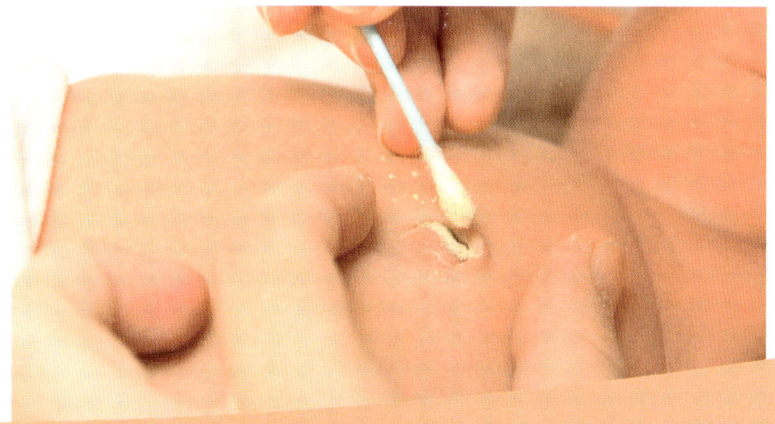

Das macht der Arzt

Die meistens als Folge von Entzündungen auftretenden Granulome oder eine Ausstülpung, die auf einen Nabelbruch hinweist, müssen vom Arzt behandelt und in schwereren Fällen operiert werden. Auch wenn sich eine Entzündung hartnäckig festsetzt oder vergrößert, sollten Sie ärztliche Hilfe suchen. Ob der Nabel mit Pflastern oder Binden vor möglichen Infektionskeimen geschützt werden muss, oder ob gerade dieses Abdecken den Heilungsprozess verzögert, darüber sind sich die Mediziner nicht ganz einig. Gute Luftzufuhr beschleunigt die Heilung.

Nagelbettentzündung, Nagelumlauf

Häufige Erkrankungen, die einen Nagel befallen können, sind die Nagelbettentzündung und der Nagelumlauf (Paronychie). Die Entzündung am Nagelfalz breitet sich aus und umgibt schließlich halbkreisförmig die hintere Nagelhälfte – sie läuft um den Nagel herum, daher der Name.

Ursachen

Eine Nagelbettentzündung kann mehrere Ursachen haben, die meistens kombiniert auftreten. Sie entsteht häufig als Folge einer Verletzung des Nagelhäutchens oder des Nagelfalzes (z. B. während der Maniküre, Verletzung durch einen Holzsplitter). Durch diese Eintrittspforte kommt es nachfolgend zu einem Viren-, Bakterien- (Streptokokken oder Staphylokokken) oder Pilzbefall, wodurch dort eine eitrige Entzündung verursacht wird. Eine akute Nagelbettentzündung ensteht meist durch Bakterien, während eine chronische, wenig schmerzhafte Nagelbettentzündung häufig durch Pilzerkrankungen (s. S. 167 ff.) hervorgerufen wird. Zu enge Schuhe, die einen länger andauernden Druck auf den Nagel ausüben, zählen ebenso zu den Auslösern einer Entzündung. Achten Sie daher beim Schuhkauf auf eine gute Beratung und lassen Sie die Füße jedes Mal messen. Diabetiker haben ein erhöhtes Risiko für Nagelerkrankungen.

Wird die Nagelbettentzündung erst spät oder gar nicht behandelt, kann es zu Wachstumsstörungen des Nagels kommen.

Symptome

Es kommt zu reißenden oder klopfenden Schmerzen, das Nagelbett ist gerötet und weist Schwellungen auf. In starken Fällen kann das Allgemeinbefinden gestört sein. Da die Haut um den Nagel sehr dick ist, kann der Eiter schlecht abfließen und breitet sich im ungünstigen Fall unter der Haut auf Sehnenscheiden, Knochen und Gelenken aus. Ein Nagelumlauf tritt häufig zusammen mit einer Nagelbettentzündung auf. Obwohl diese Erkrankungen nicht gefährlich sind, kann die Handlungsfähigkeit des betroffenen Fingers oder Zehs stark eingeschränkt sein.

Das können Sie selbst machen

Wichtig: Versuchen Sie nicht, die eitrige Stelle mit einer Nadel selbst zu öffnen! Wenn die Entzündung nach einer Woche keine Zeichen der Besserung zeigt, ist ein Arztbesuch unumgänglich, ebenso sollten Sie bei Diabetes oder Fieber umgehend den Arzt aufsuchen. Ansonsten genügt es meist einen Nagelumlauf mit Bädern mit desinfizierenden Substanzen, wie z. B. Seifenlauge (zwei Esslöffel Kernseifenflocken auf einem Liter Wasser), Kamillenextrakt oder Teebaumwasser (15 Tropfen Teebaumöl auf einem Liter Wasser), dreimal täglich für zehn Minuten im handwarmen Bad zu behandeln. Feuchte Umschläge mit Salben auf Jodbasis oder mit einer Echinacea- oder Calendulasalbe sind ebenfalls hilfreich, ebenso wie kühle Kompressen mit Arnikaessenz 20 Prozent (aus der Apotheke). Verdünnen Sie diese im Verhältnis 1 : 10, d. h. 1 Teil Arnikaessenz und 9 Teile Wasser. Achten Sie darauf, dass Ihr Kind den betroffenen Finger oder die Zehe möglichst wenig bewegt. Wichtig ist auch eine vorsichtige Maniküre, wobei die Nagelhaut nicht verletzt und die Nägel nicht zu kurz geschnitten werden. Homöopathische Mittel, die unterstützen, sind: Apis mellifica D6 (bei geschwollenem, rotem Nagelbett, stechenden Schmerzen), Belladonna D6 (bei akuter Nagelbettentzündung, wenn die Stelle hochrot, geschwollen und heiß ist.), Hepar sulfuris D6 (bei eitrig entzündetem Nagelbett, stechenden Schmerzen), Silicea D6 (bei Abklingen der Nagelbettentzündung, brüchigen Nägeln) (Dosierung s. S. 234). Auch Säuglinge können eine Nagelbettentzündung bekommen. Suchen Sie in jedem Fall einen Arzt auf. Zeigt sich ein roter Streifen auf der Haut oder am Arm, droht eine Blutvergiftung.

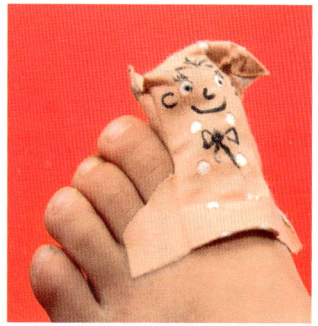

Anfällig für Nagelbettentzündungen sind auch Kinder, die Nägel kauen.

Das macht der Arzt

Der Arzt klärt ab, ob es sich bei den Erregern um Bakterien oder Pilze handelt und verordnet entweder ein Antibiotikum oder ein pilzabtötendes Mittel (Antimykotikum). Die eitrige Stelle muss u. U. chirurgisch geöffnet werden.

Nahrungsmittelallergie

Im Prinzip können alle Lebensmittel eine allergische Reaktion hervorrufen. Bei einer Nahrungsmittelallergie erkennt das Abwehrsystem des Körpers bestimmte Nahrungsbestandteile, die eigentlich völlig harmlos sind, als fremd an und setzt Abwehrprozesse in Gang, d. h. es kommt zu einer überschießenden Immunreaktion (s. auch Allergie S. 24 ff.). Einige Nahrungsmittel jedoch wirken besonders allergen wie z. B. Kuhmilchprodukte, Nüsse, Hühnereier, Soja, Weizen, Fische und Schalentiere sowie Stein- und Kernobst, Sellerie, aber auch Konservierungs- und Lebensmittelfarbstoffe. Nahrungsmittelallergien treten oft auch kreuzweise zu anderen Allergien auf. Wenn Ihr Kind an einer Birkenpollenallergie leidet, kann es auch allergisch auf Kern- und Steinobst, Nüsse, Kiwis, Avocados, Litschis und Artischocken reagieren. Kreuzweise zur Gräser- und Roggenallergie können Erdnüsse, Kamille und Soja, zur Beifußallergie Tomaten, Sellerie, Melone oder Gurke allergische Symptome hervorrufen.

Nur bei etwa zwei Prozent aller Säuglinge tritt die echte Kuhmilchallergie (auch Kuhmilchproteinintoleranz genannt) auf, da Kuhmilchproteine i. d. R. die ersten Proteine sind, die das Kind isst. Die gleichen Symptome können aber auch durch eine Laktoseintoleranz (s. S. 152 ff.) hervorgerufen werden, bei der kein Milchzucker vertragen wird. Obwohl beide Begriffe häufig gleichgesetzt werden, besteht zwischen einer Kuhmilchallergie und einer Laktoseintoleranz ein großer Unterschied. Während die

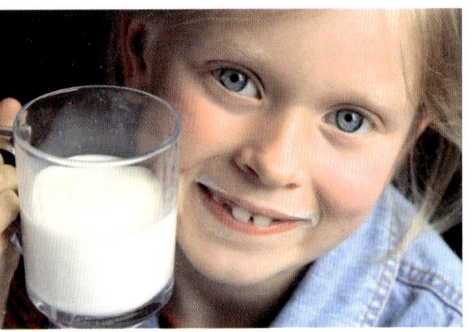

Laktoseintoleranz weitaus häufiger verbreitet ist und meist später auftritt, ist die Milchallergie seltener und typisch für Säuglinge und Kleinkinder. Bei der Laktoseintoleranz handelt es sich um einen Enzymmangel; der Organismus kann den in der Milch enthaltenen Milchzucker, die Laktose, nicht verarbeiten. Es handelt sich also um keine echte Lebensmittelallergie, sondern um eine Unverträglichkeit gegen Milchzucker. Im Gegensatz zur Allergie bildet der Körper hierbei keine Antikörper, und schon beim ersten Kontakt mit dem Fremdstoff können die allergieähnlichen Symptome auftreten.

Ursachen

Bei der Kuhmilchallergie ist, wie der Name schon sagt, der Allergieauslöser das Protein der Milch, wobei bislang fünf verschiedene Eiweiß-Komponenten bekannt sind, von denen v. a. Casein und β-Lactoglobulin als häufigste Auslöser gelten. Betroffene Kinder zeigen eine allergische Reaktion nach dem Genuss von Kuhmilch. Die Kuhmilchproteinintoleranz tritt meistens im Anschluss an eine infektiöse Durchfallerkrankung unter Ernährung mit kuhmilchhaltiger Nahrung auf, wobei sie sich oft nur als Gedeihstörung mit gelegentlichen Durchfällen manifestiert. Die Kuhmilchallergie kann durch eine ungünstige genetische Veranlagung gefördert werden. Besonders oft betrifft sie Kinder, deren Eltern unter allergischem Asthma oder Heuschnupfen leiden.

Im Falle einer Hühnereiallergie reagiert das betroffene Kind nicht auf das ganze Ei, sondern auf bestimmte Inhaltsstoffe, die Proteine bzw. das Eiweiß. Dies bedeutet jedoch nicht, dass man das Eigelb verträgt. Eiweiß ist hier vielmehr der Oberbegriff für eine Nährstoffgruppe. Die Allergie-auslöser des Eis – wie z. B. das Ovalbumin – werden teilweise durch das Erhitzen zerstört. Da andere Eiweißfraktionen jedoch hitzestabil sind, muss Ei in jeder Form gemieden werden. Hierzu gehören nicht nur Eier-speisen, sondern auch Produkte wie Panaden, Cremespeisen, Mayon-naise usw.

Symptome

Die Symptome der Kuhmilchallergie sind unterschiedlich. Manchmal treten auch die unterschiedlichsten Beschwerden zusammen auf. Die häufigsten körperlichen Anzeichen für eine Kuhmilchallergie sind das Auftreten von Erbrechen, Aufstoßen, Verdauungsbeschwerden wie Blähungen, Durchfall (auch blutig), Verstopfung, Völlegefühl, Magen- und Darmkrämpfe sowie Darmentzündungen nach dem Genuss von Milch. Die betroffenen Kinder wachsen auch langsamer. Ein sehr häufig vorkommendes Symptom sind Hauterscheinungen (Hautrötungen, Quaddeln, Juckreiz), hat das Kind Neurodermitis (s. S. 161 ff.) kann sich diese verstärken. Auch die Mundschleimhaut kann durch Schwellung oder Kribbeln betroffen sein. Bei schweren Allergieformen können auch die Lungen und die Bronchien allergische Reaktionen wie Atemnot und Röcheln zeigen. In Extremfällen kommt es sogar zum lebensbedrohli-chen allergischen Schock (s. Allergie S. 24 ff.).

Wenn das Nervensystem allergisch auf Milchzufuhr reagiert, äußert sich dies in Verhaltensauffälligkeiten, starker Unruhe und Schreianfällen bei Kindern. Ebenso kann es zu Depressionen, Antriebsschwäche, Müdigkeit und Konzentrations- sowie Schlafstörungen kommen. Reizbarkeit, in-nere Unruhe und häufige Erschöpfungszustände sind auch Anzeichen für eine Kuhmilchallergie. Da sich die allergischen Reaktionen erst Stun-den bzw. Tage später bemerkbar machen, ist es manchmal schwierig, den Allergieauslöser zu finden.

Weitere Symptome bei Nahrungsmittelallergien sind:
- Hauterscheinungen (Juckreiz, Ekzem)
- Schwellunge und Brennen im Mund und Rachen
- in seltenen Fällen Beschwerden der Atemwege (allergischer Schnupfen, Atemnot)
- im Extremfall allergischer Schock mit rasch zunehmender Luftnot

Mittels eines Ernäh-rungstagebuchs können Sie zeitliche Zusammen-hänge mit Allergiesymp-tomen besser erkennen.

Das können Sie selbst machen

Wenn Ihr Kind an einer echten, aber leichten Kuhmilchallergie leidet, sollte es den Milchkonsum verringern, gesäuerte Milchprodukte wie Joghurt, Kefir etc. oder H-Milch zu sich nehmen. Wichtig ist jedoch, nicht einfach Nahrungsmittel wegzulassen, sondern sich trotz Allergie ausgewogen zu ernähren. Bei Vermeidung aller Milchprodukte müssen der Ernährung bestimmte Vitamine und Nährstoffe hinzugefügt werden. Hierzu gehört v. a. Kalzium. Kalziumreiche Nahrungsmittel sind Gemüsesorten wie Broccoli, Grünkohl, Fenchel, Hülsenfrüchte und Gartenkräuter, wobei dies kaum den ganzen Tagesbedarf deckt. Kalzium wird besser vom Körper verwertet, wenn ausreichend Vitamin D vorhanden ist. Dieses ist in Fisch enthalten, bildet sich jedoch auch bei Sonneneinstrahlung in der Haut. Kalziumreiche Mineralwässer sind ein wichtiger Kalziumlieferant.

Gesäuerte Milchprodukte sind wertvolle Nahrungsmittel und für viele Kinder besser verträglich.

Ist die Allergie schwerer oder ist schon einmal ein allergischer Schock (s. Allergie S. 24 ff.) aufgetreten, muss das Kind Kuhmilch und alle Arten von Milchprodukten gänzlich und konsequent meiden (Karenz). Das betrifft auch Joghurt, Sahne, Butter, Quark und Käse. Außerdem gibt es versteckte Allergene, wie z. B. Milcheiweiß und Hühnerei in Zwieback, bei denen man besonders aufpassen muss und eine sorgfältige Ernährungsberatung nötig ist. Milcheiweiß befindet sich oft auch in Nahrungsmitteln, in denen man es nicht vermutet. So verbergen sich Milchbestandteile hinter Begriffen wie Trockenmilch, Milchpulver, Quarkpulver, Casein,

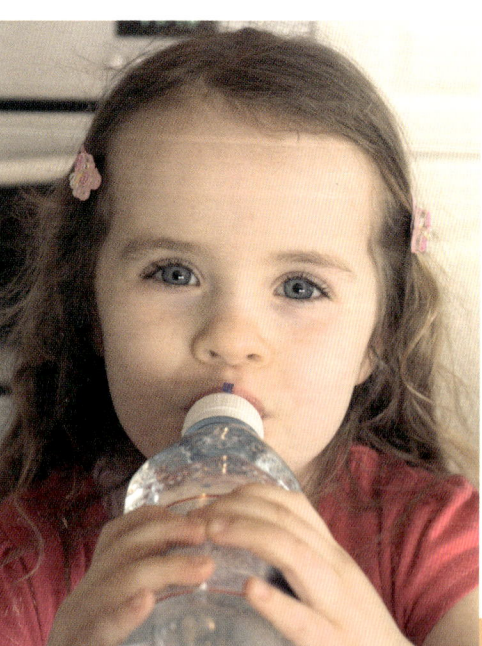

Molkenpulver oder Molke. Unter diesen Bezeichnungen kann Milcheiweiß nicht nur in Teig- und Backwaren, sondern auch in Eis und Schokolade enthalten sein. Ebenso können Wurst, Suppenkonzentrate, Fertiggerichte aller Art, Würzprodukte, wie Ketchup, Mayonnaise, Senf und Würzsoße, sowie Ziegen- und Schafskäse Kuhmilchanteile aufweisen.

Als Alternative ist für Säuglinge spezielle „hydrolysierte" Nahrung erhältlich, bei der das Milcheiweiß so aufgespalten wurde, dass es der Körper besser toleriert. Leider reagieren viele Kuhmilchallergiker auch auf Sojamilch, die als Ersatz empfohlen wird, ebenfalls allergisch. Nur selten werden Ziegenmilch und Schafsmilch vertragen; auch hier kann es zu allergischen Kreuzreaktionen kommen. In den meisten Fällen geht die Kuhmilchallergie mit zunehmendem Alter der Kinder jedoch wieder von ganz allein zurück. Bei ca. 90 Prozent aller Kinder ist sie bis zum achten Lebensjahr völlig verschwunden.

Wichtig: Die beste Vorsorge gegen Nahrungsmittelallergien ist, das Baby möglichst lange zu stillen (mindestens ein halbes Jahr voll), besonders wenn die Eltern ebenfalls eine Allergie haben.

Das macht der Arzt

Eine Kuhmilchallergie muss auf jeden Fall von einem Facharzt diagnostiziert werden, da sie oft auch mit weiteren Allergien, etwa gegen Nuss oder Soja, einhergeht. Haut- oder Bluttests, bei denen eine Sensibilisierung gegen einzelne Nahrungsmittel über spezielle Antikörper im Blut nachgewiesen wird, ergänzen die Diagnostik. Für eine Behandlung ist es entscheidend, dass die Ursache der Erkrankung ausfindig gemacht wird. Bei der Therapie liegt der Schwerpunkt in einer Meidung der auslösenden Allergene – das ist die beste und sicherste Form der Therapie. Nahrungsmittelallergien im Kindes- und auch im Erwachsenenalter verlieren sich meistens nach ein bis drei Jahren unter dieser Therapie. Problematisch dabei ist, dass nur bei leicht erkennbaren Auslösern die Vermeidung des Allergens einfach ist. Bei versteckten Nahrungsmittelallergenen gestaltet sich die Sache schwieriger, z. B. ist Soja in vielen Nahrungsmitteln enthalten, obwohl es nicht in der Zutatenliste auftaucht; so z. B. wird es als Eindick- und Bindemittel verwendet oder ist in Fertiggerichten, Backwaren, Süßigkeiten, Fleischprodukten und Getränken zu finden.

Mit einer frühzeitigen Diagnose ersparen Sie Ihrem Kind eine Verschlimmerung der Allergie.

Ernährungstagebuch

Führen Sie bei Verdacht auf Nahrungsmittelallergien bei Ihrem Kind ein Ernährungstagebuch und tragen Sie so genau wie möglich ein, wann es was gegessen hat und wann welche Symptome aufgetreten sind. Vergessen Sie dabei auch nicht Zwischenmahlzeiten, kleine Naschereien oder Gewürze.

Schwere Nahrungsmittelallergien können medikamentös behandelt werden, beispielsweise mit antiallergischen Medikamenten, wie etwa oralen Antihistaminika, antiallergischen Augentropfen, Cromoglicinsäure oder Kortison. Eine Hyposensibilisierung bei einer Nahrungsmittelallergie kommt nur selten infrage (z. B. bei pollenassoziierter Nahrungsmittelallergie gegen Obst, Gemüse, Nüsse, Gewürze). Dabei wird versucht, durch wiederholtes Spritzen von geringsten Mengen eines Allergens eine Toleranz dagegen zu entwickeln.

Nahrungsmittelunverträglichkeit

Während eine Nahrungsmittelallergie auf einer Reaktionen des Immunsystems beruht, wird als Nahrungsmittelunverträglichkeit (Nahrungsmittelintoleranz) nur eine extreme Reaktion des Körpers nach der Aufnahme eines Nahrungsmittels bezeichnet (z. B. Durchfall, Bauchschmerzen usw.). Das Immunsystem ist nicht beteiligt, d. h. es werden keine Antikörper vom Typ IgE produziert. Dennoch wird das Hormon Histamin, das für viele Symptome einer Allergie verantwortlich ist, freigesetzt. Deshalb kommt es scheinbar zu Beschwerden wie bei einer Allergie. Nahrungsmittelunverträglichkeiten sind zehn Prozent häufiger als Nahrungsmittelallergien, wobei man sie nicht ganz einfach auseinanderhalten kann, da die Beschwerden ähnlich sind.

Defizite an körpereigenen Enzymen sind häufig die Ursache von Nahrungsmittelunverträglichkeiten.

Ursachen

Nahrungsmittelunverträglichkeiten werden oft durch Inhaltsstoffe (z. B. bestimmte Enzyme) oder durch Bakterien bzw. Schimmelpilze hervorgerufen. Häufige Auslöser können sein: Erdbeeren, Tomaten, Eiweiß, Schweinefleisch, Fisch, Schokolade, Bohnen, Erdnüsse, Hülsenfrüchte, Weizen. Einige Lebensmittel enthalten auch selbst Histamin z. B. Käse, Wein, Fischkonserven und Sauerkraut. Auch Natriumglutamat, ein Zusatz in chinesischen Speisen und Sojasoße, kann eine Unverträglichkeit auslösen. Die echte Form der Nahrungsmittelunverträglichkeit besteht in einem Enzymmangel, der angeboren oder erworben sein kann. Enzyme sind wichtig, denn sie spalten Nahrungsbestandteile im Darm auf und machen sie so verdaulich. Ein bekanntes Beispiel ist die Unverträglichkeit von Milch bei einem Mangel am Enzym Laktase. Der in der Milch vorkommende Milchzucker (Laktose) kann nicht mehr in die beiden verwertbaren Einfachzucker Glukose und Galaktose aufgespalten werden, er wird im Darm vergoren und es kommt zu den typischen Symptomen (s. r.). Der Arzt spricht von einer Milchzuckerunverträglichkeit (Laktoseintoleranz). Nur selten besteht der Laktasemangel jedoch von Geburt an. Zumeist entwickelt sich die Laktoseintoleranz nach und nach, da mit zunehmendem Alter im Dünndarm immer weniger Laktase gebildet wird. Diese erworbene Laktoseintoleranz tritt in verschiedenen Schweregraden auf. Daher müssen nicht alle Betroffenen den Milchzucker gänzlich meiden, häufig werden geringe Mengen Laktose vertragen. Man unterscheidet primäre und sekundäre Formen:

- Primäre Nahrungsmittelintoleranz: Die angeborene und erblich bedingte Laktoseintoleranz ist sehr selten. Bereits kurz nach der Geburt leiden die Säuglinge unter den typischen Beschwerden, die der völlige Mangel an Laktase verursacht.
- Sekundäre Nahrungsmittelintoleranz: Sie tritt als Folgeerscheinung oder Begleitsymptom verschiedener Darmkrankheiten auf sowie nach Therapien mit Antibiotika oder Zytostatika.

Des Weiteren können sogenannte Pseudoallergien (Scheinallergien) Ursache für eine Nahrungsmittelunverträglichkeit sein. Von einer Pseudoallergie spricht man, wenn die Reaktion den klassischen Symptomen allergischer Erkrankungen gleicht, ohne dass – im Gegensatz zur echten Allergie – das Immunsystem beteiligt ist. Häufig werden sie von denselben Nahrungsmitteln ausgelöst, die auch eine echte Allergie auslösen. Dazu zählen: Erdbeeren, Tomaten, Fisch, einige Käsesorten, Walnüsse, Schokolade sowie Konservierungs-, Farb- und Aromastoffe.

Symptome

Die typischen Beschwerden treten direkt oder einige Stunden nach dem Verzehr von Milch oder Milchprodukten (Eis, Sahne, Käse) auf. Da die unverdaute Laktose im Darm Wasser bindet, kommt es zu akuten Durchfällen (manchmal blutig). Im Dickdarm wird der Zucker von Bakterien in Milchsäure und Gase abgebaut, was zu Blähungen und Koliken führen kann. Weitere Beschwerden sind Völlegefühl, Übelkeit, Erbrechen und Bauchschmerzen. Die Symptome können mehr oder weniger stark ausgeprägt sein. Die Heftigkeit der Beschwerden hängt auch von der aufgenommenen Menge an Laktose und dem Ausmaß des Enzymmangels ab.

Die Hälfte aller Betroffenen hat keine Beschwerden und bemerkt daher auch nichts davon. Zudem ist die Milchzuckerunverträglichkeit selten absolut, das heißt, geringfügige Mengen Milchzucker werden auch von vielen Laktoseintoleranten vertragen.

Das können Sie selbst machen

Wenn Sie vermuten, dass Ihr Kind eine Laktoseintoleranz hat, sollten Sie einen Allergologen aufsuchen, der verschiedene Tests durchführt. Nur so kann die Milchzuckerunverträglichkeit zweifelsfrei festgestellt werden, denn die Beschwerden ähneln denen einiger anderer Krankheiten, wie einer Magen-Darm-Grippe oder einem Reizdarmsyndrom. Auch eine Magen-Darm-Infektion (s. S. 128 ff.) kann gelegentlich das Verdauungssystem kurzfristig gegen Milchzucker empfindlich machen, sodass der Verzicht auf Milch auch im ersten Moment hilft. Langfristig werden die Symptome aber wieder auftreten. Daher ist zu empfehlen, bei anhaltenden Beschwerden einen Laktoseintoleranztest beim Arzt zu machen. Er wird abklären, ob es sich bei den Bauchbeschwerden tatsächlich um eine Nahrungsunverträglichkeit handelt oder vielleicht doch um eine chronische Darmerkrankung (z. B. Zöliakie , s. S. 232 ff.) oder eine Darmentzündung.

Beachten Sie, dass nicht immer Milch oder Milchprodukte an den Beschwerden schuld sind. Denn die Laktose steckt auch in Produkten, in denen man sie gar nicht vermutet. Aufpassen sollten Sie auch bei Fertigsuppen, Wurstwaren, mariniertem Fleisch, Fertiggerichten, Gewürzmischungen und -soßen, Süßigkeiten und auch bei allen Brot- sowie Backwaren, wie z. B. Pizzateigmischungen.

Obwohl Sauermilchprodukte wie Joghurt, Dickmilch und Kefir relativ große Mengen Milchzucker enthalten, werden sie häufig gut vertragen, weil die von den Milchsäurebakterien gebildete Laktase im Verdauungstrakt teilweise noch aktiv ist und Milchzucker abbauen kann. Auch viele Käsesorten sind gut verträglich, da der Milchzucker bei der Käseherstellung durch Fermentation weitestgehend abgebaut wird. Hart-, Schnitt-, Weich- und Sauermilchkäse sind fast laktosefrei und können auf dem Speiseplan bleiben. Wenn Sauermilchprodukte also vertragen werden, sollten sie hin und wieder gegessen werden, denn sie sorgen für eine gut funktionierende Darmflora. Wenn Ihr Kind dagegen weitestgehend auf Milchprodukte verzichten muss, sollten Sie unbedingt auf eine ausreichende Kalziumversorgung achten. Auch bestimmte Gemüsesorten sowie Mineralwässer enthalten Kalzium. Inzwischen sind auch laktosefreie Kuhmilchprodukte auf dem Markt.

Das macht der Arzt

Die Einhaltung einer laktosefreien oder -armen Ernährung ist die wichtigste Maßnahme bei einer Laktoseintoleranz. Die Therapie hängt vom Schweregrad der Erkrankung ab, also davon, welche Mengen Milchzucker vertragen werden. Dies reicht von einer völligen bis hin zu einer leichten Unverträglichkeit. Letztendlich ist für Eltern betroffener Kinder wichtig zu wissen, bei welcher Menge Laktose es mit Beschwerden reagiert. Viele Patienten können geringe Laktosemengen (bis zu zehn Gramm) vertragen. In diesen Fällen ist eine laktosefreie Diät selten erforderlich. Doch es gibt auch Patienten, die auf deutlich geringere Mengen Laktose (bereits bei ein bis zwei Gramm) mit Symptomen reagieren, sodass verstärkt auf die Ernährung geachtet werden muss. Die erworbene Laktoseintoleranz ist prinzipiell reversibel, das heißt, wenn die ursächliche Krankheit beseitigt ist, kann sich die Darmschleimhaut wieder regenerieren und die Enzymproduktion normalisieren.

Die Laktoseintoleranz wird wegen ihrer Symptome oft mit Darmerkrankungen verwechselt.

Bei dem sehr seltenen, angeborenen, kompletten Laktasemangel handelt es sich um einen angeborenen Enzymdefekt, der weitervererbt wird. Bereits Säuglinge leiden unter einem völligen Laktasemangel. Die Beschwerden zeigen sich schon in den ersten Lebenswochen. Eine lebenslange laktosefreie Diät muss eingehalten werden, damit keine Gehirnschädigungen auftreten.

Nasennebenhöhlenentzündung

Bei einer Nasennebenhöhlenentzündung (Sinusitis) sind die Schleimhäute der Nasennebenhöhlen akut oder chronisch entzündet. Die chronische Form kann sich aus einer akuten Sinusitis entwickeln. Zu den Nasennebenhöhlen zählen die Kieferhöhlen, die Keilbeinhöhlen, die Stirnhöhlen und die Siebbeinzellen.

Ursachen

Die Sinusitis kann von Viren, Bakterien, Pilzen und durch Allergien ausgelöst werden. Sie kann sowohl aus einer normalen Erkältung als auch als Folge einer Mittelohr- oder Mandelentzündung oder einer Allergie entstehen. Aber auch bei anderen Erkrankungen, wie Grippe oder Masern, können die Nasennebenhöhlen in Mitleidenschaft gezogen

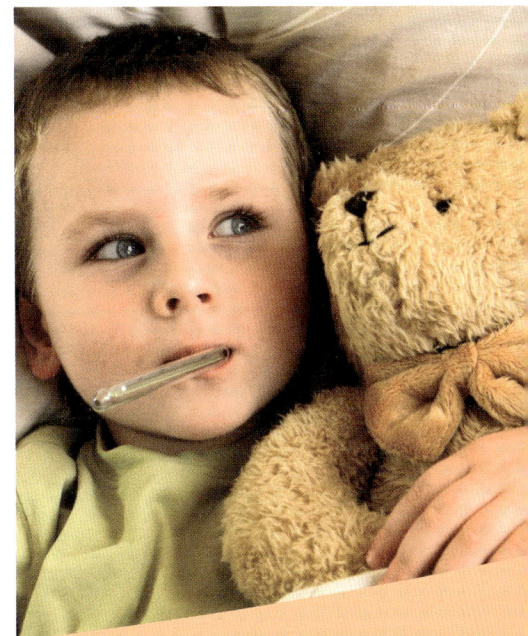

werden. Sie sind mit Schleimhaut ausgekleidet und eng mit der Nase verbunden. Bei einer Infektion breiten sich die Erreger von der Nase in die Nebenhöhlen aus und führen zur Entzündung, durch die die Schleimhäute der Nasennebenhöhlen anschwellen. Durch das Verschließen der Öffnung zur Nase kommt es zu einer Ansammlung von Nasensekret oder Eiter, in dem sich die Keime vermehren können.

Die Siebbeinzellen sind schon bei der Geburt eines Kinds vorhanden und können bereits ab dem zweiten Lebensjahr von Erregern befallen werden. Die weiteren Nasennebenhöhlen entwickeln sich erst im Laufe der Kindheit. Deshalb ist eine Kieferhöhlenentzündung erst ab dem vierten Lebensjahr möglich, eine Stirnhöhlenentzündung ab dem sechsten und eine Infektion der Keilbeinhöhle ab dem achten bis zehnten Lebensjahr.

Symptome

Die Anzeichen einer Nasennebenhöhlenentzündung ähneln denen eines Infekts der oberen Atemwege (s. S. 103 f.). Typisch sind Schnupfen, eine verstopfte Nase und eitrige Flüssigkeit oder zähes Sekret als Nasenausfluss. Beim Bücken, Hüpfen, Husten und Schnäuzen verschlimmern sich die Schmerzen. Das Kind leidet unter Appetitlosigkeit, schlechtem Allgemeinbefinden und Schwächegefühl, wobei die Temperatur etwas erhöht ist.

Je nachdem, welche Höhle betroffen ist, kommen noch lokale Druck- und Kopfschmerzen hinzu: Ein anhaltender Schmerz über den Augen und an den Schläfen weist auf eine Stirnhöhlen- und Siebbeinzellenentzündung hin, Schmerzen im Hinterkopf lassen auf einen Keilbeinhöhleninfekt schließen und Schmerzen unter den Augen oder am Kiefer weisen auf eine Entzündung in der Kieferhöhle hin. Bei Verdacht auf eine Nasennebenhöhlenentzündung sollten Sie mit Ihrem Kind immer zum Arzt gehen!

Das können Sie selbst machen

Achten Sie auf eine gründliche Ausheilung der Sinusitis, um einer Verbreitung der Infektion vorzubeugen.

Eine akute Virussinusitis wird wie eine akute Erkältung behandelt (s. S. 61 ff.). Bei allen Formen der Nasennebenhöhlenentzündung hat sich Wärme bewährt, z. B. durch Infrarotbehandlungen. Auch die Inhalation von Kamillendampf oder Kochsalzlösungen fördert den Heilungsprozess. Kochsalznasentropfen oder Nasenduschen eignen sich zum Abschwellen der Nasenschleimhäute. Ein hilfreicher Tee ist Holunderblütentee, der möglichst warm getrunken wird. Bei einer chronischen Sinusitis helfen Fußbäder mit Senfmehl (z. B. aus dem Reformhaus).Bettruhe ist eine wichtige Unterstützung der Behandlung. Lüften Sie alle Räume, v. a. aber das Schlafzimmer, möglichst häufig, befeuchten Sie die Raumluft und gehen Sie mit dem kranken Kind nicht in die Sonne.

Bei einer chronischen Sinusitis bringt ein täglich dreimaliges Inhalieren mit 20 Gramm Ringelblumentinktur und zehn Gramm Purpursonnenhutkrauttinktur in 0,1 Liter warmer Kochsalzlösung Linderung. Wichtig ist, die Ursache einer chronischen Sinusitis zu finden und zu beseitigen, z. B. eine vergrößerte Rachenmandel. Bei einer eitrigen Nasennebenhöhlenentzündung sind Bakterien beteiligt. Denn es müssen Antibiotika verschrieben werden, um Komplikationen zu vermeiden. Als homöopathische Mittel bewährt haben sich Cinnabaris D3 (bei Eiterung), Hekla Lava D6 und Silicea D12 (bei chronischer Sinusitis) und Kalium bichromicum D4 (bei zähem Sekret) (Dosierung s. S. 234).

Das macht der Arzt
Wenn der Schnupfen sich nach einer Woche nicht bessert oder hohes Fieber dazukommen sollte, muss ärztliche Hilfe gesucht werden. Falls der Arzt eine zusätzliche bakterielle Infektion feststellt (Superinfektion), wird er ein Antibiotikum einsetzen, um Komplikationen zu verhindern. Zusätzlich kann mit schleimlösenden und schmerzlindernden Mitteln die Genesung gefördert werden.

Nesselsucht

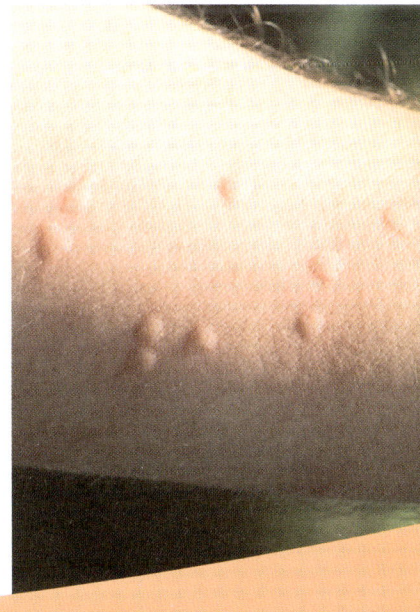

Relativ häufig trill im Kindesalter ein allergischer Hautausschlag auf, der so aussieht, als hätte das Kind gerade eine Brennnessel berührt. Davon leitet sich auch der Name Nesselsucht (Urticaria) für diese Krankheit ab. Die Ursachen der Nesselsucht können, müssen aber nicht allergischer Natur sein. Am besten versuchen Sie durch Beobachtung herauszufinden, auf was Ihr Kind mit dem Ausschlag reagiert hat.

Ursachen
Eine Nesselsucht kann durch allergische Reaktionen auf bestimmte Nahrungsmittel, physikalische Reize, wie extreme Hitze oder Kälte, psychische Faktoren, bestimmte Medikamente, Insektenstiche, virale Infekte, Hautkontakt mit bestimmten Pflanzen oder Tieren, Hausstaub, Schimmelsporen und Infekte mit Viren ausgelöst werden.

Die Beobachtung ist deshalb schwierig, weil die möglichen Verursacher der Nesselsucht, wie Lebensmittel oder Medikamente, oft lange Zeit gut vertragen werden, dann aber, nach Überschreiten einer gewissen Reizschwelle, aus heiterem Himmel den juckenden Hautausschlag auslösen.

Symptome

Die Nesselsucht führt zunächst zu rundlichen, begrenzten, etwas angeschwollenen und geröteten Quaddeln auf der Haut, die plötzlich auftreten, schnell größer werden und jucken. Wie bei intensiver Berührung von Brennnesseln können sich auch weißliche Flecken bilden. Die Quaddeln treten in Gruppen oder einzeln auf und schwellen zu etwa linsengroßen Blasen an. Manchmal dehnt sich der Ausschlag großflächig über den ganzen Körper aus. Die Dauer des schubweise auftretenden Ausschlags schwankt zwischen einigen Minuten und einigen Stunden. Er kann das Allgemeinbefinden Ihres Kindes sehr beeinträchtigen und auch von Fieber, Kopfschmerzen, Gelenkschmerzen sowie Übelkeit begleitet werden.

Das können Sie selbst machen

Mit bewährten Haus- und Naturmitteln ist eine Nesselsucht meist gut zu behandeln.

Zum Stillen des Juckreizes sind die gleichen Maßnahmen zu empfehlen, wie bei Windpocken (s. S. 223 ff.). Das Wichtigste aber ist, die allergischen Stoffe ausfindig zu machen, die als Auslöser infrage kommen. Leichte Formen der Nesselsucht verschwinden von selbst wieder. Als juckreizstillendes Mittel hat sich Lotio alba (aus der Apotheke) zum Auftragen auf die Haut bewährt. Mit kühlenden Umschlägen und Salben können Sie Ihrem Kind Linderung verschaffen. Gut geeignet ist auch ein Umschlag aus abgekühltem Tee aus den Blättern und der Rinde der Roten Erle. Zur Fiebersenkung legen Sie Ihrem Kind kühlende Umschläge oder Wadenwickel an.

Das macht der Arzt

Um den starken Juckreiz zu mindern, kann der Arzt ein Antihistaminikum verschreiben. Wenn die Nesselsucht zu Schwellungen im Bereich der Atemwege führt, kann diese unangenehme aber ansonsten meist harmlose Erkrankung auch gefährlich werden. Wegen der sehr schnell auftretenden Atemnot droht Lebensgefahr. Rufen Sie in diesem Fall also sofort den Notarzt. Bei Fieber über 39 Grad Celsius wird der Arzt paracetamolhaltige Fiebersäfte oder -zäpfchen verschreiben. Zur Beruhigung des Ausschlags kann er Kalzium und in akuten Fällen, besonders bei Atemwegsschwellungen, kortisonhaltige Medikamente verabreichen.

Neugeborenengelbsucht

Etwa 50 Prozent der Neugeborenen entwickeln während der ersten Lebenswoche eine Gelbsucht (Ikterus). Dabei sind die Kinder i. d. R. nicht krank, sondern es handelt sich um eine normale, nicht krankheitsbedingte Erscheinung. Alle Neugeborenen haben eine verminderte Fähigkeit der Leber, das Abbauprodukt der roten Blutkörperchen (Hämoglobin), nämlich den Gallenfarbstoff (Bilirubin), von einer wasserunlöslichen Form in eine über die Nieren ausscheidbare, wasserlösliche Form umzuwandeln. Die erhöhte Bilirubinkonzentration führt zu einer Gelbfärbung der Haut und des Augenweiß.

In diesem Fall muss das Bilirubin durch Bestrahlung mit UV-Licht oder, in schweren Fällen, mit einem Blutaustausch gesenkt werden. Um diese Fälle rechtzeitig zu erkennen, wird die Bilirubinkonzentration durch eine Blutuntersuchung, insbesondere bei Frühgeborenen, bestimmt. Meist verschwindet die Neugeborenengelbsucht, ohne bleibende Schäden zu hinterlassen.

Erfahrungsgemäß ist die Neugeborenengelbsucht ein harmloses Umstellungssymptom, das aber genau beobachtet werden muss.

Ursachen

Eine Neugeborenengelbsucht wird durch ein Stoffwechselprodukt, das Bilirubin, verursacht. Wenn es im Blut des Säuglings über einem bestimmten Wert liegt, führt eine Erhöhung seiner Konzentration zu einer Gelbfärbung des Augenweiß und der Haut. Während der Schwangerschaft wird das Bilirubin über den Mutterkuchen (Plazenta) und über Ihren Körper abgebaut. Nach der Geburt muss das Baby dies selbst tun. Es kommt mit einem Überschuss an roten Blutkörperchen auf die Welt, die es ihm ermöglichen, dass es nach der Geburt den Sauerstoff durch seine Lungen einatmen kann. Die überschüssige Zahl von Blutkörper-

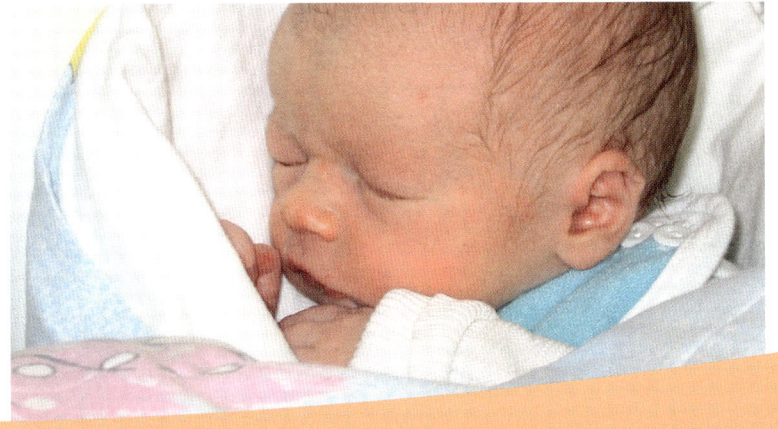

chen wird nicht mehr gebraucht und allmählich abgebaut. Das dabei entstehende gelbe Bilirubin wird über die noch unreife Leber noch nicht vollständig entsorgt und über das Blut im ganzen Körper verteilt, wo es sich dann an bestimmten Stellen im Körper ablagert.

Symptome

Bei fast allen Kindern ist das Bilirubin ab dem zweiten Lebenstag erhöht. Die Neugeborenengelbsucht verursacht, sofern keine Komplikationen auftreten und die Bilirubinkonzentration im für Neugeborene normalen Bereich bleibt, keine Beschwerden. Den Kindern geht es uneingeschränkt gut. Die Gelbfärbung beginnt meist im Gesicht, zuerst das Weiße der Augen, dann die Haut, auch die Schleimhäute, z. B. im Gaumen, können sich verfärben. Bei sehr stark erhöhten Werten besteht (besonders bei Frühgeborenen) das Risiko, dass sich Bilirubin nicht nur in der Haut, sondern auch im Gehirn ablagert und dort schwere Schäden verursacht (Kernikterus). In der weiteren Folge kann dies auch zu einer lebenslangen geistigen Behinderung führen. Die Babys trinken dann nur wenig, sind apathisch, ihre Reflexe funktionieren nur abgeschwächt.

Das können Sie selbst machen

Am natürlichsten ist eine Neugeborenengelbsucht mit „Lichtbädern" am Fenster zu behandeln.

Wenn Sie die gelbe Farbe sehen, sollten Sie auf jeden Fall einen Arzt aufsuchen – sofern Sie nicht ohnehin noch auf der Geburtsstation liegen –, um die Menge des Bilirubins im Blut feststellen zu lassen. Legen Sie, wann immer möglich, Ihr Baby im warmen Zimmer in das durch ein Fenster einfallende Sonnenlicht – das Licht fördert den Abbau von Bilirubin.

Das macht der Arzt

Bleibt der Bilirubinwert unterhalb eines bestimmten Grenzwerts und damit im physiologischen Bereich, ist keine Therapie vonnöten. Wird dieser Grenzwert überschritten, so müssen die Kleinen zur Sicherheit behandelt werden. Dafür gibt es folgende Methoden, die im Krankenhaus durchgeführt werden müssen:

- **Fototherapie:** UV-Licht wandelt das überschüssige Bilirubin in ungiftiges Fotobilirubin um. Dieser Stoff ist wasserlöslich und kann somit über die Nieren ausgeschieden werden und nicht über die Leber. Dazu legt man die Babys nackt und mit einer Binde vor den Augen (diese dient zum Schutz der Augen) unter eine Fototherapielampe. Alternativ dazu gibt es die sogenannte Lichtdecke, die aus lichtleitenden Glasfiberfasern besteht und die Haut des Babys bescheint; dabei wird das Bilirubin in wasserlösliche Formen umgewandelt.

- **Blutaustauschtransfusion:** Diese Methode wird in den seltenen Fällen durchgeführt, in denen der Bilirubingehalt so hoch ist, dass die Fototherapie nicht ausreicht. Dabei wird über eine in die Nabelvene gelegte Kanüle das Blut der Kleinen gegen Blut von Erwachsenen ausgetauscht und so das Bilirubin aus dem Körper des Babys entfernt.

Nach spätestens zehn Tagen hat sich die Leberfunktion optimiert, die Bilirubinwerte normalisieren sich und die Gelbfärbung verschwindet. Auch eine noch größere Menge an Bilirubin im Blut lässt sich gut behandeln und die Gefahr einer Komplikation ist, sofern sie rechtzeitig erkannt wird, gering. Ist eine andere Krankheit Ursache für die Neugeborenengelbsucht, so richten sich die Heilungschancen nach deren Behandelbarkeit.

Neurodermitis

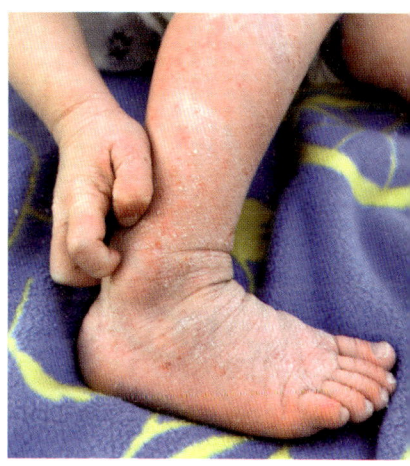

Neurodermitis, die auch als Atopisches Ekzem bezeichnet wird, ist eine der häufigsten chronischen Hauterkrankungen. Im Gegensatz zum Kontaktekzem (s. S. 57) wird Neurodermitis durch innere – also aus dem Körper stammende – Auslöser (endogen) hervorgerufen. Oft beginnt die Neurodermitis schon im Säuglings- oder Kleinkindalter, verschwindet aber bei mehr als der Hälfte der Babys in den ersten zwei Lebensjahren und bei weiteren 20 Prozent der Kinder vor der Pubertät. Es kommt nur selten vor, dass sie sich erst bei Jugendlichen oder Erwachsenen ausbildet oder bis ins Erwachsenenalter bestehen bleibt. Etwa zehn bis 15 Prozent der Kinder sind in unterschiedlich starker Ausprägung davon betroffen.

Ursachen
Auslöser der Neurodermitis sind v. a. Allergene. Viele Kinder mit Neurodermitis entwickeln daher während der Pollensaison einen Ausschlag. Auch bestimmte Nahrungsmittel (z. B. Kuhmilch oder Hühnereier), Kosmetika, Tierhaare, Hausstaubmilben, Pollen, Tabakrauch und Duftstoffe können Schübe auslösen. Wie schon der Name andeutet, kann auch die Psyche bei Neurodermitis eine wichtige Rolle spielen. Die Betroffenen leiden unter den Symptomen, fühlen sich buchstäblich nicht wohl in ihrer Haut und ziehen sich zurück. Seelische Probleme oder Konfliktsituationen können Schübe auslösen oder die Beschwerden erheblich verschlimmern. Mit geduldiger und systematischer Beobachtung wird es möglich sein zu erkennen, welche Faktoren die Neurodermitis auslösen.

Symptome

Bei Säuglingen zeigt sich die Neurodermitis meist als Milchschorf (s. S. 136 f.) mit geröteter und geschuppter Kopfhaut und einem Ausschlag im Gesicht, am Hals und hinter den Ohren. Im zweiten Lebensjahr sind v. a. Kniekehlen, Ellenbeugen, Handgelenke, Hals, manchmal Brust und Rücken, selten die Extremitäten betroffen. Der Juckreiz wird mit der trockeneren Heizungsluft in der kalten Jahreszeit meist noch stärker. Etwa jedes zweite an Neurodermitis erkrankte Kind hat auch Asthma oder allergischen Schnupfen.

Bei einem Krankheitsschub bilden sich unscharf begrenzte, rote und teilweise nässende Flecken. Es entstehen Knötchen, Bläschen und Schuppen, die leicht aufplatzen und nässende Stellen hinterlassen, über denen sich nach einigen Tagen gelbliche Krusten bilden. Die Haut verdickt sich an den Entzündungsherden, sie wird rissig und eitert.

Das können Sie selbst machen

Wie bei allen Allergien ist es das Wichtigste, bekannte Auslöser zu meiden. Dazu ist es ratsam, die Umgebung des Kinds so allergenarm wie möglich zu gestalten. Neurodermitis können u. a. Haustiere, Staubfänger, Aromalampen und blühende Pflanzen auslösen. Rauchen Sie außerdem nicht in Anwesenheit Ihres Kinds, lüften Sie regelmäßig und halten Sie die Raumtemperatur eher kühl. Kratzen verschlimmert die Beschwerden nur: Der Juckreiz verstärkt sich, die Krusten reißen auf und die Haut blutet oder es entstehen chronisch entzündliche Stellen.

Raumluft, Nahrung und Pflege möglichst naturnah zu halten, vermeidet Allergien und Neurodermitis.

Es ist ratsam, das Kind nur ein- bis zweimal die Woche und nicht zu heiß oder zu lange zu baden bzw. zu duschen. Verwenden Sie keine Seife oder parfümierten Schaumbadezusätze, sondern rückfettende Ölbäder. Wenige Tropfen Oliven-, Nachtkerzen-, Mandel- oder Leinöl wirken sehr beruhigend auf die Haut. Rubbeln Sie die Haut nicht ab, sondern trocknen Sie sie durch sanftes Abtupfen. Zum Haarewaschen muss ein sehr mildes Shampoo benutzt werden. Ebenso wichtig ist es, das betroffene Kind nach dem Bad oder der Dusche mit reizarmen Produkten (keine parfümierten Lotionen oder Cremes) gründlich einzucremen. Die Bekleidung sollte aus Baumwolle oder Seide und luftdurchlässig sein. Ziehen Sie Ihr Kind nicht zu warm an. Verzichten Sie auf Weichspüler! Günstig sind ein Aufenthalt am Meer und das Baden in salzhaltigem Wasser. Auch die Ernährung sollte ausgewogen sein. All dies kann Neurodermitisschüben vorbeugen. Folgende homöopathische Mittel sind geeignet: Borax D6 (bei trockener, stark juckender Haut, ängstlichen Kindern), Cardiospermum halicacabum D3 (bei hochrot entzündeter Haut, Juckreiz

v. a. nachts), Kreosotum D12 (bei nässen-
dem, eiterndem und brennendem Ausschlag), Oleander D6 (wenn Stirn-und
Nackenhaar-Grenze betroffen sind sowie der Bereich hinter den Ohren, Juckreiz, Brennen), Sarsaparilla D6 (bei
nässender, geröteter Haut, Bläschen-
bildung, Juckreiz) (Dosierung s. S. 234).

Bei einem nässenden Ekzem wird
Feuchtigkeit angewendet (z. B. feuchte
Umschläge mit Schwarztee oder Zinnkraut) oder eine Schüttelmixtur (Lotio
alba, aus der Apotheke) aufgetragen.
Zink- und teerhaltige Präparate beruhigen die entzündete Haut und lindern
den Juckreiz.

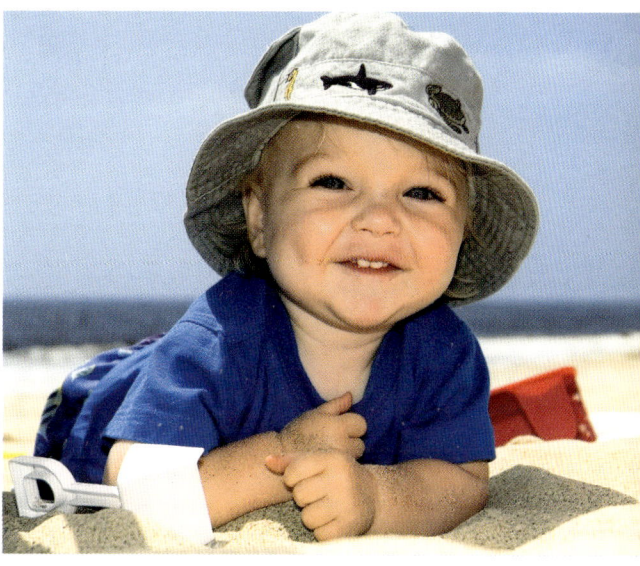

Trockene, verhornte Hautbereiche werden mit halbfetten Cremes, Fettsal-
ben oder, bei starkem Juckreiz, mit harnstoffhaltigen Präparaten, die die
Schuppen ablösen, kuriert. Stark entzündete Hautstellen müssen u. U.
kurzzeitig mit einer niedrig dosierten Kortisoncreme behandelt werden.

Wenn Sie psychische Probleme als Auslöser vermuten, helfen Entspannungstechniken oder eine Psychotherapie, um Schübe zu verhindern
oder möglichst gering zu halten. Für „Risikosäuglinge" wird empfohlen,
sie möglichst sechs Monate oder besser noch länger zu stillen.

Achten Sie darauf, dass die Fingernägel des Kinds immer kurz geschnitten und rund gefeilt sind, da sonst die Gefahr einer bakteriellen Infektion
besteht. Nachts kann man dem Baby oder Kleinkind evtl. dünne Baum-
wollhandschuhe anziehen, um es am Kratzen zu hindern. Für kleine
Kinder gibt es auch spezielle Neurodermitisoveralls mit eingearbeiteten
Handschuhen. Vermeiden Sie Süßigkeiten, Farb- und Konservierungsstoffe sowie Früchte mit hohem Fruchtsäuregehalt (z. B. Tomaten). Versuchen Sie, Situationen zu vermeiden, die Ihr Kind nervös machen. Dazu
gehören auch Fernsehen, Computerspiele, anstrengende Ausflüge oder
Streitigkeiten der Eltern vor dem Kind. Fast jede Veränderung in der
Umgebung des Kinds oder aber auch der Ernährung kann sich ver-
schlimmernd auswirken und sollte möglichst vorher vorsichtig getestet
werden.

**Auch eine geistig-seeli-
sche Reizüberflutung
kann Neurodermitis
auslösen oder verstärken.**

Das macht der Arzt

Suchen Sie in jedem Fall bei Verdacht auf Neurodermitis einen Arzt Ihres Vertrauens auf, der einen individuellen Behandlungsplan aufstellt. Im letzten Jahrzehnt ist die Forschung über die Ursache der Neurodermitis einen großen Schritt weitergekommen. Sicher ist, dass die Erkrankung vererbt wird und dass Menschen mit dieser Veranlagung zu Überempfindlichkeitsreaktionen der Haut/der Schleimhäute und zu Allergien neigen. Diese Erkenntnisse werden in Zukunft mit dazu beitragen, gezielte Behandlungen zu entwickeln.

Heute können nur die Symptome behandelt und Einflussfaktoren reduziert werden. Deshalb ist Vorsicht bei Behandlungsmethoden angebracht, die eine vollständige Heilung versprechen.
Genauso komplex wie die Krankheit selbst ist auch die Therapie. Diese richtet sich nach den Auslösern, der Schwere der Symptome und dem Krankheitsstadium. Die Therapie muss speziell auf Ihr Kind abgestimmt werden und richtet sich jeweils nach dem Erscheinungsbild der Erkrankung.

Ohrenschmerzen

Diagnosetabelle

Art der Ohrenschmerzen	Tritt Fieber auf?	Weitere Begleiterscheinungen	Mögliche Krankheit	Mehr auf Seite
leicht bis mittel, kitzelnd	evtl. leicht	Kitzeln oder Schmerzen im Hals, Schnupfen	Erkältung	61 ff.
stark, evtl. mit Ausfluss	leicht	Halsschmerzen beim Schlucken, druckempfindlicher Ohrknorpel, evtl. Durchfall	Mittelohrentzündung	137 f.
leicht	leicht	geschwollener Hals	Mumps	140 f.
leicht bis mittel	nein	schlechtes Hören, nasale Sprache, Mundatmung v. a. bei Anstrengung, häufige Atemwegsinfekte	Polypen	169 ff.
mittel	mittel bis hoch	starke Halsschmerzen und Schluckbeschwerden, Schnupfen, Kopfschmerzen, Rachen und Gaumenzäpfchen sind stark gerötet, die Mandeln sind geschwollen und ebenfalls entzündet, roter, samtiger Ausschlag, himbeerrote Zunge	Scharlach	182 ff.

Länger andauernde oder immer wieder auftretende Ohrenschmerzen müssen grundsätzlich vom Arzt abgeklärt werden, um die Ursachen zu behandeln oder abzustellen.

Pfeiffersches Drüsenfieber

P

Beim Pfeifferschen Drüsenfieber (infektiöse Mononukleose) handelt es sich um eine akute, gutartige Infektionskrankheit, die vorwiegend das Lymphsystem des Körpers, also z. B. Mandeln, Lymphknoten und die Milz betrifft. Kinder erkranken v. a. im Kindergarten- und im frühen Schul- sowie Jugendalter. Eine Impfung gegen das Pfeiffersche Drüsenfieber gibt es nicht; nach durchgemachter Erkrankung bleibt man jedoch lebenslang immun.

Ursachen
Auslöser der Erkrankung sind Eppstein-Barr-Viren (diese zählen zu den Herpesviren), die in den Rachen eindringen. Sie werden mit dem Speichel übertragen, weshalb die Erkrankung auch „Kusskrankheit" oder „Studentenfieber" genannt wird. Die Übertragungswege sind Tröpfchen- und Kontaktinfektion, z. B. Küssen und Trinken aus einem Glas. Nach einer Ansteckungszeit von einer bis sieben Wochen vermehren sich die Viren in den Mandeln; über die Blutbahn gelangt das Virus in die Lymphknoten, die Leber und die Milz.

Symptome
Beschwerden und Verlauf des Pfeifferschen Drüsenfiebers sind stark altersabhängig und zeigen eine große Variation. Im Säuglings- und Kindesalter verläuft die Erkrankung meistens völlig unbemerkt – wie eine leichte Erkältung – mit Fieber, Bauchbeschwerden, Übelkeit, Erbrechen, Durchfall sowie Husten. Das Pfeiffersche Drüsenfieber tritt jedoch v. a. bei jungen Erwachsenen häufig auf. Die Krankheitsphase beginnt mit einem untypischen Vorstadium. Die Erkrankten klagen zu Beginn oft über Hals- und Kopfschmerzen, Schüttelfrost, Fieber und Schluckbeschwerden sowie Abgeschlagenheit, Müdigkeit und Appetitlosigkeit. Dieser Zustand kann einige Wochen andauern. Im weiteren Verlauf kommt es zu typischen Lymphknotenschwellungen, v. a. im Hals- und Nackenbereich, zu länger anhaltendem Fieber (das oft hoch ist) und evtl. zu einem kurzzeitigen, kleinfleckigen Hautausschlag. Häufig treten durch eine Mandelentzündung (s. S. 130 ff.) mit eitrigen Belägen Schluckbeschwerden auf. Da diese Symptome auch bei zahlreichen anderen Erkrankungen auftreten, ist eine Abgrenzung nicht immer leicht. So zeigen

Wegen seiner Symptome wird das Pfeiffersche Drüsenfieber oft für eine Erkältung gehalten.

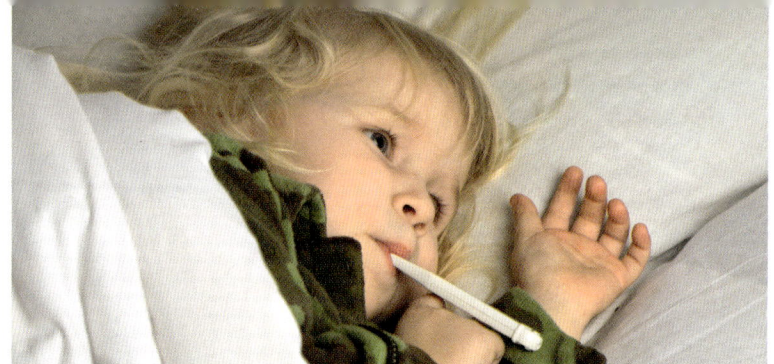

sich bei bakteriellen Halsentzündungen wie Angina tonsillaris (s. S. 130 ff.) oder Diphterie (s. S. 50 f.), aber auch bei Kinderkrankheiten wie Röteln (s. S. 178 f.) und Mumps (s. S. 140 f.), ähnliche Beschwerden. Selten kommt es zu Komplikationen wie z. B. Einreißen der stark geschwollenen Milz, Beteiligung der Leber (Gelbfärbung der Haut), der Nieren oder des Herzens. Nach Abklingen der Erkrankung kann es Wochen, sogar Monate dauern, bis sich Ihr Kind wieder fit fühlt.

Das können Sie selbst machen

Gehen Sie sofort zum Arzt, wenn Sie feststellen, dass Ihr Kind geschwollene Lymphknoten am Hals, in der Achselhöhle oder in der Leistengegend hat. Ebenso, wenn das Kind länger als drei Tage Fieber und Halsschmerzen hat, oder Sie auf den Mandeln eitrige Beläge sehen. Auch wenn Ihr Kind länger anhaltende Schmerzen im linken Oberbauch hat, sollten Sie einen Arzt aufsuchen (Gefahr eines Milzrisses). Ältere Kinder sind stärker beeinträchtigt und sollten im Bett bleiben. Auch bei leichteren Beschwerden ist Ruhe heilsam. Da das Kind wegen der Halsbeschwerden schlecht schlucken kann, sollten Sie ihm v. a. weiche, breiige Kost und kühle Getränke (keine kohlensäurehaltigen Säfte) anbieten. Mundspülungen und Gurgeln mit Kamillelösung sowie Halswickel wirken lindernd.

Mit zunehmendem Alter verläuft das Pfeiffersche Drüsenfieber i. d. R. schwerer.

Eine gezielte Vorbeugung gegen das Pfeiffersche Drüsenfieber ist nicht möglich. Vermeiden Sie den Kontakt zu erkrankten Personen. Dies ist allerdings schwierig, weil die Krankheit im frühen Verlauf kaum von einer normalen Erkältung zu unterscheiden ist. Geeignete homöopathische Mittel, die unterstützend wirken, sind: Apis mellifica D6 (bei geschwollenen Mandeln, vergrößerten Lymphknoten), Chininum arsenicosum D6 (bei Milzvergrößerung), Lachesis D12 (bei geschwollenen Mandeln, Schluckbeschwerden), Mercurius solubilis D12 (bei eitrigen Mandeln, Fieber, Schüttelfrost), Phytolacca americana D6 (bei brennenden Halsschmerzen) (Dosierung s. S. 234).

Das macht der Arzt

Der Arzt sichert die Diagnose durch einen Bluttest; evtl. sind ein Rachenabstrich sowie eine Ultraschallaufnahme des Bauches, um die Vergrößerung von Milz und Leber festzustellen, nötig. Sind Bakterien mit im Spiel, wird er ein Antibiotikum verschreiben. Eine spezielle Therapie des Pfeifferschen Drüsenfiebers gibt es nicht, da die Erkrankung in den meisten Fällen gutartig verläuft.

Pilzerkrankungen der Haut und der Nägel

Pilzinfektionen der Haut werden in erster Linie von Faden- und Hefepilzen (Dermatophyten und Candidapilze) verursacht. Säuglinge sind oft von Soor, z. B. dem Windelsoor (s. S. 168), betroffen. Dieser Ausschlag wird von einem Hefepilz verursacht. Die häufigsten Pilzerkrankungen bei größeren Kindern sind die von Fadenpilzen ausgelösten Fuß-, Nagel- und Hautpilzerkrankungen.

Ursachen

Jeder Mensch hat permanent Kontakt mit Pilzen. Sie sind allgegenwärtig, z. B. in Schwimmbad und in der Sauna, bei Kontakt mit Haustieren oder überall, wo viele Menschen sind. Am „wohlsten" fühlen sich Pilze in einer feuchtwarmen Umgebung. Fußpilz holt man sich meistens durch Barfußlaufen auf Teppichböden, aber auch in Schwimmbädern. Eine Infektion erfolgt aber nur, wenn die Schutzfunktion der Haut durch Aufschürfungen, dauernde Durchfeuchtung oder Durchblutungsstörung geschwächt ist oder wenn begünstigende Faktoren vorliegen, wie im Falle des Fußpilzes ständig feuchte Füße oder luftundurchlässige Schuhe. Auch eine dauerhafte Fehlernährung fördert die Entwicklung von Hautpilzen.

Pilze sind allgegenwärtig. Bei ungünstigen Voraussetzungen kommt es zu Erkrankungen.

Symptome

Je nach Körperregion kann das Aussehen einer Pilzerkrankung sehr unterschiedlich sein. In Bereichen mit normalerweise trockener Haut sind die betroffenen Stellen rot und gereizt. Die Haut bildet Schuppen und es können wunde Flächen, nässende Bläschen und Risse in der Haut entstehen. Diese Krankheitsanzeichen werden meist von starkem Juckreiz begleitet, der das Kind zum Kratzen und damit zu einer weiteren Ausbreitung der Infektion bringt. In feuchteren Bereichen, an den Füßen oder am Po, löst sich die oberste Hautschicht ab, die Haut nässt. Fußpilz tritt v. a. in den Zehenzwischenräumen, an den Fußsohlen und an den äußeren Fußkanten auf. Nicht nur die Haut, sondern auch die Nägel können von Pilzen infiziert werden. Nagelpilz beginnt am freien Rand des Nagels und entwickelt sich zur Nagelmitte hin. Er verursacht eine weißlich-gelbe Verfärbung der Nägel. Durch den Pilzbefall verdicken sich die Nägel und lösen sich von der Nagelplatte ab.

Das können Sie selbst machen

Viel Luft und Sonne für die Haut, die Wäsche und die Räume sind die beste Vorsorge.

Sorgen Sie dafür, dass Ihr Kind keine Socken aus Synthetikfasern trägt, in Baumwollsocken können die Füße besser „atmen". Handtücher und Bekleidung mit Pilzkontakt, meistens die Socken, müssen täglich gewechselt und bei mindestens 60 Grad Celsius gewaschen werden, damit die Pilze abgetötet werden. Lassen Sie das Kind keine engen oder geschlossenen Schuhe tragen. Am besten sind Sandalen oder dass das Kind, wenn möglich, barfuß läuft. Die Schuhe können mit einem antimykotischen Spray behandelt werden. Ein mehrtägiges Lüften und Austrocknen der Schuhe an der Sonne hat sich bewährt. Achten Sie besonders nach einem Besuch im Schwimmbad darauf, dass Ihr Kind sich mit einem frischen Handtuch gut abtrocknet. Die Füße müssen zweimal täglich ohne Seife mit kaltem Wasser gewaschen und gründlich getrocknet werden, um Hautteilchen abzuspülen. Fußbäder mit Kochsalz weichen verhornte Stellen auf, die abgestorbenen Hautschuppen können so entfernt werden. Badezusätze aus Eichenrindenextrakt oder Kaliumpermanganat (aus der Apotheke) helfen, die Haut auszutrocknen. Gegen den Juckreiz helfen Fußbäder, z. B. mit Eichenrinde. Bei Windelsoor helfen Sitzbäder mit Eichenrindenextrakt oder ein Kleiebad. Das Wichtigste ist jedoch, für trockene Haut zu sorgen. Lassen Sie dazu Ihr Baby bei jeder Gelegenheit nackt auf einer Unterlage liegen bzw. krabbeln und laufen. Geeignete homöopathische Mittel: Acidum nitricum D12 (bei brüchigen, deformierten Nägeln, Längsrillen, nässenden Hautstellen mit übel riechendem Sekret), Borax D6 (bei Juckreiz, Schuppung der Haut), Sepia D12 (bei dicklich, gelblich verfärbten Nägeln, Befall der Finger- und

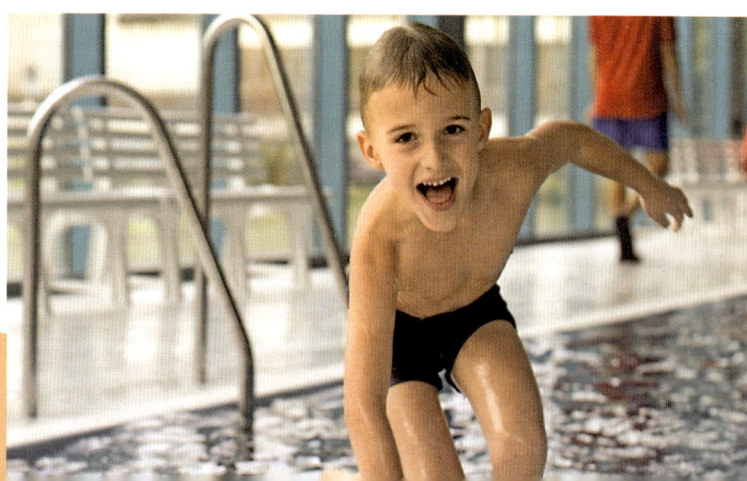

Zehenzwischenräume, des Genitalbereichs, bei runden, geröteten Hautentzündungen, evtl. Bläschen), Silicea D6 (bei weichen, brüchigen Nägeln,
die splittern, bei wunden entzündeten Stellen in den Zehenzwischenräumen), Sulfur D12 (bei Brennen und Juckreiz der Haut, nässenden Stellen),
Thuja D6 (bei weichen, rissigen Nägeln), Graphites D6 (bei abblättern-
den Nägeln, Hautrissen) (Dosierung s. S. 234).

Das macht der Arzt
Wenden Sie sich bei Verdacht auf eine Pilzerkrankung frühzeitig an einen
Hautarzt, denn es gilt, die Krankheit im Frühstadium einzudämmen. Der
Arzt wird bei Verdacht auf Pilzerkrankungen antimykotische Puder oder
Cremes verordnen, die die Pilze abtöten. Bei frühzeitiger Behandlung
verschwindet die Pilzinfektion oft sogar in recht kurzer Zeit.

Polypen

Die Rachenmandeln (Adenoide oder, im Volksmund, Polypen genannt)
liegen am Übergang von der Nasenhöhle zum Rachen an der Rachenhin-
terwand oberhalb des Gaumens. Sie gehören, wie auch die Gaumenmandeln (Tonsillen), zum lymphatischen Rachenring. Sie liegen am Zungengrund rechts und links hinter dem Gaumensegel.

Ursachen
Sowohl die Rachen- als auch die Gaumenmandeln sind v. a. bei Kindern
zwischen dem dritten und siebten Lebensjahr meistens vergrößert. Ein
Grund ist sicherlich, dass die Kinder in diesem Alter vermehrt Infekten im
Nasen-Rachen-Bereich ausgesetzt sind. Daher wird diese Vergrößerung
als Zeichen aktiver Antikörperbildung zum Aufbau der körpereigenen
Abwehr angesehen. Die Vergrößerung der Rachenmandeln wird auch von
anderen Faktoren hervorgerufen. Die Neigung dazu wird wahrscheinlich
vererbt. Mit dem Eintritt in die Schule und den damit oft weniger häufig
auftretenden Infekten verkleinern sich die Rachenmandeln wieder.

Polypen können zu einer Störung der Sprachent-wicklung führen.

Symptome
Da die anatomischen Verhältnisse im Nasen-Rachen-Raum bei Kindergartenkindern sehr beengt sind, können die Rachenmandeln jedoch für
folgende Beschwerden und Erkrankungen verantwortlich sein:
- Durch die behinderte Nasenatmung schnarchen die Kinder häufig und
  atmen durch den Mund. Sie sind deshalb oft unausgeschlafen.
- Ein typischer Gesichtsausdruck mit geöffnetem Mund und vorstehen-
  dem Oberkiefer ist charakteristisch.

- Die Sprache ist nasal.
- Es liegen chronische Entzündungen der Nasenschleimhaut und/oder der Nasennebenhöhlen vor.
- Die Atemluft wird bei der Mundatmung nicht wie bei der Nasenatmung angefeuchtet und gefiltert. Häufige Infekte im Bereich des Bronchialsystems sind die Folge.
- Unmittelbar neben den Rachenmandeln liegt der Eingang zum Mittelohr (Eustachische Röhre, Ohrtrompete). Verlegen die Polypen die Öffnung der Ohrtrompete, so kann das Mittelohr nicht mehr richtig belüftet werden, es entwickelt sich ein Unterdruck, Sekret kann nicht mehr aus dem Mittelohr abfließen, es kommt zu Flüssigkeitsansammlungen hinter dem Trommelfell (Tubenmittelohrkatarrh mit Paukenerguss). Das Kind hat Ohrenschmerzen und hört schlecht. Besteht der Erguss länger als drei Monate, ist er chronisch. Wegen der chronischen Entzündung können Bakterien leichter ins Mittelohr eindringen und immer wiederkehrende Mittelohrentzündungen (s. S. 137 f.) können die Folge sein.

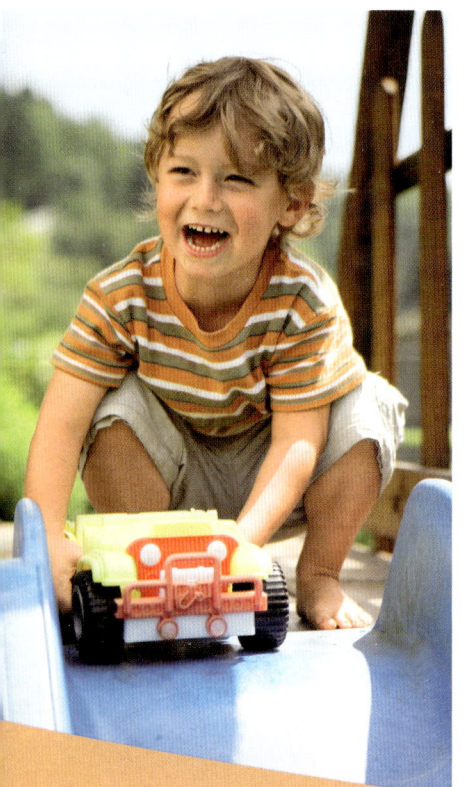

Das können Sie selbst machen

Lassen Sie Ihr Kind so oft wie möglich draußen an der frischen Luft spielen. Dies ist die beste Form der Abhärtung. Auch Wechselduschen stärken die Abwehrkräfte und regen den Blutkreislauf an: Das Kind duscht zuerst so heiß wie es möchte und braust sich dann etwa 30 Sekunden lang von oben bis unten kalt ab. Ebenso effektiv sind ansteigende Fußbäder. Sie erwärmen den Körper, fördern die Durchblutung der Schleimhaut von Nase und Rachen und wehren so Krankheitserreger ab. Füllen Sie eine Wanne oder zwei Eimer mit 37,5 Grad Celsius warmem Wasser. Wenn das Kind seine Füße hineingestellt hat, langsam und vorsichtig mit heißem Wasser nachgießen, bis eine Temperatur von 40 Grad Celsius erreicht ist. Die Füße werden nach acht bis zwölf Minuten für drei Sekunden in ein zweites Gefäß mit kaltem Wasser (18 Grad Celsius) gestellt. Anschließend trocknen Sie die Füße gut ab, ziehen warme Socken an und legen es für 20 Minuten ins Bett. Damit Ihr Kind besser durchatmen kann, helfen Inhalationen und Kopfdampfbäder mit heißem Salzwasser (zwei Teelöffel Salz auf einen Liter Wasser) oder eine Kamillelösung (ein bis zwei Esslöffel Kamillenblüten auf einen Liter heißes Wasser).

Das macht der Arzt

In einigen Fällen können die Beschwerden (nächtliches Schnarchen, Mundatmung, häufige Erkältungen, schlechtes Hören, ständige Mittelohrentzündungen) so belastend sein, dass eine operative Entfernung der vergrößerten Rachenmandeln in Erwägung gezogen werden muss. Ihr Kind sollte zum Operationszeitpunkt jedoch nicht akut erkrankt – z.B. erkältet – sein.

Rachitis

R

Die Rachitis ist im Wesentlichen eine Vitamin-D-Mangelkrankheit. Vorstufen des Vitamin D werden unter dem Einfluss ultravioletter Strahlen des Sonnenlichts in der Haut des Menschen gebildet und in der Leber zum eigentlichen Vitamin D umgewandelt. Dieses spielt eine wichtige Rolle für die Einlagerung der wichtigen Mineralien Kalzium und Phosphor in das Knochensystem. Fehlt das Vitamin D oder bekommt ein Kind zu wenig Sonnenlicht ab, kann es in der Haut nicht in seine wirksame Form umgewandelt werden. Dadurch kann auch kein Kalzium in die Knochen eingelagert werden, wodurch diese weich bleiben und sich bei Belastung verbiegen. Daher ist eine andere Bezeichnung der Rachitis „Knochenerweichung". In der Folge kommt es zu schweren Gelenk- und Knochenverformungen.

Ausreichend Sonne und Vitamin D sind die beste Vorbeugung gegen Rachitis.

Die Bedeutung einer Rachitisprophylaxe bei Säuglingen wird durch das noch immer vorkommende Auftreten dieser Krankheit begründet. Der Vitamin-D-Gehalt von Muttermilch und Kuhmilch ist häufig nicht ausreichend, um den Bedarf zu decken, sodass gebräuchliche Säuglingsnahrung mit Vitamin D angereichert wird. Nach Empfehlungen der Deutschen Gesellschaft für Ernährung e. V. (DGE) wird bei Kindern unter einem Jahr eine tägliche Aufnahme von 10 µg Vitamin D empfohlen, bei größeren Kindern 5 µg.

Ursachen

Die Knochenerweichung kann folgende Ursachen haben: In den meisten Fällen ist der Vitamin-D-Stoffwechsel gestört. Ursachen dafür sind eine mangelnde Zufuhr über die Nahrung, Beeinträchtigung der Nährstoffaufnahme im Magen-Darm-Trakt oder zu wenig Sonnenbestrahlung. Auch bei Nieren- und Lebererkrankungen kann die Bildung von Vitamin D eingeschränkt sein. Eine sehr seltene (vererbliche) Sonderform der Rachitis ist eine Vitamin-D-unabhängige-Störung, die sogenannte Phosphatdiabetes, bei der die Resorption (Aufnahme) von Phospat in der Niere gestört ist.

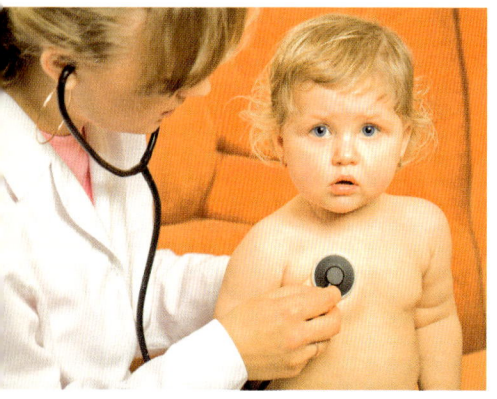

Symptome

Die Erkrankung ist bei Neugeborenen selten. Sie tritt meistens zwischen dem zweiten Lebensmonat und dem Alter von zwei Jahren auf, also in einer Zeitspanne, in der das Kind rasch wächst, und sein Körper einen höheren Anteil an Kalzium und Phosphat benötigt. Bereits im zweiten bis dritten Lebensmonat sind die Kinder unruhig, schreckhaft und schwitzen besonders am Hinterkopf. Ab dem dritten bis vierten Lebensmonat können folgende Krankheitsanzeichen beobachtet werden: Die Kinder haben eine schlaffe Bauchdecke (Froschbauch), Verstopfung, evtl. Krämpfe und es werden Skelettveränderungen sichtbar. Es kommt zu einem verzögerten Verschluss der Schädelnähte oder zur Erweichung der Schädelknochen; an den Rippenenden, nahe dem Brustbein bilden sich Knochenverdickungen (rachitischer Rosenkranz). Des Weiteren sind Verformungen des gesamten Skeletts zu beobachten, insbesondere Verbiegungen der Wirbelsäule (Buckelbildung), Verformung des Brustkorbs (Hühnerbrust), Umformung des Beckens und Verkrümmung der Oberschenkelknochen (O-Beine). Die Zähne brechen verzögert durch, weisen Schmelzdefekte auf und neigen daher leichter zu Karies. In schweren Fällen äußert sich die Rachitis durch Muskelkrämpfe. Außerdem sind die Abwehrkräfte gegen Infektionen herabgesetzt. Rachitische Kinder sind appetitlos, übellaunig, blass und schwitzen am Hinterkopf.

Das können Sie selbst machen

Gehen Sie mit Ihrem Kind regelmäßig an der Sonne spazieren oder lassen Sie es möglichst oft draußen im Kinderwagen schlafen. Bereits eine halbe Stunde (gerne auch länger) im Halbschatten pro Tag von April bis Oktober sorgt für einen ausreichenden Vitamin-D-Spiegel. Achten Sie aber dennoch auf ausreichenden Sonnen- und Kälteschutz (Mütze, Sonnenschutzcreme). Lassen Sie Stirn und Händchen unbedeckt. Setzen Sie das Kind nicht der prallen Sonne aus. Daneben sollte Ihr Kind kalzium- und phosphorhaltige Nahrung erhalten.

Das macht der Arzt

In Deutschland tritt die Rachitis kaum noch auf. Die beste Therapie ist in diesem Fall die Vorbeugung. Im ersten Lebensjahr bekommen die Kinder (sowohl gestillte als auch nicht gestillte) daher Vitamin-D-Tabletten prophylaktisch verordnet. Diese Prophylaxe wird zudem mit einer Kariesprophylaxe (s. Karies S. 101 f.) mit Fluor kombiniert. Die verordneten

Tabletten sind leicht milch- und wasserlöslich und werden täglich verabreicht. Die Einnahme sollte sich über das ganze erste Lebensjahr und bis zum Ende des zweiten Winters erstrecken.

Rheumatische Erkrankungen

Unter dem Sammelbegriff „Rheuma" werden verschiedene schmerzhafte Erkrankungen des Bewegungsapparats zusammengefasst. Die Beschwerden können von den Gelenken, Bändern, Sehnen, Knochen und Muskeln oder anderen Weichteilstrukturen ausgehen. Die Krankheiten, die dahinterstecken, können sehr unterschiedlicher Natur sein. Rheuma kennt keine Altersgrenze: Obwohl die meisten rheumatischen Erkrankungen im Erwachsenenalter beginnen, können schon Säuglinge und Kleinkinder an Rheuma erkranken. Gelenkbeschwerden sind bei Kindern häufig. So klagen etwa fünf bis zehn Prozent der Schulkinder irgendwann einmal über schmerzende Gelenke, ohne dass eine Erkrankung dahintersteckt. Sogenannte „Wachstumsschmerzen" betreffen v. a. die Knie und können manchmal sehr stark sein. Die häufigste rheumatische Erkrankung bei Kindern ist die juvenile rheumatoide Arthritis unbekannter Ursache (lat.: juvenil = kindlich, jugendlich; griech.: idiopathisch = unbekannter Ursache; griech.: Arthritis = Gelenkentzündung). Dabei unterscheidet man die akute und die chronische Form der Arthritis. Der entscheidende Unterschied liegt darin, dass bei den akuten Formen die Gelenkstrukturen erhalten bleiben, während die chronische Entzündung die Gefahr der Gelenkschädigung bis hin zur -zerstörung in sich trägt.

Ursachen

Über die Ursache von Rheuma bei Kindern weiß man noch wenig. Vermutet werden eine ererbte Bereitschaft (Veranlagung), verschiedene Umweltfaktoren, wie z. B. Bakterien (insbesondere Streptokokken), Viren (z. B. Rötelvirus, s. S. 178 f.), aber auch Salmonellen, die Magen-Darm-Infektionen auslösen, sowie Impfungen oder Verletzungen, die zu einer Gelenk- oder Organentzündung führen. Hierher gehört im weiteren Sinne auch die durch Zecken übertragene und durch Borrelien verursachte sogenannte Lyme-Arthritis (s. S. 44 f.). Manchmal können auch seelische Belastungen eine rheumatische Erkrankung auslösen. Beim kindlichen Rheuma werden körpereigene Substanzen von Zellen des Immunsystems angegriffen: Die körpereigene Abwehr richtet sich nicht wie bei Infektionen gegen körperfremde Stoffe, sondern gegen körpereigenes Gewebe, und es kommt in der Folge zu Entzündungen.

Manche Infektionskrankheiten, wie z.B. die Masern, können schwere rheumatische Erkrankungen auslösen.

Symptome

Der Häufigkeit nach stehen die akuten rheumatischen Erkrankungen im Vordergrund. Am häufigsten sind Gelenkentzündungen nach Infektionen. Die akuten rheumatischen Gelenkentzündungen halten oft nur Tage oder wenige Wochen an. Sie können gelegentlich aber auch über Monate oder sogar ein bis zwei Jahre andauern und mehrfach aufflackern. Im Gegensatz zu vielen anderen akuten Erkrankungen können also die akuten rheumatischen Gelenkentzündungen lange Zeit bestehen bleiben und somit leicht mit chronischen Formen verwechselt werden. Die akuten Rheumaformen sind etwa zehnmal häufiger als die chronischen Verläufe. Im Kindesalter beginnt Rheuma manchmal scheinbar ganz harmlos: Das Knie schwillt an, plötzlich tritt Fieber auf und die Gelenke schmerzen. Akute Verläufe sind i.d.R. gut therapierbar und klingen meist folgenlos nach Tagen oder Wochen wieder ab. Aber es gibt auch schwerer verlaufende Erkrankungen, die nicht immer leicht davon abzugrenzen sind.

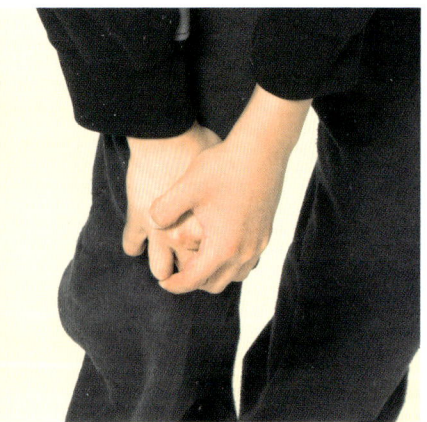

Die chronischen rheumatischen Gelenkentzündungen beginnen meist ohne erkennbare äußere Ursache, aber können manchmal auch durch Infektionen ausgelöst werden. Gelegentlich entwickeln sich die ersten Krankheitsanzeichen so schleichend, dass im Nachhinein der genaue Beginn nicht mehr sicher festgestellt werden kann. Es kommt vor, dass bei manchen Kindern die Erkrankung über Wochen, Monate oder gar Jahre unerkannt bleibt. Der chronische Entzündungsprozess schreitet bei den meisten kindlichen Verlaufsformen nur langsam fort, sodass erste Gelenkschädigungen meist erst nach Monaten oder Jahren auftreten bzw. jedoch durch frühzeitige Therapie oft verhindert werden können.

Man unterscheidet drei Gruppen der juvenilen rheumatischen Arthritis:
- **Oligoarthritis:** Sie beginnt im Kleinkindalter. Nur wenige große Gelenke sind betroffen (eines bis vier Gelenke), am häufigsten Fuß-, Knie-, Hand- und Ellenbogengelenke. Die Gelenkentzündung tritt asymmetrisch auf, d.h., nicht immer sind beide Körperhälften gleichermaßen betroffen. Kleinkinder mit einer Oligoarthritis haben ein sehr hohes Risiko, an einer Entzündung der Augen zu erkranken, der sogenannten Regenbogenhautentzündung. Diese Entzündung verläuft schleichend und mit keinerlei Symptomen (keine Schmerzen, keine Rötung), sodass dies vom Kind nicht bemerkt wird. Wird dies

jedoch nicht erkannt, besteht die Gefahr einer bleibenden Minderung der Sehfähigkeit. Daher ist es außerordentlich wichtig, dass die Augen von einem Augenarzt untersucht werden.

- **Polyarthritis:** Sie kann in jedem Alter auftreten und beginnt meistens schleichend; die typischen Gelenkschwellungen fehlen oft. Befallen sind viele große und kleine Gelenke, überwiegend symmetrisch, d.h., beide Körperhälften sind gleichmäßig betroffen. Auch die Kiefergelenke und die Halswirbelsäule können in Mitleidenschaft gezogen sein.
- **Systemische juvenile rheumatoide Arthritis:** Hier kann der ganze Körper, auch innere Organe, wie z.B. Herz, Milz oder Leber, betroffen sein. Sie beginnt meist schon im Kleinkindalter. Mädchen und Jungen sind gleich häufig betroffen. Typischerweise zeigen sich hohes Fieber, flüchtiger Hautausschlag, besonders während der Fieberphasen, möglicherweise Bauchschmerzen und vergrößerte Lymphknoten (s. S. 127). Herz-, Lungen- und Leberentzündung sind möglich. Muskel- und Gelenkschmerzen stehen zunächst im Vordergrund, ohne dass Gelenkschwellungen zu sehen sind.

Gehen Sie Gelenkbeschwerden konsequent nach. Die Entzündung kann sich auch auf Organe ausbreiten.

Das können Sie selbst machen

Gelenkbeschwerden von Kindern sollten Sie immer ernst nehmen und durch spezialisierte Ärzte abklären lassen.

Achten Sie auf warme Kleidung bei Ihrem Kind, damit es nicht auskühlt. Denn trockene Wärme bringt Linderung. Wichtig ist dabei, dass es sich nicht um Synthetik, sondern um luftdurchlässige Kleidung aus Baumwolle handelt (denn kalter Schweiß führt zu einer Verschlimmerung). Funktionskleidung mit einer atmungsaktiven Membran führt zwar den

Darauf sollten Sie achten:

- Sind die Gelenke des Kinds am Morgen steif?
- Hinkt das Kind, weil es ein Bein nicht belasten will?
- Klagt es über Schmerzen, auch nach dem Aufstehen?
- Sind ein oder mehrere Gelenke geschwollen oder überwärmt?
- Will das Kleinkind plötzlich wieder getragen werden, obwohl es schon laufen kann?
- Hat sich das Greifen verändert?
- Möchte das Kind nur noch weiche Nahrung essen? (Hinweis auf eine Kiefergelenkbeteiligung)

Rheumatoide Arthritis muss frühzeitig und konsequent behandelt werden, um Folgeschäden zu vermeiden.

Schweiß vom Körper nach außen und verhindert durch extrem feine Poren, dass Wasser von außen nach innen gelangt. Der Abtransport von Körperfeuchtigkeit funktioniert allerdings nur, wenn die Außentemperatur mindestens 15 Grad Celsius unterhalb der Temperatur am Körper liegt und es innen deutlich feuchter ist als außen. Lassen Sie Ihr Kind nicht in feuchtkalten Räumen schlafen. Achten Sie darauf, dass es regelmäßig die krankengymnastischen Übungen ausführt. Fragen Sie außerdem Ihren Kinderarzt, welche Sportarten es ausüben darf. Naturheilkundliche Verfahren spielen bei Rheumaerkrankungen lediglich eine unterstützende Rolle, so z. B. Wärme-, Kälte- und Elektrotherapien, die die Durchblutung fördern. Ein warmes Bad mit einem Zusatz von Heublumen wirkt lindernd gegen die Schmerzen. Umstritten ist, ob Homöopathie und Akupunktur eine nachhaltige Wirkung haben. Eine chronische Erkrankung bedeutet auch immer eine psychische Belastung für die Familie. Rat und Hilfe finden Sie bei Selbsthilfegruppen.

Das macht der Arzt

Um eine aussagekräftige Diagnose stellen zu können, müssen daher bei Verdacht auf eine rheumatische Erkrankung im Kindesalter alle Befunde wie ein Puzzlespiel zusammengefügt werden. Das Ausmaß der Gelenkerkrankung kann heute durch effektive diagnostische Verfahren, wie z. B. Ultraschall und Kernspintomographie, früh erkannt werden. Laborbefunde ergänzen oder bestätigen manchmal die klinischen Befunde; allerdings gibt es keinen spezifischen Laborwert für Rheuma bei Kindern und Jugendlichen. Insbesondere der bei rheumakranken Erwachsenen zu findende „Rheumafaktor" ist wenig hilfreich, da er lediglich bei etwa drei bis fünf Prozent der kindlichen Patienten auftritt. Wichtig ist, die Entzündungen frühzeitig und effektiv zu behandeln.

Die eingesetzten Medikamente sollen den Entzündungsprozess stoppen oder zumindest eindämmen, um die Zerstörung der Gelenke aufzuhalten bzw. zu verlangsamen. Eine frühzeitige, konsequente Therapie mit medikamentösen und physikalischen Maßnahmen (Massagen, tägliche Krankengymnastik, Ergotherapie, Kältebehandlung der Gelenke, Bewegungsbad) kann zu einem vollständigen Rückgang der Gelenkentzündungen und der Bewegungseinschränkungen führen. Die Therapie ist aber meist über einen langen Zeitraum erforderlich. Entscheidend für ein positives Langzeitergebnis ist die Behandlung rheumakranker Kinder und Jugendlicher in einem kinderrheumatologischen Zentrum sowie eine gute Zusammenarbeit mit dem Kinder- oder Hausarzt und weiteren wohnortnahen Spezialisten (Augenarzt, Orthopäde, Kieferorthopäde).

Ringelröteln

Die Ringelröteln (Erythema infectiosum) sind eine ansteckende Erkrankung, die v. a. Kinder im Schulalter betrifft. Sie ist weltweit verbreitet und nimmt alle drei bis fünf Jahre zwischen Februar und Juni den Charakter einer Epidemie an. Die Krankheit verläuft i. d. R. harmlos, gefährlich ist sie jedoch für schwangere Frauen, da sie zu einer schweren Blutarmut und entsprechenden Schädigungen des ungeborenen Kinds führen kann. Im schlimmsten Fall kann es zu einer Totgeburt kommen.

Ursachen
Die Ringelröteln werden von einem Virus (Parvovirus B19) verursacht, der durch Tröpfcheninfektion übertragen wird. Die Inkubationszeit beträgt sieben bis 18 Tage. Ansteckungsgefahr besteht schon einige Tage vor Ausbruch des Ausschlags und bis nach dessen Abklingen. Wer die Ringelröteln überstanden hat, ist ein Leben lang dagegen immun.

Symptome
Die unangenehmste Begleiterscheinung ist der Juckreiz, dieser lässt sich aber gut beruhigen. Der Ausschlag beginnt meist im Gesicht, auf den Wangen und auf dem Nasenrücken. Die großfleckige Rötung ist schmetterlingsförmig und zeigt sich symmetrisch auf beiden Gesichtshälften. Binnen einiger Tage greift sie auch auf den Rumpf sowie auf Arme und Beine über. Typisch für den Ausschlag ist, dass er periodisch verblasst und wieder neu aufblüht. Dabei verformt er sich zu Ringen und Girlanden.

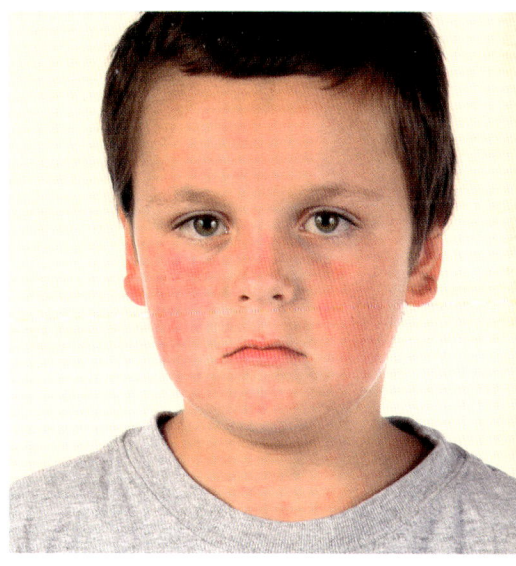

In den meisten Fällen tritt kein Fieber auf. Nach ein bis zwei Wochen sind die Ringelröteln überstanden und der Ausschlag verschwindet. Ringelröteln sind für gesunde Kinder harmlos.

Das können Sie selbst machen
Gegen den Juckreiz hilft Lotio alba, ein Zinkoxyd-Präparat, das flüssig oder als Salbe rezeptfrei in der Apotheke erhältlich ist. Sollte das Kind Fieber haben, muss es im Bett bleiben, bis es ganz fieberfrei ist. Auch wenn nach Ausbruch des Ausschlags vermutlich keine Ansteckungsgefahr besteht, ist es besser, das Kind von schwangeren Frauen fernzuhalten.

Das macht der Arzt

Gegen Ringelröteln kann nicht geimpft werden und es gibt auch keine spezifische Therapie. Um andere Infektionen und die möglicherweise damit verbundenen Komplikationen auszuschließen, sollte der Arzt aber feststellen, ob tatsächlich diese Erkrankung vorliegt. Eine weitere Behandlung ist nicht erforderlich.

Röteln

Röteln (Rubeola, Rubiviren) sind eine für Kinder harmlose Infektionskrankheit, die durch das Rötelvirus hervorgerufen und durch Tröpfcheninfektion übertragen wird. Die Inkubationszeit beträgt zwei bis drei Wochen. Ansteckungsgefahr besteht ab etwa fünf Tagen vor Beginn des Ausschlags und bis sieben Tage nach dem Abklingen. Die überstandene Erkrankung oder eine Impfung – zu der wegen der erheblichen Komplikationsgefahr dringend zu raten ist – führt zu einer lebenslangen Immunisierung.

Die Röteln selbst sind harmlos, die Komplikationsgefahr ist sehr hoch.

Ursachen

Die Viren gelangen über die Atemwege zu den Schleimhäuten und dann in die Lymphknoten. Dort vermehren sie sich weiter, um sich dann im Körper auszubreiten. Zwei bis drei Wochen nach dem Kontakt mit dem Virus treten die ersten Beschwerden auf. Rubiviren werden nur zwischen Menschen übertragen, die Ansteckungsgefahr ist sehr groß. Selbst durch Händeschütteln ist eine Übertragung möglich. Die Ansteckungswahrscheinlichkeit liegt bei etwa 70 Prozent. Besonders heimtückisch ist, dass der Erkrankte schon eine Woche vor dem Ausbruch der Röteln ansteckend ist.

Symptome

Im Vorlauf der Röteln sind gelegentlich grippeähnlichen Symptome wie Schnupfen, Husten und Kopfschmerzen zu beobachten. Die ersten typischen hellroten Punkte treten meist hinter den Ohren auf. Dann breiten sie sich auf Gesicht, Hals, Rumpf, Arme und Beine aus. Die zahlreichen Flecken fließen nicht ineinander. Nach etwa zehn Tagen verschwindet der Ausschlag in der Reihenfolge seines Auftretens wieder. Erst wenn die Krankheit völlig ausgeheilt ist, besteht keine Ansteckungsgefahr mehr. Durch die Röteln schwellen die Lymphknoten auf beiden Seiten im Nacken an, sie schmerzen und sind druckempfindlich. Bei einigen Kindern stellen sich auch leichtes Fieber und Gelenkschmerzen ein. Für nicht gegen Röteln immunisierte schwangere Frauen stellen diese – insbeson-

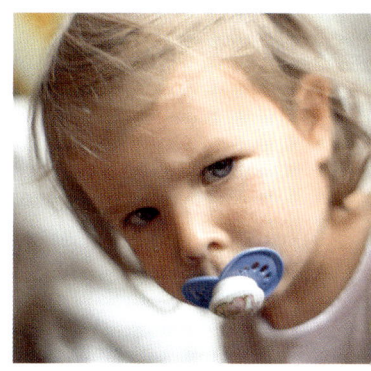

dere in den ersten drei Schwangerschaftsmonaten – ein enormes Risiko dar. Das Virus kann zu schweren Schädigungen des Ungeborenen führen. Blindheit und Taubheit, Herzfehler oder geistige Behinderung können die Folge sein. Die Schwangerschaft kann aber auch mit einer Fehl- oder Totgeburt enden. Mütterliche Beschwerden können dabei völlig fehlen. Eine Rötelimpfung schützt das noch ungeborene Kind. Frauen mit Kinderwunsch, die nicht sicher wissen, ob sie die Röteln gehabt haben, können über eine Blutuntersuchung den Impfschutz feststellen lassen und ggf. nachimpfen. Wie bei allen infektiösen Kinderkrankheiten kann es in seltenen Fällen zu einer Hirnhautentzündung kommen.

Das können Sie selbst machen

Angesichts der mit Röteln verbundenen Risiken sollten Sie nach Absprache mit dem Kinderarzt Ihr Kind frühzeitig impfen lassen. Die Impfung muss im zehnten bis zwölften Lebensjahr aufgefrischt werden. Solange das Kind nicht geimpft ist, empfiehlt es sich, auf Informationen über Rötelinfektionen aus Kindergarten, Schule und Nachbarschaft besonders zu achten. Ein an Röteln erkranktes Kind fühlt sich i. d. R. gut. Es muss aber trotzdem zu Hause bleiben und braucht mehr Ruhe als gewöhnlich, um einem schwereren Krankheitsverlauf vorzubeugen. Wenn es sich schwach fühlt oder Fieber hat, sollte Bettruhe eingehalten werden. Eine strenge Isolierung des Kinds ist nicht nötig. Der Kontakt mit schwangeren Frauen sollte jedoch vermieden werden. Wegen der Ansteckungsgefahr sollte man das Kind also nicht unbedingt zum Einkaufen oder an andere öffentliche Orte mitnehmen. Auch von Kindergarten und Schule sollte es eine Woche bis zehn Tage fernbleiben.

Insbesondere Mädchen sollten vor der Pubertät gegen Röteln immunisiert sein.

Aus der homöopathischen Apotheke helfen Belladonna D6 und Ferrum phosphoricum D6 (bei Fieber), Pulsatilla D6, Apis D6 (bei Hals- und Rachenbeschwerden), Lachesis D12, Phytolacca D6, Barium carbonicum D6, Mercurius solubilis D12 (Dosierung s. S. 234).

Das macht der Arzt

Der Ausschlag ähnelt manchmal dem von Masern oder Scharlach. Deshalb sollte unbedingt eine ärztliche Diagnose erfolgen. Die Erkrankung verläuft meistens harmlos, sodass eine medizinische Behandlung nicht notwendig ist. Wenn das Krankheitsbild nicht eindeutig ist, sollte insbesondere bei Mädchen durch eine Antikörperbestimmung Sicherheit über die Immunisierung gegen Röteln geschaffen werden. Eine Impfung ist der sicherste Schutz vor Röteln.

S

Salmonellose

Die Salmonellose ist eine Infektionskrankheit, die durch Salmonellen ausgelöst wird und sich auf den Darm beschränkt. Besonders kleine Kinder sind von den akuten Durchfällen und Erbrechen wegen des Risikos der Austrocknung gefährdet. Salmonellen sind weltweit verbreitet und gelangen über infizierte tierische Lebensmittel in den Körper. Die Bakterien finden sich ursprünglich bereits in den infizierten Tieren, v. a. in Geflügel. Berüchtigt ist die Salmonellose, weil sie immer wieder in Epidemien auftritt und ganze Kindergärten, aber auch ganze Familien, befällt. Eine überstandene Infektion macht nicht immun. Die Erkrankung ist meldepflichtig.

Ursachen

Erreger der Salmonellose sind Bakterien der Enteritisgruppe (Typhus- und Paratyphusgruppe). Die Ursache einer Salmonellose liegt meist im Verzehr von mit Salmonellen vergifteten Lebensmitteln v. a. Fleisch und Fleischwaren, Rohmilch und Milchprodukte, Eier und aus Eiern hergestellte Produkte, wie beispielsweise Speiseeis und Backwaren. Die Salmonellen können auch durch schlechte hygienische Zubereitung und Verarbeitung, beispielsweise bei Verwendung roher oder nicht genügend erhitzter Eier, in die Lebensmittel gelangen. Auch die zu kurze Erhitzung von Speisen in Mikrowellengeräten birgt Gefahren. Darüber hinaus können rohes Fleisch und nicht ausreichend erhitzte Fleischprodukte wie Rohwurstsorten oder Fleischsalate Infektionsquellen sein. Sehr selten überträgt sich die Krankheit durch den direkten Kontakt mit Salmonellen ausscheidenden Tieren, z. B. Haustiere. Eine direkte oder indirekte Übertragung von Mensch zu Mensch ist am ehesten im Rahmen eines Krankenhausaufenthalts bei besonders geschwächten Patienten oder unter hygienisch ungünstigen Bedingungen zu befürchten. Für den Ausbruch einer Salmonellose müssen sehr viele Erreger in den Körper kommen, da der Magensaft für die säureempfindlichen Keime ein Hindernis darstellt. Kleine Kinder infizieren sich schneller, da sie wenig Magensäure haben. Die Salmonellen dringen in den Darm vor, wo sie sich in der Darmschleimhaut einnisten und Gifte freisetzen. Das Darmgewebe reagiert stark entzündlich und es kommt zu akuten Beschwerden.

Salmonellose ist fast immer eine Folge von unzureichender Lebensmittelhygiene.

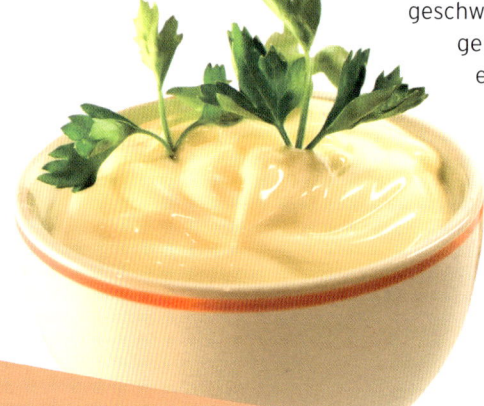

Symptome

Nach einer mittleren Inkubationszeit von 20 bis 24 Stunden beginnt die Erkrankung plötzlich mit Übelkeit, Bauchkrämpfen, Erbrechen und wässrigem Durchfall. Fieber und Kopfschmerzen sind häufig. Bei schwerem Verlauf kann es zu Schüttelfrost, höherem Fieber von 39 bis 40 Grad Celsius und zum Kollaps kommen. Meist halten die Symptome nur ein bis zwei Tage an, nach einer Woche ist die Infektion überstanden. Die Schwere der Erkrankung ist abhängig vom Erregertyp und dem Alter des Patienten. Kinder und ältere Menschen sind am schlimmsten betroffen und von einer schnellen Austrocknung bedroht. Dies zeigt sich an einer trockenen, belegten Zunge, trockener Haut („stehende Hautfalten"), matt wirkenden Augen, niedrigem Blutdruck und Wadenkrämpfen. Problematisch ist die Erkrankung auch für Personen mit geschwächtem Immunsystem. Sehr seltene, späte Komplikationen der Erkrankung können Blutvergiftung (Sepsis), Hirnhautentzündung (Meningitis, s. S. 92 ff.), Lungenentzündung (s. S. 125 ff.) oder eine Knochenmarksentzündung (Osteomyelitis, s. S. 110 ff.) sein.

Das können Sie selbst machen

Salmonellen sind relativ resistent gegen Umwelteinflüsse. Sie sind lebensfähig bei Temperaturen von zehn bis minus 50 Grad Celsius. Die Lagerung von rohen Lebensmitteln, v. a. von Fleisch- und Wurstwaren, Seetieren, Eiern, Cremes und Mayonnaisen, im Kühlschrank bei ca. sieben Grad Celsius verhindert die übermäßige Vermehrung der Bakterien. Eine Lagerung im Tiefkühlfach überleben die Keime. Schütten Sie Auftauflüssigkeit von Geflügel immer gleich in den Ausguss weg (heiß nachspülen), damit sie nicht mit anderen Speisen in Kontakt kommt, denn sie kann Salmonellen enthalten. Alle Gegenstände, auch die Hände, die mit dem Auftauwasser in Berührung gekommen sind, sollten Sie sofort gründlich mit heißem Wasser reinigen. Die Salmonellen werden nämlich erst sicher abgetötet, wenn Lebensmittel für mindestens zehn Minuten bei Temperaturen über 70 Grad Celsius gegart werden. Halten Sie Speisen daher nicht längerfristig warm, also unter 60 Grad Celsius. Beim Kochen mit der Mikrowelle sollten Sie keine zu kurzen Garzeiten wählen, damit die Speisen auch im Inneren ausreichend erhitzt werden. Fertigmahlzeiten sollten Sie immer nur kurz vor dem Verzehr zubereiten. Benutzen Sie kochbare Geschirrtücher, die Sie häufig wechseln sollten. Oberstes Gebot im Umgang mit evtl. kontaminierten Lebensmitteln ist Hygiene (Händewaschen!).

Das macht der Arzt

Die Behandlung richtet sich nach den Symptomen. Die wichtigste Maß-
nahme ist zunächst einmal der Ausgleich des starken Flüssigkeits- und
Mineralverlusts. Diesen sollte das kranke Kind durch reichliches Trinken
kompensieren (mindestens sechs Liter am Tag). Ideal ist eine Glukose-
Elektrolyt-Lösung (2,5 Gramm Speisesoda, 1,5 Gramm Kaliumchlorid,
20 Gramm Traubenzucker in einem Liter abgekochtem Wasser lösen).
Ebenfalls geeignet sind gesüßte Tees und verdünnte Fruchtsäfte. Ist die
Flüssigkeitszufuhr aufgrund starken Brechreizes nicht möglich, sollte eine
Infusionsbehandlung stattfinden. Dies gilt besonders für Säuglinge und
Kleinkinder, da sie schneller austrocknen. Ist der Flüssigkeitsverlust sehr
hoch, ist eine ärztliche Kontrolle des Kreislaufs notwendig. Nach zwei bis
drei Tagen kann das Kind leichte Kost zu sich nehmen, z. B. Zwieback, geriebenen Apfel, Schleim- oder Karottensuppe (leicht gesalzen). Bei schweren Verlaufsformen ist eine Behandlung mit Antibiotika erforderlich.

Scharlach

Besonders Kinder zwischen dem dritten und zehnten Lebensjahr sind
von dieser meldepflichtigen, bakteriellen Infektionskrankheit betroffen.
Jedoch erkrankt nur ein Teil der angesteckten Personen (zehn bis 30
Prozent). Kinder können mehrere Male an Scharlach (Scarlatina) erkranken, da sie im Gegensatz zu den meisten anderen Infektionskrankheiten
nicht zu einer völligen Immunisierung führt. Besonders bei einer Behandlung mit Antibiotika kann der kindliche Organismus nicht ausreichend Antikörper bilden, die vor einer Neuinfektion schützen.

**Scharlach ist eine
meldepflichtige
Krankheit!**

Ursachen

Scharlach wird vom gleichen Bakterientyp (Streptokokken) wie die
eitrige Halsentzündungen ausgelöst (s. S. 80 f.). Es ist zwar eine typische
Kinderkrankheit, aber auch Erwachsene können daran erkranken. Die
Übertragung erfolgt, auch über gesunde Menschen, durch Tröpfchen-
oder Kontaktinfektion.

Symptome

Nach einer kurzen Inkubationszeit von zwei bis fünf Tagen setzen plötzlich die Beschwerden ein: Das Kind hat mäßiges bis hohes Fieber, starke
Halsschmerzen, Schnupfen, Kopfschmerzen und evtl. auch eine Ohren-
entzündung. Der Rachen und das Gaumenzäpfchen sind stark gerötet,
die Mandeln geschwollen und ebenfalls entzündet. Das Kind hat starke
Schluckbeschwerden.

Die zunächst weiß belegte Zunge verfärbt sich nach zwei bis drei Tagen zur sogenannten „Himbeerzunge" oder auch „Erdbeerzunge", die wie mit kleinen Punkten belegt aussieht. Die Lymphknoten am Hals können geschwollen sein. Der typische, an Samt erinnernde Scharlachausschlag zeigt sich am zweiten bis vierten Krankheitstag. Er besteht aus feinen, einzelnen, stecknadelkopfgroßen, dichten roten Flecken, die sich wie Gänsehaut anfühlen. Die flächige Rötung tritt in den Achseln, der Leistengegend und auf der Brust auf. Innerhalb eines Tages kann sie sich über den ganzen Körper ausbreiten. Das Gesicht ist ebenfalls gerötet. Typisch ist, dass nur der Bereich um den Mund herum blass bleibt („Milchbart").

In seltenen Fällen kann der Ausschlag jucken oder auch ganz ausbleiben. Nach ein bis drei Wochen setzt eine Hautschuppung ein und die Haut schält sich am ganzen Körper wie nach einem Sonnenbrand.

Das können Sie selbst machen

Hohes Fieber ist mit Wadenwickeln oder Zäpfchen gut zu behandeln. Geben Sie dem Kind keine feste Nahrung, da sich dadurch die Schluckschmerzen verschlimmern. Gerne wird Ihr Kind kühle und warme, leicht gesüßte Getränke, ebenso Fleischbrühen oder Suppen, aber auch breiige Kost, Mus oder Quarkspeisen annehmen. Die Schluckbeschwerden lassen sich durch Malvenblätter-, Salbeiblätter- und Eibischwurzeltee lindern. Allgemein gilt: viel trinken! Auch über die Zeit des Fiebers hinaus ist konsequente Ruhe und nach Ende des Fiebers eine mindestens drei-

Mit kühlen Getränken und nicht zu warmen Suppen sichern Sie den Flüssigkeitsbedarf Ihres Kindes.

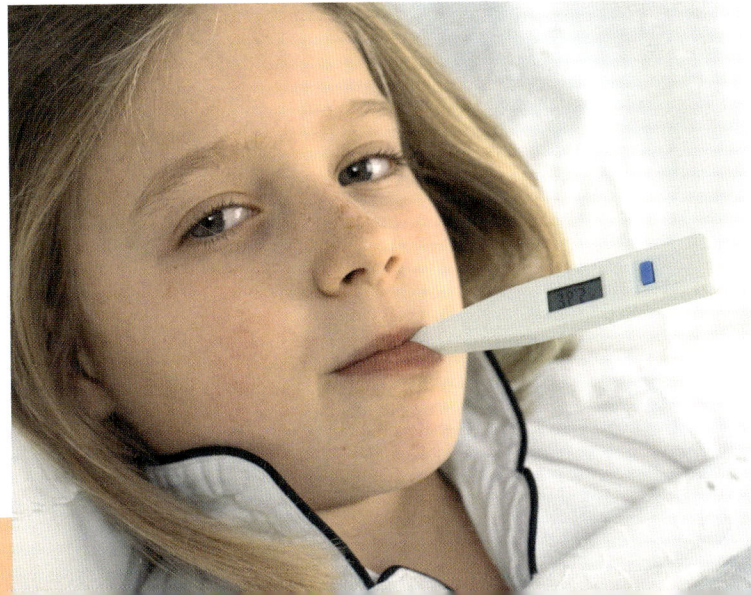

wöchige Schonungszeit zu Hause wichtig. Aus der homöopathischen Apotheke eignen sich Aconitum D30 (bei akutem Fieber gegen Schüttelfrost), Apis mellifica D12 (bei geschwollenen Mandeln), Belladonna D6–D12 (zur Verbesserung des Allgemeinbefindens), Hepar sulfuris D12 (bei starken Halsschmerzen), Lachesis D12 (bei bakteriellem Befall), Mercurius solubilis D12 (bei eitrigen Belägen der Mandeln) sowie Rhus toxicodendron und Sulfur D6 (bei Hautjucken) (Dosierung s. S. 234).

Das macht der Arzt

Ihr Kind sollte bis zum Abklingen der Krankheit ärztlich betreut werden, um Komplikationen zu vermeiden.

Zögern Sie nicht, bei Scharlach einen Arzt hinzuzuziehen, denn die Krankheit kann zu einer Reihe von Komplikationen mit u. U. lebenslangen Folgeschäden führen. Dazu zählen die Herz-Nieren-Entzündung, rheumatische Gelenkbeschwerden, Mittelohr-, Nasennebenhöhlen- und Lymphknotenentzündung.

Eine korrekte Einnahme von Antibiotika muss bezüglich Dosis und Dauer genau nach Vorschrift des Arztes erfolgen. Beim Scharlach kann es schon nach kurzer Zeit oder auch später zu einer erneuten Erkrankung kommen, da der Körper nicht voll immunisiert wird und auch eine Impfung nicht möglich ist.

Scheidenentzündung

Von einer Entzündungen im Bereich der Scheide (Vaginitis) sind Mädchen relativ häufig betroffen, da das noch nicht ausgereifte Genital nur wenig Abwehrmöglichkeiten hat. Sowohl Bakterien als auch Pilze, in seltenen Fällen Viren oder Würmer, können Infektionen auslösen. Aber auch Fremdkörper wie z. B. Murmeln, die beim Spielen in die Scheide gesteckt werden, können eine Entzündung verursachen. Das Tragen der Windeln birgt bei Kleinkindern ein zusätzliches Infektionspotenzial.

Ursachen

Eine der Hauptursachen für Scheideninfekte ist das falsche Abwischen nach dem Stuhlgang, denn auf diese Weise können Darmbakterien als Schmierinfektion in die Scheide regelrecht „hineingewischt" werden. Richtig ist es, immer von vorn nach hinten zu wischen. Eng anliegende Unterwäsche, v. a. aus Synthetik, häufiges Waschen im Genitalbereich, zu ausgedehnte Schaumbäder, Weichspüler oder Sandkörner, die beim Spielen in die Scheide geraten sind, können ebenfalls eine Entzündung hervorrufen. In der Pubertät wird das Scheidenmilieu zunehmend saurer, dadurch können sich Bakterien besser ansiedeln und vermehren.

Symptome

Das Kind klagt über Juckreiz und Brennen im Scheidenbereich. Es reibt sich häufig die Scheide. Die Haut im Genitalbereich ist gerötet und geschwollen und nach einigen Tagen wird möglicherweise ein weißlicher Ausfluss sichtbar. Es bilden sich Pusteln oder Bläschen. Weitere Symptome sind Unterleibsschmerzen, verbunden mit häufigem Wasserlassen, welches meistens mit einem brennenden Schmerz verbunden ist. Die Windeln oder die Unterhosen können einen Geruch wie nach Fisch haben. Dieser wird von Keimen verursacht, die den Urin zersetzen. Der Harnstoff des Urins wird durch die Enzyme der Bakterien zu Ammoniak abgebaut. Das Ammoniak erzeugt nicht nur den unangenehmen Geruch, sondern greift auch massiv die Haut in der vom Urin aufgeweichten Scheiden-, Harnwegs- und „Windelregion" an.

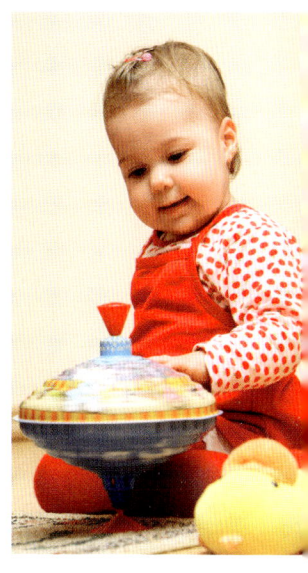

Das können Sie selbst machen

Der beste Schutz gegen Keime im Genitalbereich des Babys sind Trockenheit und frische Luft. Verwenden Sie deshalb zur besseren Belüftung ausreichend große Windeln und wechseln Sie diese, sobald sie nass sind. Besonders ungünstig sind dicht abschließende Plastikwindeln. Lassen Sie Ihr Baby so oft wie möglich ohne Windel laufen. Bei größeren Kindern müssen feuchte Unterhosen regelmäßig gewechselt werden. Völlig ungeeignet ist synthetische Unterwäsche. Bei Mädchen ist eine günstige Sitzposition auf der Toilettenschüssel wichtig, die sogenannte „Skifahrerhocke", mit nach vorn gebeugtem Oberkörper und hochgehobenem Po. Dadurch wird verhindert, dass sich Urin hinter dem Jungfernhäutchen in der Scheide sammelt. Diese Position ist mit einem Fußschemel oder z.B. einem dicken Buch zum Aufsetzen der Füße leichter erreichbar. Nach dem Wasserlassens muss das Mädchen die Scheide mit einem trockenen, weichen Tuch abtupfen. Ein täglicher Wechsel von Handtüchern, Waschlappen und Unterwäsche ist während der Erkrankung selbstverständlich. Bei Mädchen ist eine konsequente Genitalhygiene besonders wichtig: Machen Sie deshalb Ihre Tochter schon zu Beginn der Sauberkeitsphase damit vertraut.

Warme, trockene Füße und ein warmer Unterleib sind die beste Vorbeugung gegen Scheiden- und auch gegen Harnwegsinfekte. Verwenden Sie zum Reinigen der Scheide nur warmes, klares Wasser und keine Seife. Besprühen mit einer Kamillenlösung und anschließendes vorsichtiges Abtupfen ohne zu reiben lindert die Entzündung. Sitzbäder mit Kamille, Apfelessig, Eichenrindenextrakt, Hamamelis, Ringelblumen sowie auch Schachtelhalm- oder Schafgarbentee wirken ebenfalls wundheilend, reinigend und antibakteriell.

Um eine Ausbreitung auf die Harnwege zu vermeiden, muss die Erkrankung konsequent behandelt werden.

Das macht der Arzt

Bei wiederholten Entzündungen muss ausgeschlossen werden, dass der Magen-Darm-Trakt oder die Blase befallen sind. Deshalb untersucht der Arzt auch diese Organe. Sie müssen im Zweifelsfall mitbehandelt werden, um immer wieder neue Infektionen der Scheide zu verhindern. Je nach Art der Infektion wird der Arzt Antibiotika gegen eine bakterielle Scheidenentzündung und Antimykotika gegen eine Pilzinfektion einsetzen.

Scheuermannsche Krankheit

Bei der Scheuermannschen Krankheit (Morbus Scheuermann) handelt es sich um eine in der pubertären Wachstumsphase auftretende Erkrankung der Wirbelsäule. Sie zählt zu den häufigsten Wirbelsäulenveränderungen bei Jugendlichen. Jungen sind davon häufiger betroffen als Mädchen. Schätzungen zufolge erkrankt etwa jedes vierte Kind an der Scheuermannschen Krankheit. Meist ist der Verlauf jedoch so mild, dass die Krankheit, wenn überhaupt, nur zufällig entdeckt wird. Diese wird umgangssprachlich auch als „Lehrlingsbuckel" bezeichnet.

Ursachen

Die genaue Ursache der Erkrankung ist noch unbekannt. Stoffwechselprobleme der Wirbelsäule in der Wachstumsphase, das schnelle Wachstum in der Pubertät sowie eine erbliche Veranlagung spielen eine Rolle. Durch falsche und zu hohe Belastung kann die Krankheit ausgelöst werden.

Symptome

Oft verläuft die Scheuermannsche Krankheit nicht nur beschwerdefrei, sondern auch unerkannt. In ausgeprägten Fällen kommt es durch die Wachstumsstörungen der Wirbelsäule zu Schäden der Knochensubstanz der Wirbelkörper, die sich dadurch zeigt, dass Bandscheibengewebe in den Knochen gelangt. Dabei wird die verbliebene Bandscheibe, die als Puffer zwischen den Wirbeln liegt, immer dünner. Im weiteren Verlauf werden die Wirbel wie Keile verformt (hinten dicker und vorn dünner). Dadurch beugt sich die Wirbelsäule nach vorn und der für diese Krankheit typische Rundrücken entsteht. Mit dem Ende des Wachstums schreitet die Erkrankung auch nicht mehr fort. Die Schäden sind nicht reparabel, auch wenn die Krankheit zum Stillstand gekommen ist. Die Scheuermannsche Krankheit betrifft meist die Brustwirbelsäule, kann aber auch in der Lendenwirbelsäule auftreten. Die ersten Anzeichen sind leichte, meist ziehende Rückenschmerzen (meist im mittleren

Bereich des Rückens) sowie ein Rundrücken. Als Spätfolgen treten Wurzelkompressionen von Nervenwurzeln und Bandscheibenschäden auf. Ist anfangs die Beweglichkeit der Wirbelsäule noch erhalten, kann sie sich im erkrankten Abschnitt versteifen.

Das können Sie selbst machen

Bringen Sie Ihr Kind in jedem Fall wegen seiner „schlechten Haltung" zum Arzt, wenn diese nach einer bestimmten Zeit nicht vergeht. Liegt eine Scheuermannsche Krankheit vor, sollte das Kind in der akuten Phase Sport nur mit großer Vorsicht betreiben, und dieser sollte v. a. der Kräftigung der Haltemuskulatur dienen. Später ist dann, je nach Schwere der ausgebildeten Schäden, normaler Sport möglich. Wichtig: Ihr Kind darf keine Sportarten machen, die die Wirbelsäule stark belasten! Ideale Sportarten sind Schwimmen und Haltungsturnen. Die beste Vorbeugemaßnahme ist ein rückenfreundliches (Alltags-)Leben und gut trainierte Bauch-, Gesäß- und Rückenmuskeln zur Unterstützung der Wirbelsäule.

Eine durch Gymnastik gestärkte Muskulatur ist die beste Vorbeugung.

Achten Sie darauf, dass Ihr Kind nicht schwer trägt oder lange gebückt sitzt. Wichtig ist auch ein ergonomisch richtig eingestellter Schreibtischstuhl. Schlafen in Bauchlage auf harter Matratze ist günstig, da die Wirbelsäule nach hinten gebogen wird. Achten Sie in jedem Fall darauf, dass Ihr Kind die Therapie sorgfältig durchführt.

Das macht der Arzt

Die Diagnose für die Scheuermannsche Krankheit ist das Röntgenbild. In leichteren Fällen ist eine Krankengymnastik oft ausreichend. Ist die Erkrankung ausgeprägter, verordnet der Arzt u. U. ein Stützkorsett, welches die Fehlhaltung der Wirbelsäule korrigieren soll. Chirurgische Eingriffe sind nur ganz selten notwendig. Zu beachten ist auch, dass eine gebeugte Haltung des Kindes auch psychische Ursachen haben kann, die bei der Therapie berücksichtigt werden sollten.

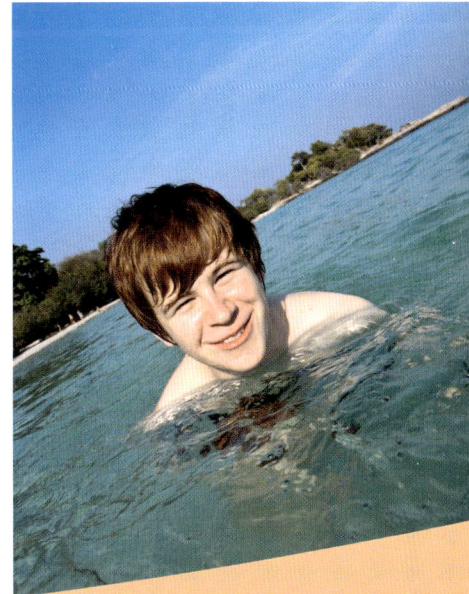

In den meisten Fällen vergeht die Scheuermannsche Krankheit häufig unerkannt und beschwerdefrei von selbst wieder. Bei früher Diagnose sind die Heilungschancen gut. Wird die Krankheit zu spät erkannt, bleibt der Rundrücken bestehen, Rückenschmerzen im Erwachsenenalter können eine Spätfolge sein

Schilddrüsenerkrankungen

Schilddrüsenerkrankungen gehören zu den häufigsten Krankheiten der Hormondrüsen. Die Schilddrüse hat eine wichtige Funktion für unseren Körper, denn sie greift in viele Lebensprozesse ein. Deshalb ist es für die geistige und körperliche Entwicklung eines Kinds so wichtig, dass die Schilddrüse normal funktioniert. Sie produziert bestimmte Hormone (z. B. Thyroxin, Trijodthyronin), deren Hauptbestandteil das Spurenelement Jod ist und die für einen normalen Stoffwechsel mitverantwortlich sind. Bekommt die Schilddrüse nicht genügend Jod, kann sie nicht ausreichend Hormone produzieren. Die häufigste Hormonstörung ist die Schilddrüsenunterfunktion. Ungefähr jedes 3.000. Neugeborene kommt mit einer Schilddrüsenunterfunktion zur Welt. Seltener bei Kindern ist die Schilddrüsenüberfunktion.

Ursachen

Meist ist es der Jodmangel in der Nahrung, der dazu führt, dass sich schon bei kleinen Kindern oder sogar Neugeborenen Schilddrüsenerkrankungen entwickeln. Auch bei Kleinkindern und Jugendlichen ist ein Kropf in 95 Prozent der Fälle auf einen Jodmangel zurückzuführen. Andere Ursachen sind eine Schilddrüsenentzündung (Hashimoto-Thyreoiditis) oder eine Jodfehlverwertung. Letztere ist erblich bedingt. Der Kropf bildet sich in diesem Fall nicht zurück, wenn der Jodmangel ausgeglichen wird. Nur die Gabe von Schilddrüsenhormonen macht das möglich.

Symptome

Die Krankheitssymptome, die durch eine Schilddrüsenerkrankung verursacht werden können, sind individuell sehr unterschiedlich. Sie können sich bei Kindern und Jugendlichen auf vielfältigste Weise äußern. Einige charakteristische Beschwerden sind nachfolgend beschrieben. Eine Schilddrüsenunterfunktion bei Säuglingen äußert sich durch Trinkschwäche, Verstopfung, langsame Bewegungen, verzögerte körperliche und geistige Entwicklung. Bei älteren Kindern sind die Symptome oft wenig charakteristisch, wie z. B. Antriebslosigkeit, Schwäche, Müdigkeit, Übergewicht, verzögerte geistige und körperliche Entwicklung mit Kleinwuchs, Ausbleiben der Pubertät, Klagen über ein Druckgefühl im Hals, zu enger Kragen oder Kleidung sowie Konzentrations- und Aufmerksamkeitsstörungen. In der Schule fällt oft eine Lernschwäche auf. Eine Schilddrüsenüberfunktion hingegen äußert sich bei Säuglingen durch Unruhe, Schreien, Schwitzen, Durchfälle und Gewichtsverlust und dass sie nicht durchschlafen. Kleinkinder haben eine verfrühte Zahnentwicklung,

Achten Sie auf Müdigkeit und Lustlosigkeit.

Wachstumsstörungen, das sogenannte Zappelphilipp-Syndrom (s. ADHS, S. 31 ff.), Ungeschicklichkeit, Wutausbrüche, Bauchschmerzen und Durchfälle. Jugendliche haben ausgeprägte Wachstumsschmerzen, ein gestörtes Knochenwachstum, Hyperaktivität, Konzentrationsstörungen, in der Schule sind sie der „Klassen-Clown", Aggressionen, Schlafstörungen, sie leiden an verstärktem Schwitzen und Gewichtsverlust. Häufig stehen bei betroffenen Kindern die Augen hervor und ein Kropf ist erkennbar.

Das können Sie selbst machen

Der Fötus benötigt ab der zwölften Schwangerschaftswoche und der Säugling während der Stillzeit ausreichend Jod für das Wachstum. Die Jodversorgung muss über die Mutter (Plazenta bzw. Muttermilch) gewährleistet sein. In der Zeit der Pubertät ist der Bedarf an Jod deutlich erhöht. Wissenschaftliche Studien haben gezeigt, dass in dieser Altersgruppe die alleinige Jodsalzvorsorge für die Deckung des erhöhten Jodbedarfs nicht ausreicht. Damit es erst gar nicht zu einem Kropf kommt, empfehlen Ernährungswissenschaftler und Ärzte gerade für Pubertierende Jodidtabletten.

Auch zu viele Schilddrüsenhormone machen krank!

Das macht der Arzt

Anders als noch vor 20 Jahren sind Jodmangelerkrankungen bei Kindern heute eine Seltenheit. Wesentlich häufiger sind heutzutage hingegen autoimmune Schilddrüsenerkrankungen wie die Hashimoto-Thyreoiditis oder Morbus Basedow. Dies ist wichtig zu wissen, weil die Verordnung eines Jodpräparats in diesen Fällen kontraindiziert ist und zu einer Verschlimmerung des Krankheitsverlaufs führt.

Alle Schilddrüsenfehlfunktionen erfordern eine langfristige ärztliche Behandlung.

Die Unterschiedlichkeit der Symptome macht es auch für die behandelnden Ärzte sehr schwierig, die Diagnose zu stellen, sodass es zu Fehldiag-

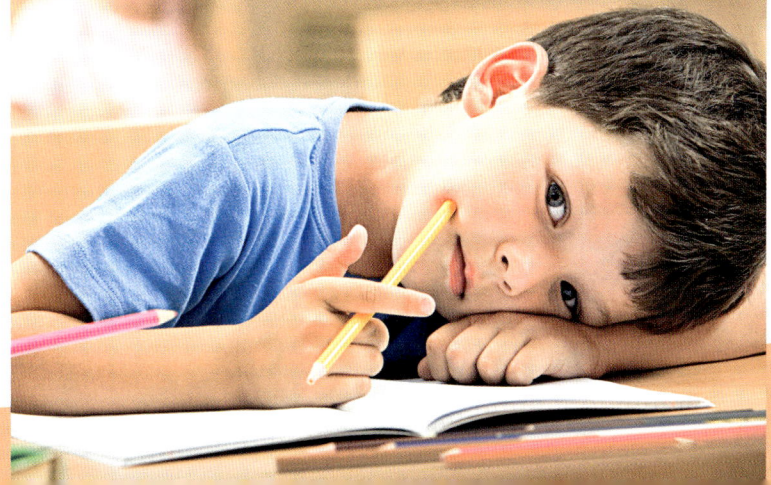

nosen kommen kann. Bei der Schilddrüsenüberfunktion wird oft zunächst an ADHS (s. S. 31 ff.) oder eine Essstörung (Magersucht, Bulimie) gedacht. Bei einer Schilddrüsenunterfunktion wird gelegentlich eine Depression, Faulheit oder mangelnde Intelligenz des Kindes unterstellt. Vermutet der Kinderarzt das Vorliegen einer Schilddrüsenerkrankung, müssen i. d. R. mehrere Untersuchungen durchgeführt werden, bis eine zweifelsfreie Diagnose gestellt werden kann. Dazu zählen eine Hormonuntersuchung, spezielle Blutuntersuchungen sowie evtl. eine Ultraschalluntersuchung der Schilddrüse.

Das Ziel der Behandlung der Schilddrüsenunterfunktion ist, die fehlenden Schilddrüsenhormone durch die tägliche (meist lebenslang erforderliche) Gabe eines synthetisch hergestellten Schilddrüsenhormonpräparats auszugleichen. Hierbei ist Geduld wichtig, denn zur besseren Verträglichkeit sollte mit einer niedrigen Dosis angefangen und diese nur langsam über mehrere Wochen bzw. Monate in kleinen Schritten gesteigert werden. Da bei Kindern der Schilddrüsenhormonbedarf mit dem Älterwerden ansteigt, sind Kontrolluntersuchungen und Anpassungen der Medikamentendosis aber immer wieder notwendig. Eine verstärkte Schilddrüsenüberfunktion kann auch bei Kindern mit Medikamenten, den sogenannten Thyreostatika („Schilddrüsenblocker"), behandelt werden. Aufgrund der Nebenwirkungen dieser Medikamente sollte die Behandlung aber nicht länger als zwei bis drei Jahre durchgeführt und regelmäßig durch einen Schilddrüsenspezialisten kontrolliert werden.

Führt diese Behandlung nicht zum gewünschten Erfolg, kommen die operative Schilddrüsenentfernung oder eine Radiojodtherapie in Betracht. Bei Kindern sollten hier Vor- und Nachteile aber besonders sorgfältig gegeneinander abgewogen werden.

Schlafprobleme

Gesunder Schlaf – gesundes Kind!

Schlafprobleme sind weit verbreitet – nicht nur bei Säuglingen, sondern auch bei Kleinkindern. Mindestens eins von fünf Vorschulkindern zeigt gravierende und oft langwierige Schlafprobleme. Die Hälfte bis drei Viertel aller Kleinkinder weisen zumindest eine Weile Schlafschwierigkeiten auf. Diese bessern sich meist mit zunehmendem Alter, schließlich müssen sie erst ihren Biorhythmus für den Schlaf finden. Während es manche Kinder gibt, die schon mit einem oder zwei Monaten durchschlafen, gibt es Kinder, die das Durchschlafen erst mit einem halben Jahr lernen.

Wenn Kinder Schlafprobleme haben, ist das oft eine große Belastung für die ganze Familie. Zudem braucht jeder Mensch, egal ob groß oder klein, ausreichend Schlaf, um den Tag gut zu meistern und seine Aufgaben mit Power und Elan zu erledigen.

Und Kinder brauchen den nächtlichen Schlaf sogar noch viel mehr, denn er ist für die geistige und körperliche Entwicklung enorm wichtig. Schlafstörungen wirken sich auch auf das Befinden des Kinds am nächsten Tag aus: Stimmungsschwankungen, Quengeligkeit, motorische Unruhe und Konzentrationsstörungen treten vielfach bei Kindern auf, die mit Schlafproblemen zu tun haben. Außerdem können Schlafprobleme, wenn sie über Monate oder sogar Jahre hinweg bestehen, die psychische und körperliche Entwicklung beeinträchtigen.

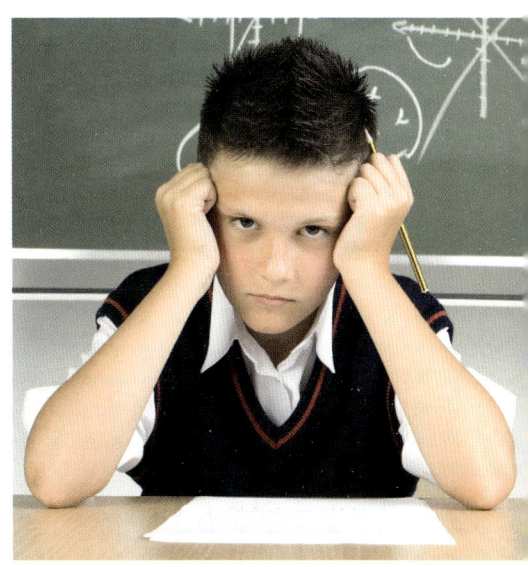

Unterschieden werden zwei Formen kindlicher Schlafstörungen:
• Einschlafstörungen
• Durchschlafstörungen

Probleme mit einem Baby
Die ersten Wochen mit einem Baby sind sehr anstrengend, teilweise gibt es auch noch schwerwiegende Probleme für die Dauer von sechs Mona-

Schlafzeiten von Kindern
Meistens wird das Schlafbedürfnis von Kindern überschätzt.
Die folgende Auflistung zeigt die durchschnittliche Schlafdauer.
Allerdings hat jedes Kind ein ganz individuelles Schlafbedürfnis!
Bis zu 3 Monaten: 16-18 Stunden
4-5 Monaten: 14-15 Stunden
6-12 Monaten: 13 Stunden
1-4 Jahren: 12 Stunden
5-6 Jahren: 11,5 Stunden
7-9 Jahren: 11 Stunden
10-11 Jahre: 10,5 Stunden
12-13 Jahre: 10 Stunden
14-16 Jahre: 9 Stunden

ten bis zu einem Jahr. Erst ab dem zweiten Monat entwickelt sich das Kind allmählich zum Nachtschläfer, da es seinen kindlichen Biorhythmus an den Auf- und Untergang der Sonne anpasst. Außerdem verwerten Säuglinge die Nahrung in den ersten Monaten so schnell, dass sie alle zwei bis vier Stunden wieder Hunger haben. Frühgeborene Kinder tun sich häufig noch schwerer mit dem Durchschlafen und die Eltern müssen noch mehr Geduld aufbringen. Neugeborene schlafen durchschnittlich etwa 16 Stunden täglich, mit sechs Monaten schläft das Baby durchschnittlich schon elf von 14 Stunden in der Nacht. Da es nur schwer ist, den Rhythmus des Babys zu verändern und ein Trainieren des Durchschlafens seinen Grundbedürfnissen nicht entsprechen würde, hilft es manchmal, sich an das Baby anzupassen und immer auch ein bisschen nachzuhelfen.

Das können Sie selbst machen: Säuglinge lassen sich am besten immer noch mit gleichmäßigen und rhythmischen Berührungen oder Bewegungen beruhigen: streicheln, schaukeln, saugen an der Brust oder der Flasche, am Betttuch etc. Aber auch Licht, Ton und Wärme verfehlen nicht ihre Wirkung. Spielt man sehr jungen Kindern die Herztöne der Mutter vor, so kann man eine außerordentliche beruhigende Wirkung beobachten. Kombiniert man die verschiedenen Beruhigungsmethoden, so erreicht man einen größeren Effekt. Ein Beispiel wäre: Lied vorsingen, Licht anlassen, das Kind schaukeln. Für das Zubettbringen sollten Sie sich Zeit nehmen. Das Kind darf nicht durch zu viel Lärm gestört werden. Ziehen Sie die letzte Mahlzeit abends so weit wie möglich hinaus und stillen Sie das Baby oder geben Sie ihm die Flasche, wenn Sie selbst schlafen gehen. So sind Ihnen mehr Stunden Schlaf gegönnt als sonst. Nicht vorteilhaft ist es, wenn es beim Stillen einschläft, da es so nicht lernen kann, von selbst einzuschlafen. Spätere Probleme lassen dann nicht lange auf sich warten. Wenn das Baby nachts unruhig wird, nehmen Sie es nicht gleich hoch, sondern sprechen Sie z.B. leise mit ihm. So bekommt es die Möglichkeit, sich selbst zu beruhigen. Wechseln Sie die Windel nachts nur, wenn es unbedingt nötig ist, z.B. wenn das Baby einen wunden Po hat oder wegen einer nassen Windel schreit.

Viel frische Luft und eine harmonische, reizarme Atmosphäre bringen gesunden Schlaf.

Einschlafstörungen

Fast alle Kinder haben irgendwann einmal Probleme mit dem Einschlafen. Diese kommen im dritten bis vierten Lebensjahr vor, wenn dem Kind zunehmend bewusster wird, dass es eine ganz individuelle Persönlichkeit darstellt und von Mutter und Vater getrennt ist. Dieses Gefühl des Getrenntseins von den Eltern löst Ängste bei den Kindern aus. Beson-

Sicherer Schlaf für Ihr Baby

Im Zusammenhang mit dem Schlaf von Säuglingen sollte auch kurz auf den plötzlichen Kindstod eingegangen werden. Die wichtigsten Maßnahmen zur Vorbeugung sind: Rückenlage des Säuglings beim Schlafen (v. a. in den ersten sechs Monaten), später Seitenlage (keine Bauchlage!). Vermeiden Sie alles, was während des Schlafs zu einer Überwärmung des Babys führen könnte (s. S. 196). Ein warmer Raum oder zu viel Bettzeug werden ebenfalls als Auslöser des plötzlichen Kindstods angesehen. Anzeichen dafür, dass Ihrem Baby zu heiß sein könnte, sind Schwitzen, feuchte Haare, Hitzepickel, schnelle Atmung und Fieber. Fühlen Sie den Bauch oder Nacken, um zu überprüfen, ob dem Baby zu heiß oder zu kalt ist. Benutzen Sie als Bettzeug ein Laken, eine dünne, flache Zudecke und eine Baumwolldecke. Die Decke können Sie wegnehmen, wenn dem Baby zu warm ist, und eine dazulegen, wenn es friert. Stecken Sie diese gut fest, um zu verhindern, dass sie dem Baby über den Kopf rutscht. Legen Sie Ihr Baby immer auf eine feste, flache Matratze, ohne Kissen, Daunendecke oder Schaffell darunter. Legen Sie keine Stofftiere oder anderen Spielsachen in die Wiege. Wasserbetten, Sitzsäcke und andere weiche Untergründe bieten kaum Sicherheit. Rauchen Sie nicht in der Schwangerschaft und lassen Sie auch niemand anderes in der Nähe Ihres Babys rauchen. Denn Frauen, die in der Schwangerschaft rauchen, erhöhen damit das Risiko Ihres Babys für den plötzlichen Kindstod. Neuere Studien fanden heraus, dass das Risiko um das Zehnfache steigt, wenn das Kind dem Rauch ausgesetzt ist. Stillen Sie, wenn es irgendwie geht. Einige Studien zeigen, dass Stillen das Risiko senkt. Dabei wird davon ausgegangen, dass Sie mindestens drei Monate voll stillen. Darüber hinaus hat dies unbestreitbare gesundheitliche Vorteile für Ihr Kind.

ders Einzelkinder fühlen sich abends abgeschoben, wenn sie ins Bett geschickt werden. Häufiger sind sie jedoch bei Kindern ab sechs Jahren. Diese Kinder gehen zwar ohne Probleme ins Bett, fürchten sich aber in der Dunkelheit ihres Bettes, wobei Ereignisse (ein aufregender Tag) und Konflikte des Alltags (Ängstlichkeit, Unruhe) als Ursachen eine bedeutsame Rolle spielen. Auch Vorfreude stört die Schlafbereitschaft. Besonders in fremder Umgebung und bei ungelösten Alltagssorgen wälzen sich die Kinder unruhig und ängstlich im Bett und haben die wildesten Fantasien. Manchmal kann die Angst übermächtig werden.

Es ist aber auch möglich, dass das Kind ganz einfach noch nicht müde ist. Dann ist es hilfreich, den Mittagsschlaf zu streichen und für mehr Bewegung an der frischen Luft zu sorgen. Nicht vergessen sollte man, dass das Zubettgehen immer auch mit einem Abschied von den Eltern verbunden ist, was gerade den kleineren Kindern Probleme bereitet. Kinder meinen, etwas zu verpassen, wenn sie ins Bett müssen. Im Unterschied zu Erwachsenen schlafen Kinder erst dann ein, wenn sie vom Schlaf buchstäblich überwältigt werden!

Das können Sie selbst machen: Nehmen Sie die Ängste Ihres Kinds ernst. Nur wenn Eltern ihre Ängste beachten und gelassen damit umgehen, finden die Kinder die Sicherheit, die sie für gesunden Schlaf brauchen. Es mag zwar manchmal so aussehen, aber: Kinder mit Einschlafstörungen wollen ihre Eltern nicht ärgern oder gar täuschen. Ihre Angst ist real und unmittelbar. Zwingen Sie das Kind auf keinen Fall mit harten Worten zum Schlaf. Denn der Schlaf ist ein spontanes und mit dem Willen nicht steuerbares Verhalten. Es ist sehr wichtig, dass die Kinder mit ihrer Schlafumgebung vertraut sind, denn nur wenn sie sich sicher fühlen, können sie angstfrei schlafen. Sie fühlen sich geborgen, wenn z. B. ein Licht im Flur brennt, die Tür zum Kinderzimmer offen steht oder angelehnt ist, Stofftiere, eine Puppe, oder was ihnen immer lieb ist, im Kinderbett sind und sie in den Schlaf begleiten. Auch leises Reden der Eltern aus dem Nebenzimmer vermittelt ihnen Vertrautheit. Auch eine dämmrige Nachtlampe im Kinderzimmer kann hilfreich sein. Kindern ab vier Jahren kann man eine eigene Taschenlampe neben das Bett legen, die ein Gefühl der Sicherheit vermittelt, denn fast alle Kinder fürchten sich vor der Dunkelheit. Besprechen Sie vor dem Zubettgehen noch einmal den vergangenen Tag: Ist etwas passiert, was das Kind belastet? Gibt es noch etwas, das es erklärt haben möchte? Hat Ihr Kind Sorgen oder Kummer, so helfen körperliche Berührungen sehr gut: Nehmen Sie es in den Arm und streicheln Sie es. Hilfreich ist, auf schöne und erfreuliche Ereignisse des nächsten Tags einzugehen. Bei über sechs Jahre alten Kindern bietet es sich an, gemeinsam mit diesem ein Entspannungsverfahren zu erlernen, das bei vielen Volkshochschulen angeboten wird. Gut geeignet sind Autogenes Training und die Progressive Muskelentspannung nach Jacobson. Wenn Sie merken, dass die Schlafprobleme tiefer liegen, sollten Sie unbedingt einen Kinderarzt aufsuchen.

Angst ist eine destruktive Kraft, sie macht langfristig krank.

Durchschlafstörungen

Als sehr beunruhigend erleben manche Eltern bestimmte Durchschlafprobleme, die ihnen in der Tat einen gehörigen Schrecken einjagen können. Sie sind i. A. ziemlich harmlos und vergehen nach einer gewissen Zeit wieder. Folgende vier Arten von episodischen Durchschlafproblemen können bei Kindern gelegentlich auftreten:

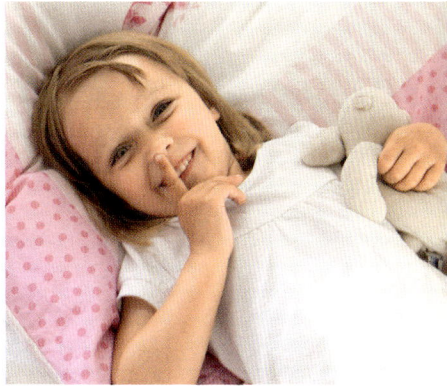

- Schlafwandeln (s. S. 195)
- Angstattacken (s. S. 196 f.)
- Albträume (s. S. 225 ff.)
- Bettnässen (s. S. 37 f.)

Schlafwandeln tritt am häufigsten im Alter von vier bis acht Jahren auf, oft bei Kindern, die in jüngeren Jahren im Schlaf gesprochen haben. Diese Kinder neigen dazu, mitten in der Nacht aufzustehen und scheinbar ziellos im Haus herumzuirren. Doch, obwohl sie sich im Schlafzustand befinden, tun sie durchaus logische und folgerichtige Dinge, z. B. ziehen sie sich vor einem nächtlichen Spaziergang eine Jacke oder sogar Schuhe an, bevor sie das Haus verlassen. Das Schlafwandeln ist i. d. R. harmlos, allerdings können bei den nächtlichen Ausflügen Unfallgefahren lauern. Wenn Ihr Kind zum Schlafwandeln neigt, achten Sie darauf, dass alle Fenster, Wohnungs- und Balkontüren gut verschlossen sind. Nützlich kann es auch sein, an der Kinderzimmertür ein kleines Glöckchen anzubringen, das Sie in der Nacht darauf aufmerksam macht, wenn Ihr Kind aufsteht. Es hat wenig Sinn, das Kind am nächsten Morgen auf seine gefährlichen Wanderungen aufmerksam zu machen oder es vor dem nächsten Spaziergang warnen zu wollen. Das löst u. U. nur zusätzlich Ängste aus. Es erinnert sich an nichts und ist in diesem Zustand auch nur schwer aufzuwecken. Meist genügt es, das Kind sanft an die Hand zu nehmen und mit beruhigenden Worten zu seinem Bett zurückzubegleiten – allerdings mit großer Behutsamkeit, denn Schlafwandler wehren sich, wenn man sie aufhalten will. Wenn Ihr Kind zu solchen Ausflügen neigt, treffen Sie entsprechende Vorkehrungen. Sichern Sie die Fenster und schließen die Haustür ab. In den meisten Fällen lässt das Schlafwandeln mit zunehmendem Alter nach und verliert sich bis zur Pubertät ganz. Sollte Ihr Kind regelmäßig schlafwandeln, ist es ratsam, von einem Kinderarzt abklären zu lassen, dass es sich wirklich um Schlafwandeln und nicht um ein Anfallsleiden handelt. Schlafwandeln kann in Kombination mit einem Nachtschreck (s. S. 196) oder auch allein auftreten.

Entwicklungsschübe können zu vorübergehenden Schlafstörungen führen.

Vermeiden Sie eine Reizüberflutung im Tagesablauf. Das Unterbewusstsein arbeitet auch nachts!

Nächtliche Angstattacken zählen für Eltern zu den beunruhigendsten Schlafstörungen. Der Pavor nocturnus, u. a. auch Nachtschreck oder Angstschreck genannt, gehört zu den häufigsten Aufwachstörungen im Kindesalter. Er tritt am häufigsten im Alter von zwei bis sechs Jahren auf, meist in den ersten zwei bis drei Stunden nach dem Einschlafen. Um es gleich vorwegzusagen: Er ist völlig harmlos und hat nichts mit Albträumen (s. S. 22 ff.) zu tun. Auch fügt er Ihrem Kind weder einen körperlichen noch einen seelischen Schaden zu. Eine solche Angstattacke kündigt sich durch einen markerschütternden Schrei des Kinds an, dann weint es. Die Eltern finden ein zutiefst erschreckt und verängstigt wirkendes, heftig atmendes und mit rasendem Puls in seinem Bettchen sitzendes Kind vor, das mit leerem Blick und manchmal schwitzend unverständliche Worte stammelt. Manchmal schlägt oder tritt es um sich, stößt die Eltern weg und scheint vor irgendetwas weglaufen zu wollen. Und dann, nach einigen Minuten, ist plötzlich alles vorbei. Der Schreck weicht aus dem Gesicht des Kinds und es schläft rasch wieder ein. Am nächsten Morgen kann es sich an nichts erinnern. Auch wenn es anders aussieht: Das Kind ist nicht wach und lässt sich auch nur schwer aufwecken. Versuchen Sie es auch gar nicht, weil es Ihrem Kind nicht hilft. Es mag sich herzlos anhören, aber es hat nur wenig Sinn, das Kind beruhigen zu wollen. Es wird sich gegen körperlichen Kontakt sogar wehren. Das einzige, was Sie tun können, ist zu vermeiden, dass es sich selbst verletzt. Entfernen Sie spitze und gefährliche Gegenstände und legen Sie ein paar Kissen in das Bett, bis die Angstattacke vorbei ist. Meistens hält ein Nachtschreck nur wenige Minuten an, manchmal jedoch bis zu einer halben Stunde. Doch selbst, wenn eine solche Attacke

Ein gesundes Schlafklima

Die Temperatur im Schlafzimmer sollte nicht zu hoch sein: 16 bis 18 Grad Celsius maximal. Wenn möglich, kippen Sie das Fenster, damit frische Luft ins Zimmer kommt. Es ist wichtig, dass eine ausreichende Luftfeuchtigkeit im Raum vorhanden ist: Helfen Sie notfalls mit feuchten Handtüchern oder Verdampfern auf der Heizung nach. Achten Sie darauf, dass das Kind tagsüber genügend Bewegung an der frischen Luft bekommt. Es sollte mindestens ein bis zwei Stunden jeden Tag im Freien spielen. Die Schlafbekleidung sollte aus Baumwolle bestehen. Die Mahlzeit abends darf nicht zu reichlich ausfallen. Kohlensäure führt zu Blähungen, worauf Sie Rücksicht nehmen sollten.

mehrmals in der Woche auftritt, ist sie kein Hinweis auf eine gefährliche Krankheit oder eine psychische Störung. Bei Schulkindern kann sie in seltenen Fällen im Zusammenhang mit seelischen Konflikten auftreten. Sollten die nächtlichen Angstattacken im sechsten oder siebten Lebensjahr noch auftreten, suchen Sie den Rat eines Kinderarztes, dieser sollte mögliche Ursachen abklären.

So klappt das Schlafengehen:

- Belegen Sie das Zubettgehen niemals als Strafe, denn sonst assoziiert es das Kind mit etwas Unerfreulichem und will nicht mehr ins Bett gehen.
- Gestalten Sie das Bett als „Ruheinsel", die das Kind mit einer positiven Einstellung verbindet. Nämlich: Es hat Zeit für sich, liegt im Bettchen und schaut Bilderbücher an, hört Musik oder spielt. Über diesen spielerischen Umgang lässt sich leicht Entspannung erreichen.
- Üben Sie keinen Zeitdruck („Jetzt schlaf endlich, es ist schon so spät!") aus. Der Druck lastet auf dem Kind und es kann keinen Schlaf finden.
- Insbesondere Kleinkinder haben oft Schwierigkeiten, die vielen Eindrücke des Tages zu verarbeiten und entspannt einzuschlafen. Es ist daher wichtig, dass sie immer zu einer festgelegten Uhrzeit ins Bett gehen und diese sich nicht ständig ändert. Halten Sie daher feste Schlafzeiten (ggf. auch für den Mittagsschlaf) ein und sorgen Sie für die konsequente Einhaltung dieser Zeiten.
- Es ist kein Geheimnis mehr, dass abendliche Zubettgehrituale die besten Einschlafhilfen sind. Hiermit ist gemeint, dass jeden Abend vor dem Schlafengehen die gleichen Dinge in genau der gleichen Reihenfolge erledigt werden: Zuerst das Badezimmer, dann eine Geschichte erzählen oder vorlesen, beten, ein Lied vorsingen, zudecken und ein Gute-Nacht-Kuss u. Ä. Dieses immer wiederkehrende Muster entspannt die Kinder und nach und nach bekommen sie die nötige Ruhe und Sicherheit. Ausnahmen bei besonderen Gelegenheiten (z. B. Geburtstag des Geschwisterkinds, Weihnachten etc.) sind natürlich gestattet.
- Kümmern Sie sich vor dem Zubettgehen persönlich um das Kind – Fernsehen und Videofilme sind kein Ersatz für persönliche Zuneigung und regen es zudem wieder unnötig auf. Wenn Ihr Kind bereits fernsehen darf, dann ist es gerade bei Klein- und Kindergartenkindern wichtig, dass Sie als Eltern auch das Programm gemeinsam anschauen. Und auch für Bücher und Computerspiele gilt: unbedingt die Altersangaben beachten!

Das Zubettgehen sollte kein „Müssen", sondern ein „Dürfen" sein.

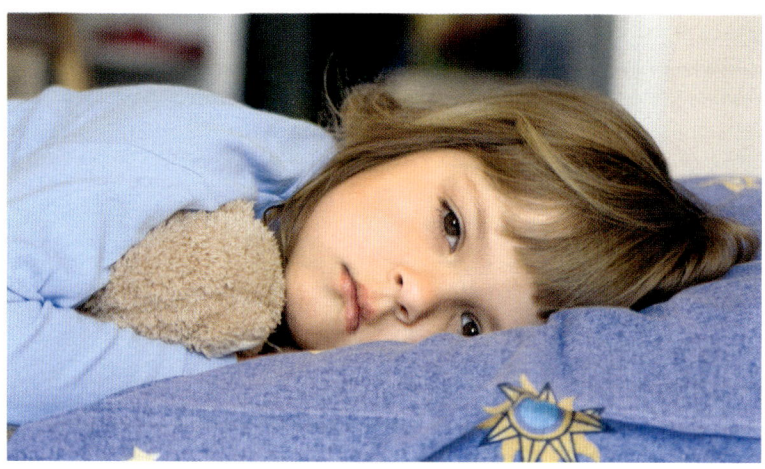

Es ist ein offenes Geheimnis, dass viele Eltern ihre Kinder mit ins Elternbett nehmen. Dies kann sehr erleichternd für die Mutter sein, etwa beim
nächtlichen Stillen. Die Mehrzahl aller kleinen Kinder schläft sowieso am
liebsten im Elternbett, denn hier fühlen sie sich am wohlsten. Die meisten Eltern nehmen das hin, sind aber der Meinung, dass es eigentlich
nicht richtig ist, schämen sich ein bisschen dafür, weshalb auch nicht
gerne darüber gesprochen wird. Einigen Eltern macht es jedoch überhaupt nichts aus, wenn die Kinder die ganze Nacht bei ihnen im Bett
schlafen. Im Gegenteil: Sie genießen es und finden es sehr gemütlich.
Erfahrungsgemäß gehen die Kinder irgendwann von selbst in ihr eigenes
Bett. Für die Qualität des Schlafs spielt es keine Rolle, ob das Kind allein,
mit Geschwistern oder Eltern in einem Raum bzw. einem Bett schläft.
Das alles kann grundsätzlich gut funktionieren. Vielmehr ist wichtig, ob
das Kind einen festen Schlaf-wach-Rhythmus hat, der einen erholsamen
Schlaf am Tag und in der Nacht garantiert.

In einer Atmosphäre der Geborgenheit schlafen wir alle am besten!

Schuppenflechte

Die Schuppenflechte (Psoriasis) ist eine entzündliche Erkrankung der
Haut, die schubweise verläuft. Sie ist nicht ansteckend und verläuft
meistens chronisch, d. h. sie besteht lebenslang. Sie ist bei Babys und
Kleinkindern eine sehr seltene Krankheit. Häufig zeigt sich die Erkrankung bei Kindern und Jugendlichen erstmals während der Pubertät,
zwischen dem zehnten und dem 25. Lebensjahr und umfasst die schweren Formen der Schuppenflechte.

Ursachen

Obwohl sich die medizinische Forschung in den letzten Jahren intensiv mit der Krankheitsentstehung der Schuppenflechte beschäftigt hat, sind die genauen Ursachen noch unklar. Man geht heute davon aus, dass mehrere Faktoren zusammenspielen (multifaktoriell). Sie kommt familiär gehäuft vor, d.h. die Neigung zur Psoriasis wird genetisch weitergegeben. Die Veranlagung ist in bestimmten Genen vorhanden und wird von Generation zu Generation vererbt, ohne dass jedoch die Erkrankung immer zum Ausbruch kommen muss. Sind beide Eltern betroffen, ist das Risiko für die Kinder größer (60 Prozent), als wenn nur ein Elternteil erkrankt ist (25 Prozent). Ob, wie stark oder bei wem sich die Erkrankung äußert, ist individuell unterschiedlich.

Neben der Veranlagung spielt das Immunsystem eine zentrale Rolle. Psoriasis zählt zu den sogenannten Autoimmunerkrankungen, d.h. das körpereigene Abwehrsystem, dessen Aufgabe es ist, den Körper vor gefährlichen Krankheitserregern zu schützen, richtet sich irrtümlich gegen körpereigene Zellen. Eine Schlüsselfunktion kommt dabei den T-Zellen, einer Gruppe der weißen Blutkörperchen, zu. Sie sind gewissermaßen die Schutztruppe des Immunsystems und bekämpfen Viren, Bakterien, Pilze oder andere Fremdkörper. Ist ein Eindringling aufgespürt, rufen sie mit biochemischen Signalen weitere T-Zellen herbei, um den „Feind" zu bekämpfen. Bei Psoriasis „irren" sich diese T-Zellen und wenden sich gegen den eigenen Körper. Übermäßig viele T-Zellen werden in den Lymphknoten aktiviert, die über die Blutbahn bis in die äußeren Hautschichten wandern und dort Botenstoffe bzw. Entzündungsfaktoren ausschütten. Diese Botenstoffe sorgen für eine beschleunigte Reifung der Hautzellen (Keratinozyten), die sich nun auf der Hautoberfläche anhäufen und die typischen Schuppen bilden.

Psoriasis: Die Haut „dreht durch".

Damit die Schuppenflechte ausbricht, sind meist zusätzlich auslösende Faktoren notwendig, allein oder in Kombination. Das können direkte Einwirkungen auf die Haut sein, wie eine Verletzung, ständige mechanische Reize, wie z.B. von einer Armbanduhr, einem Gürtel oder eng anliegender, scheuernder Kleidung, Hautentzündungen durch Viren (z.B. Herpes, s. S. 88 f.), Bakterien oder Pilze, zu häufiges und zu intensives Reinigen der Haut, aber auch von der Haut unabhängige bakterielle Infekte – bei Kindern und Jugendlichen v.a. die Mandelentzündung (s. S. 130 ff.). Auch Stoffwechselstörungen, Hormonschwankungen oder bestimmte Medikamente wie Betablocker, Lithium, ACE-Hemmer oder das Malariamittel Chloroquin kommen als Auslöser in Betracht. Nicht zu

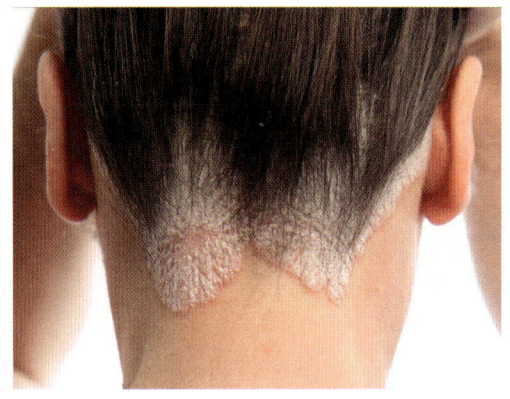

vergessen sind Alkohol und psychischer Stress. Die Psoriasis kann aber auch plötzlich und ohne ersichtlichen Grund auftreten.

Symptome

Eine Psoriasis äußert sich in rot-entzündlichen Hautveränderungen (Exantheme), die herdförmig scharf begrenzt sind und eine silbrig-weiße Schuppung haben. Der Herdrand ist rot und von der gesunden Haut scharf abgegrenzt – ein optischer Unterschied zur Neurodermitis. Die Rötung beruht auf einer Entzündung der Haut, die Schuppen kommen durch eine beschleunigte Neubildung der obersten Hautschicht (Epidermis) zustande. In der gesunden Haut wird die obere Epidermisschicht etwa alle 28 Tage erneuert. Solange brauchen die Hautzellen, bis sie an die Oberfläche gewandert sind. Bei der Psoriasis ist dieser Prozess der Zellerneuerung gestört und mit einem Zyklus von ca. vier Tagen extrem verkürzt. Die Hauterneuerung findet wie im Eiltempo statt. Das hat Folgen: Die Zellen können nicht richtig reifen und keine fest zusammenhängende, schützende Hornschicht bilden. Stattdessen entstehen verstärkt Schuppen und gerötete Herde unreifer Hautschichten (Plaques), die Haut entzündet sich, trocknet aus und ist leichter verletzbar.

Schuppenflechte ist nicht ansteckend

Auch wenn die Schuppenflechte nicht ansteckend ist, reagieren viele Mitmenschen aus Unkenntnis oft den Betroffenen gegenüber ablehnend. Diese ständige Stigmatisierung beeinflusst die Lebensqualität der Kinder nicht unerheblich. Nicht selten ziehen sie sich zurück. Gerade Heranwachsenden fällt es äußerst schwer, mit einer Hautkrankheit zu leben, die sie nicht verstecken können. Sie schämen sich, werden gehänselt, versäumen die Schule, gehen oft nicht mehr aus dem Haus, treiben keinen Sport und wissen nicht, wie sie Freunde und Partner finden sollen, die sich nicht vor ihnen ekeln. Sehr wichtig ist, dass Sie als Eltern das Selbstbewusstsein Ihres Kindes stärken, damit es trotzdem die Kontakte zu seinen Freunden pflegt. Hilfreich ist auch die Kontaktaufnahme zu anderen betroffenen Kindern und deren Eltern sowie zu Selbsthilfegruppen.

Zu Beginn sind noch nicht viele Schuppen sichtbar und die Herde sind lediglich stark gerötet. Zuerst treten auch nur kleinere Flecken auf. In der akuten Phase jucken und brennen die betroffenen Stellen. Die Flecken können nach Wochen oder Monaten von selbst wieder verschwinden. Bei etwa zwei Drittel der Erkrankten ist die Schuppenflechte jedoch chronisch-stationär. Das heißt sie verschwindet nie wieder ganz. Am häufigsten sind die Streckseiten der Extremitäten, wie Ellbogen, Knie, Kreuzbeinregion und der behaarte Kopf betroffen. Psoriasisherde an diesen Stellen jucken meist nicht, heilen dafür aber kaum oder nur sehr langsam ab. Im Prinzip können Psoriasisherde aber an jeder Hautstelle vorkommen.

Bei Kindern ist die exanthemische Form der Krankheit häufig, die plötzlich, z. B. nach einer Infektion mit Streptokokkenbakterien, auftritt. Die Herde verteilen sich über die gesamte Hautoberfläche, sind unterschiedlich groß, können sich vergrößern und ineinanderfließen. Oft fehlen auch die typischen Schuppen, sodass die Erkrankung mit einer Infektion verwechselt wird. Im Gegensatz zu Erwachsenen wird bei Kindern auch oft das Gesicht befallen. Daneben gibt es relativ seltene Formen, bei denen die Entzündungsreaktion der Haut so stark ist, dass sich Pusteln bilden. Die Psoriasis kann sich auch an Nägeln in Form von gelblichen Verfärbungen und Verdickungen (Nagelpsoriasis) und an Gelenken (Psoriasisarthritis) zeigen.

Auch Stress und Reizüberflutung stimulieren die Psoriasis.

Selten treten auch spontane Abheilungen auf – jedoch können im Laufe des Lebens jederzeit erneute Schübe einsetzen. Beschwerdefreie Intervalle können Monate bis Jahre dauern. Typisch ist eine Besserung oder Abheilung im Sommer (durch den Einfluss von Sonnenlicht und Baden) und Rückfälle im Winter.

Das können Sie selbst machen

Hautkranke Kinder verlangen viel Aufmerksamkeit, Pflege und Geduld. Oft genug leiden das Familienleben und die Partnerschaft darunter. Potenzielle Mütter oder Väter müssen damit rechnen, dass das Leben mit einem psoriatischen Kind sie viel Kraft kostet. Wenn Ihr Kind unter Schuppenflechte leidet, sollten Sie darauf achten, jegliche Reizung der Haut zu vermeiden, um keine Verschlechterung herbeizuführen. Sehr wichtig ist die Hautpflege: Verwenden Sie milde Shampoos, Duschgels und Badezusätze oder rückfettende Pflegebäder und vergessen Sie nicht das Eincremen der Haut nach dem Bad. Bislang wurde noch kein eindeutiger Zusammenhang zwischen der Ernährung und einer Verschlechterung der Schuppenflechte gefunden. Diätmaßnahmen sind bei der Schuppenflechte wirkungslos. Häufige naturheilkundliche Verfahren sind Entspannungsverfahren wie autogenes Training, Progressive Muskelentspannung nach Jacobson sowie Wasseranwendungen nach Kneipp. Kuren am Toten Meer in Israel sind wegen des hohen Salzgehalts sehr wirkungsvoll. Meersalz für Bäder (ca. 150 Gramm auf ein Vollbad) sind eine günstige Alternative für die Winterzeit.

Achten Sie außerdem auf weite, luftdurchlässige Kleidung, um ein Kratzen auf der Haut zu vermeiden. Wichtig: Selbstverständlich werden Sie als Eltern darauf achten, dass Ihr Kind möglichst nicht negativ gestresst wird, da sich dadurch die Beschwerden verschlimmern können. Naturheilkundliche Therapieansätze können die konventionellen Verfahren begleiten und die Nebenwirkungen erheblich verringern. Hier bieten sich v. a. Kleiebäder (bei Juckreiz) und Auflagen mit Heilerde an.

Tipps zur Hautpflege

Da die psoriatische Haut leicht austrocknet, ist eine sorgfältige Hautpflege sehr wichtig. Dazu gibt es verschiedene medizinische Pflegeserien in der Apotheke. Grundsätzlich gilt aber der Grundsatz: Weniger ist mehr – das Kind seltener und dann möglichst nur kurz lauwarm duschen oder waschen. Kinder und v. a. Säuglinge werden heutzutage zu oft gebadet. Dadurch trocknet die Haut aus. Zum Trocknen das Kind abtupfen, nicht abrubbeln. Reinigungs- und Pflegemittel für Erwachsene enthalten oft Zusatzstoffe, die die kindliche Haut reizen. Sie zerstören die natürliche Fettschutzschicht und die Haut verlangt nach künstlichem Ersatz. Synthetische Seifen (alkalifreie Syndets) bleiben länger an der Haut haften und entfetten stärker. Deshalb: Meiden Sie alle schäumenden Reinigungsmittel. Wasser, evtl. mit einigen Tropfen Olivenöl vermischt, reicht meist völlig aus. Generell gilt: Für Ölbäder nur neutrale oder stark rückfettende Waschlotionen ohne Farb- oder Duftstoffe verwenden. Zur Pflege der trockenen Haut bieten sich Wasser-in-Öl-Emulsionen und reichhaltige harnstoffhaltige Produkte an. Durch hoch konzentrierten Harnstoff wird die Verbindung zwischen Schmutzteilchen und Haut unterbrochen. Der natürliche Feuchthaltefaktor dringt rasch in die Haut ein und befähigt sie, mehr Wasser zu binden. Der körpereigene Lipidfilm bleibt intakt. Für die Haarwäsche sind medizinische oder milde Shampoos geeignet.

Das macht der Arzt

Bei Kindern ist es schwer, eine Psoriasis festzustellen, weil die betroffenen Stellen oft nur rot sind und die typische Schuppung fehlt. Gerade in diesem Alter ist man anfällig für sehr unterschiedliche Hauterscheinungen. Psoriasis kann bei der Diagnose leicht mit Milchschorf, Windeldermatitis, seborrhoischem Ekzem, Austrocknungsekzem, aber auch Neurodermitis, Pilzerkrankungen oder Allergien verwechselt werden. Die medikamentöse Therapie der Psoriasis wird bei Kindern nur in extremen Ausnahmefällen eingesetzt. Der Therapieschwerpunkt liegt in der äußeren Behandlung der Schuppung und Entzündung der Haut. Um die Schuppen aufzuweichen und vor der Behandlung zu entfernen, werden äußerlich Hornhaut aufweichende Wirkstoffe wie z. B. Harnstoff (bei Kleinkindern) oder Salizylsäure (ein Stoff aus der Weidenrinde) in Cremes oder Salben bei älteren Kindern aufgetragen. Zum Einsatz kommen Wirkstoffe, die die überschießende Teilung der Hautzellen hemmen, z. B. Dithranol. Dies zählt zu den ältesten Medikamente in der Therapie der Psoriasis. Dithranolsalben hemmen die vermehrte Zellteilung und sollten nur auf Psoriasisherde gegeben werden, da die gesunde Haut durch das Mittel sehr stark gereizt wird. Der Wirkstoff darf deshalb auch nicht in die Augen und auf die Schleimhäute geraten. Dithranol hat die Eigenschaft, alles braun zu verfärben, mit dem es in Kontakt gerät – die Haut, die Kleidung, die Badewanne. Diese Verfärbungen sind harmlos, jedoch ärgerlich. Es gibt Salben mit einer höheren Dithranoldosis, die nur wenige Minuten auf der Haut bleiben und dann abgewaschen werden (Minutentherapie). Langzeitbehandlungen, bei denen Dithranol zwölf bis 24 Stunden auf die Haut einwirkt, sollten nur in Kliniken durchgeführt werden. Ebenso können Cremes mit Fumarsäure helfen. Vitamin-D-Präparate sowie Bestrahlungen mit einem bestimmten Ultraviolettlicht (PUVA-Bestrahlung) werden wegen der möglichen Nebenwirkungen bei Kindern nur selten eingesetzt. Kortisonsalben sind stark entzündungshemmend. Sie sind jedoch nicht für die Langzeittherapie geeignet, da sie die Haut sonst sehr dünn und leicht verletzbar machen. Bei Kindern sollten kortisonhaltige Produkte nur zurückhaltend verwendet werden. Ein plötzliches Absetzen kann zum schnellen Aufblühen der abgeheilten Herde führen.

Vermeiden Sie Experimente, fragen Sie den Facharzt.

Sehstörungen

Der kindliche Sehsinn ist zum Zeitpunkt der Geburt zwar vollständig angelegt, aber noch nicht voll entwickelt. Die Nervenbahnen, die die Augen mit der Schaltzentrale Gehirn verbinden, sind noch nicht ausge-

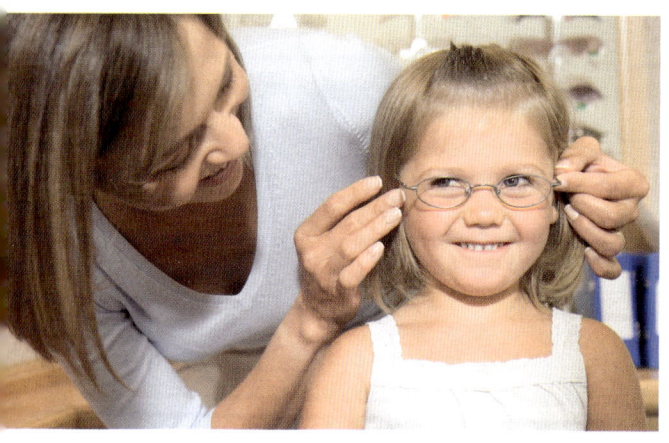

reift. Diese Reifung findet in den ersten sieben Lebensjahren durch den ständigen Gebrauch der Augen beim normalen, alltäglichen Sehen statt und führt zu einem vollwertigen Sehvermögen beider Augen. Etwa 80 Prozent unserer Informationen werden über die Augen aufgenommen. Daran wird deutlich, wie wichtig die Sehleistung und die Entwicklung des Sehvermögens für ein Kind ist. Diese läuft leider nicht immer normal ab, sondern kann teilweise gestört sein.

Unter dem Begriff Fehlsichtigkeit werden die Veränderungen Kurzsichtigkeit (Myopie), Weitsichtigkeit (Hypermetropie oder Hyperopie) und Hornhautverkrümmung (Astigmatismus) zusammengefasst. Hierbei handelt es sich um Veränderungen in der Größe und Form des Augapfels, die immerhin ca. 30 Prozent der bis Vierjährigen betrifft. Nur wenn das Bild auf der Netzhaut scharf abgebildet ist, entsteht im Gehirn ein scharfes Bild. Werden die Lichtstrahlen nicht richtig auf der Netzhaut gebündelt, weil eine Formveränderung des Augapfels vorliegt, kommt es zu ungenügender Sehschärfe.

Kurzsichtigkeit

Weg vom Fernseher – raus in die Natur!

Die häufigste Ursache der Kurzsichtigkeit ist ein zu langer Augapfel, seltener eine zu starke Brechkraft der Hornhaut oder der Linse. Bei der Kurzsichtigkeit treffen sich die Lichtstrahlen nicht auf der Netzhaut wie beim normalsichtigen Auge, sondern davor. Die Folge ist, dass gesehene Gegenstände aus der Ferne nicht scharf abgebildet werden. Lediglich das Licht, das aus kurzer Entfernung das Auge erreicht, wird entsprechend gebrochen und auf der Netzhaut richtig abgebildet.

Ursachen: Es ist bewiesen, dass die Kurzsichtigkeit bei Kindern und Jugendlichen in Industrienationen deutlich häufiger ist als in Entwicklungsländern. Es wird vermutet, dass die viel stärkere Beschäftigung unserer Kinder über längere Zeiten mit Objekten im Nahbereich eine Ursache darstellt, wie z. B. Bilderbücher, Lesen, Schreiben und kleinformatige Spiele sowie auch der Umgang von Kindern mit dem Computer. Zu bedenken ist auch, dass die viele Naharbeit in der Evolution des Menschen erst zu den allerjüngsten Entwicklungen gehört und die Augen für das

Leben in der Wildnis optimiert sind, nicht für das Starren im Nahbereich. Darüber hinaus ist ein weiterer Faktor beteiligt. Neben der erwähnten Umweltkomponente gibt es auch eine genetische Komponente. Kinder zweier kurzsichtiger Eltern haben von Anfang an größere Augäpfel. Die Wahrscheinlichkeit, kurzsichtig zu werden, ist für diese Kinder daher deutlich größer als für die von normalsichtigen Eltern. Man kann daher im Einzelfall nicht vorhersagen, ob ein Kind, das viel vor dem Computer sitzt, kurzsichtig werden wird. Dennoch darf man bei dem derzeitigen Kenntnisstand betonen, dass es für Kinderaugen besser ist, mehr in der freien Natur zu spielen, als sich über lange Zeiten nur mit Nahobjekten zu beschäftigen.

Eine nicht behandelte Fehlsichtigkeit kann zu Lernstörungen führen und sogar das Auge gefährden.

Symptome: Typischerweise tritt die Kurzsichtigkeit im Schulkindalter in den Vordergrund, wenn die Schrift auf der Tafel nicht mehr scharf erkannt wird. Oft wird versucht, den Sehfehler durch Zusammenkneifen der Augen, häufiges Blinzeln oder „Schreiben mit der Nase" zu kompensieren. Einige weitere, aber sehr unspezifische Symptome sind Kopfschmerzen durch die Anstrengung und trockene Augen durch das angestrengte Zusammenkneifen.

Die Dehnung des Auges kann zu Verdünnungen der Netzhaut führen, welche frühzeitig erkannt und therapiert keinerlei Problem darstellen sollten. Die Verdünnung der Netzhaut erhöht jedoch das Risiko zur Entstehung einer Netzhautablösung. Aus diesem Grund sind regelmäßige Kontrollen der Netzhaut immens wichtig.

Das können Sie selbst machen: Da Kurzsichtigkeit erblich ist, sollten kurzsichtige Eltern ihre Kinder möglichst früh vom Augenarzt untersuchen lassen. Denken Sie auch bei Schulproblemen immer daran, dass Ihr Kind vielleicht schlecht sieht.

Das macht der Arzt: Geringfügige Veränderungen können als Normvarianten der Natur beurteilt werden und bedürfen i. d. R. keiner Korrektur. Fehlsichtigkeiten, die sich negativ auf die Sehschärfe auswirken, können meist gut durch eine Brille bzw. Kontaktlinsen korrigiert werden. Bei rechtzeitigem Erkennen der Fehlsichtigkeit hat das Kind die Chance, ein volles Sehvermögen mit 100 Prozent und sehr gutes räumliches Sehen zu entwickeln. Wird solch eine Störung nicht rechtzeitig erkannt, wird das Kind während seines ganzen Lebens ein herabgesetztes Sehvermögen und evtl. ein vermindertes oder sogar fehlendes räumliches Sehen, auch mit Brille, haben.

Weitsichtigkeit

Weitsichtigkeit kommt bei Kindern weniger häufig vor als Kurzsichtigkeit. Die Weitsichtigkeit kann bis zum Alter zwischen sieben und acht Jahren zu- und bis zum Alter von 19 oder 20 Jahren wieder abnehmen (sie „wächst sich aus"). Sie kann sogar in eine Kurzsichtigkeit übergehen; bei manchen Kindern bleibt sie ein Leben lang bestehen. Unter Weitsichtigkeit versteht man, dass ferne Gegenstände scharf gesehen, nahe jedoch nur unscharf wahrgenommen werden. Um in allen Entfernungen scharf sehen zu können, benötigt der Weitsichtige eine Sehhilfe, wie eine Brille oder Kontaktlinsen.

Ursache: Ein zu kurz geformtes Auge ist hier die Ursache. Die aus der Entfernung einfallenden Strahlen vereinigen sich nicht – wie es sein sollte – auf der Netzhautebene, sondern erst dahinter. Deshalb kann kein scharfes Bild entstehen. Weitsichtigkeit ist auch oft die Ursache für das Schielen (s. S. 208) bei Kindern.

Sehstörungen können migräneartige Symptome auslösen.

Symptome: Weitsichtigkeit bei Kindern fällt manchmal lange nicht auf, da das Auge in der Lage ist, durch eine Veränderung der Brechkraft die Weitsichtigkeit bis zu einem gewissen Punkt selbst auszugleichen. Wird diese über einen längeren Zeitraum kompensiert, kommt es zu typischen Überanstrengungssymptomen wie Kopf- und Augenschmerzen, Augenbrennen, verschwommenes Sehen, Bindehautentzündung, generelle rasche Ermüdbarkeit, Leseunwillen etc. Außerdem können Spannungs- oder Druckgefühle im Bereich der Nasenwurzeln oder der Schläfen auftreten. Bei Überanstrengung muss eine Korrektur mittels einer Sehhilfe vorgenommen werden.

Das können Sie selbst machen: Die Weitsichtigkeit muss bei Kindern nicht zwingend korrigiert werden. Ist der Dioptrienwert nicht zu hoch und bestehen keine Leseprobleme, Schielneigungen oder andere Beschwerden wie Kopfschmerzen, geht es auch ohne. Dies sollten Sie jedoch genau vom Augenarzt überwachen lassen.

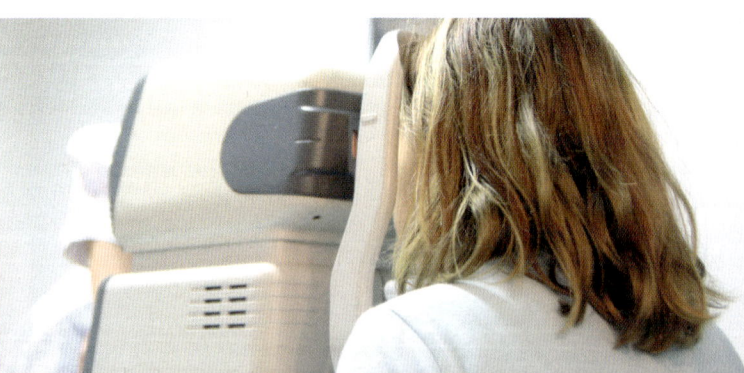

Das macht der Arzt: Weitsichtige Kinder brauchen eine Brille v. a. bei Naharbeiten. Diese soll zur Entlastung der Augen dienen und somit Überanstrengungssymptomen vorbeugen. Abhilfe bei einer Weitsichtigkeit wird durch eine Brille mit Sammellinsen (mit konvexen Gläsern, die in der Mitte dicker als am Rand sind) geschaffen, die die Strahlen bündeln, sodass das Bild weiter vorne und wieder direkt auf der Netzhaut der Augen entsteht.

Hornhautverkrümmung

Wie der Name schon sagt, handelt es sich bei der Hornhautverkrümmung um eine „falsche" Krümmung der Hornhaut. Sie ist ungleichmäßig gewölbt, wodurch es zu verzerrten Abbildungen kommt, d. h. Gegenstände erscheinen längs, quer oder schräg verzogen (ein Kreis erscheint beispielsweise als Oval). Punkte erscheinen dem Auge als Striche („Stäbchen") – daher auch die Bezeichnung Stabsichtigkeit.

Ursache: Die Hornhautverkrümmung ist meist schon bei der Geburt vorhanden und in 50 Prozent der Fälle erblich. Sie macht sich durch gleich schlechtes Sehen in Nähe und Ferne bemerkbar.

Symptome: Oft sind Kurz- und Weitsichtigkeit mit einer Hornhautverkrümmung verbunden. Kopfschmerzen, Augenbrennen, vermehrtes Zwinkern, Blendempfindlichkeit, „Lesen mit der Nase", Lese- und Schreibschwächen (Legasthenie) sind häufig Anzeichen, die auf diese Fehlsichtigkeit hindeuten.

Das können Sie selbst machen: Wenn Ihr Kind Auffälligkeiten in der schulischen Entwicklung zeigt, sollte es dem Augenarzt vorgestellt werden, denn Fehler an den Augen bedeuten auch Rückstände in der Informationsaufnahme. Alarmsignale, die an die Augen denken lassen, sind: Lese-Rechtschreib-Schwäche, Leseunlust, Unlust beim Malen und Ausschneiden, schnelles Ermüden bei konzentrierter Lesearbeit, Augenreiben, häufiges Blinzeln, Zwinkern, Zukneifen eines Auges, Lichtempfindlichkeit, dichtes Herangehen und Schiefhalten des Kopfs bei genauem Schauen, gelegentliches Schielen, Klagen über Doppeltsehen, Kopfschmerzen, Ungeschicklichkeiten sowie Ängstlichkeit.

Bei den Vorsorgeuntersuchungen wird systematisch auch auf Sehstörungen geprüft.

Das macht der Arzt: Der optische Ausgleich erfolgt – wie bei allen Fehlsichtigkeiten – durch eine Sehhilfe, z. B. eine Brille oder Kontaktlinsen. Die Gläser müssen eine genau definierte Richtung haben, um diese Verziehung auszugleichen.

Schielen

Unter Schielen (Strabismus) versteht man die Fehlstellung eines Auges. Im Normalfall sehen beide Augen entlang derselben Achse, beim Schielen jedoch weicht ein Auge ab. Das fixierende Auge ist auf das angeschaute Objekt gerichtet, das nicht fixierende Auge weicht ab. Schielen ist nicht einfach ein Schönheitsfehler, sondern oft Vorbote ernst zu nehmender Sehschwächen. Ein zu spät oder nicht erkanntes Schielen im Kindesalter hat häufig weitreichende Folgen. Denn schielt ein Auge, so

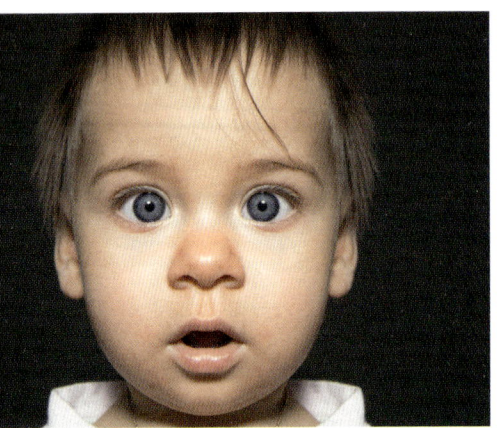

hat dies zur Folge, dass es zu einer verminderten Sehleistung dieses Auges kommt. Darüber hinaus ist auch das beidäugige, d. h. räumliches oder dreidimensionales, Sehen gestört. Darunter versteht man, dass die Seheindrücke beider Augen zu einem Gesamtbild mit räumlicher Tiefenwahrnehmung verarbeitet werden. Dies erleichtert uns z. B. das Einfädeln in eine kleine Öse oder das Einschenken von Flüssigkeiten. Weil die Bilder beider Augen beim Schielen zu unterschiedlich sind, können die Seheindrücke nicht zusammen verarbeitet werden. Die Folge davon ist, dass entweder das Bild eines Auges nicht wahrgenommen wird oder dass Doppelbilder gesehen werden.

Ursachen: Schielen kann unterschiedliche Ursachen haben. In den meisten Fällen von frühkindlichem Schielen ist die Ursache unbekannt und die Augen selbst sind nicht krankhaft verändert. In vielen Fällen begleitet das Schielen einen anderen, evtl. nicht korrigierten Augenfehler (z. B. eine höhergradige Weitsichtigkeit); man spricht deshalb vom Begleitschielen. Dies tritt v. a. dann auf, wenn ein Auge einen stärkeren Sehfehler hat als das andere. Hier benützt das Kind das bessere Auge zum Sehen. Es versucht die Sehschwäche des einen Auges mit dem anderen auszugleichen, wodurch das Gleichgewicht der Augenmuskeln gestört wird. Das beeinträchtigte Auge kann dann von der Normalstellung in eine Schielstellung abweichen. Auch die erbliche Veranlagung spielt eine Rolle, denn Kinder schielender Eltern haben ein erhöhtes Risiko zum Schielen. Im Gegensatz dazu steht das Lähmungsschielen, bei dem ein Auge oder beide Augen durch Lähmungen der Augenmuskeln in ihrer Beweglichkeit eingeschränkt sind. Bei Frühgeborenen und Kindern mit Entwicklungsrückstand kommt es ebenfalls häufig zum Schielen. Deshalb sollten diese Kinder schon vor dem zweiten Lebensjahr augenärztlich untersucht werden.

Symptome: Die Schielform wird nach der Richtung der Abweichung benannt: Am häufigsten weicht ein Auge nach innen ab (Einwärtsschielen), es kann aber auch nach außen abweichen (Auswärtsschielen). Auch Höhenabweichungen können vorkommen, bei denen das schielende Auge höher oder tiefer als das fixierende Auge steht (Höhenschielen); dies ist häufig mit Einwärts- oder Auswärtsschielen kombiniert. Früh- und Warnzeichen des Schielens können sein: Zukneifen eines Auges, Angabe von Doppelbildern, Schiefhaltung des Kopfs.

Das können Sie selbst machen: Auch wenn das Schielen nur wenig auffällig ist, sollte auf jeden Fall eine Augenarztpraxis aufgesucht werden, um nichts zu versäumen.

Das macht der Arzt: Wird bei Ihrem Kind Schielen und/oder eine Sehschwäche festgestellt, wird eine Abklebetherapie (Okklusion) eingeleitet und ggf. eine Brille verordnet. Das Prinzip der Abklebetherapie ist, das sehschwache Auge zum Sehen heranzuziehen. Dazu ist es erforderlich, das bessere Auge z. B. mit einem Pflaster vom Sehen auszuschließen. Mit der Abdeckbehandlung soll erreicht werden, dass beide Augen gleich gut sehen und dass auch das sehschwache Auge Lesefähigkeit bekommt. So könnte das behandelte Auge beim Verlust des guten Auges die Sehfunktion voll übernehmen. Der Erfolg der Behandlung hängt im Wesentlichen vom elterlichen Engagement ab. Wird ein schielendes Kind rechtzeitig behandelt, hat es die Chance, auf beiden Augen ein gutes Sehvermögen zu entwickeln. Nach entsprechender konservativer Vorbehandlung kann bei bestimmten Schielformen auch eine Operation sinnvoll sein, um die Augen gerade zu stellen.

Schielen ist mit konservativen Methoden gut zu behandeln.

Skoliose

Die Wirbelsäule hat eine vorgegebene Struktur mit Krümmungen, um eine optimale Beweglichkeit zu garantieren. Sie ist doppelt S-förmig nach vorn und hinten gebogen. Diese natürliche Krümmung ist aber nur von der Seite betrachtet erkennbar, von hinten betrachtet bildet sie eine gerade Linie. Neben dieser normalen und notwendigen Krümmung der Wirbelsäule können jedoch auch Veränderungen auftreten wie z. B. eine seitliche Verkrümmung der Wirbelsäule (Skoliose). Zugleich ist diese Verbiegung mit einer Verdrehung der Wirbel um die eigene Achse (Fehlrotation), sowohl einzelner als auch mehrerer Wirbelkörper zueinander, sowie deren Deformierung verbunden. Die zunehmende Verkrümmung der Wirbelsäule geht gleichzeitig mit einer Versteifung einher.

Ursachen

Die Ursachen der Skoliose sind unterschiedlich. Die Fehlbildungen können angeboren sein, durch Schädigung der Muskeln oder Nerven, z.B. durch Unfälle, durch unterschiedliche Beinlängen oder Fehlhaltungen (z.B. Schiefhals) sowie durch bestimmte Grunderkrankungen (Lähmungen, Morbus Scheuermann s. S. 186 f.) verursacht werden. In den meisten Fällen ist die Ursache jedoch unbekannt (idiopathische Skoliose). Diese Form der Skoliose spielt im Kindes- und Jugendalter eine wichtige Rolle, wobei Mädchen vier- bis fünfmal häufiger davon betroffen sind als Jungen, v.a. kurz vor der Pubertät. Dabei unterscheidet man die Einteilung nach dem Zeitpunkt des Auftretens der Skoliose:

- infantile Skoliose: bis zum 3. Lebensjahr
- juvenile Skoliose: 4.–10. Lebensjahr
- adoleszente Skoliose: ab dem 11. Lebensjahr bis zum Wachstumsabschluss

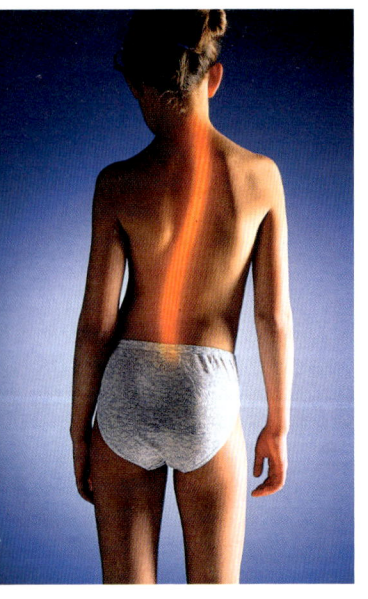

Symptome

Das Beschwerdebild der Skoliose hängt von der Ausprägung, also dem Schweregrad der Erkrankung, ab. Je stärker diese ausgeprägt ist, desto stärker kann auch die körperliche Beeinträchtigung sein. Eine starke Verkrümmung der Wirbelsäule verursacht eine Verformung und Verkürzung des Rumpfs und damit eine Verkleinerung des Brust- und Bauchraumes. Dadurch werden innere Organe wie Lunge oder Herz in ihren Funktionen eingeschränkt, was beispielsweise zu Kurzatmigkeit oder Herzproblemen führen kann, oder dazu, dass die Verdauungsorgane weniger effektiv arbeiten. Bei Kindern zeigt sich die Erkrankung durch ein anatomisches Missverhältnis, wie z.B. eine ungleiche Höhe der Schultern oder des Beckens. Durch die dauerhafte Fehlstellung stellen sich Rückenschmerzen ein und durch die Abnutzungserscheinungen der Bandscheiben und Wirbel kann es zu Bandscheibenvorfällen kommen. Typisch für die Erkrankung ist der sogenannte Rippenbuckel. Besteht die Skoliose über einen längeren Zeitraum, ist die Beweglichkeit der Wirbelsäule eingeschränkt und es kommt zu einer zunehmenden Versteifung.

Das können Sie selbst machen

Eine Skoliose ist im Anfangsstadium schwer zu erkennen, zumal sie auch keine Beschwerden verursacht. Erst im späteren Verlauf der Erkrankung, wenn die bereits bestehende Rotation der Wirbel nicht mehr rückgängig gemacht werden kann, fällt sie durch die Verformung der Wirbelsäule auf. Dennoch ist die Skoliose behandlungsbedürftig, da sie sich in der Wachstumsphase während der Pubertät verschlechtern kann. Hierdurch können für das Kind ästhetische und damit verbunden auch psychische Probleme entstehen. Am besten helfen Sie Ihrem Kind durch Motivation, denn die Behandlung erstreckt sich über mehrere Jahre und das Tragen des Korsetts ist manchmal sehr lästig. Ihr Kind sollte sich trotz allem viel bewegen und ein aktives Leben führen, um die Muskulatur zu stärken und dadurch die Wirbelsäule zu stabilisieren.

Das macht der Arzt

Ist die Skoliose leicht und wird sie frühzeitig – also im Kindesalter – erkannt, ist es möglich, durch krankengymnastische Übungen die Rückenmuskulatur insgesamt sowie einzelne Muskelgruppen zu kräftigen und dadurch einer weiteren Verkrümmung entgegenzuwirken. Liegt eine stärkere Fehlstellung der Wirbelsäule vor, so muss zusätzlich ein Stützkorsett getragen werden, um Folgeschäden zu vermeiden. Dieses sollte möglichst 23 Stunden am Tag getragen und lediglich zum Waschen abgenommen werden. Der Rumpf wird durch das Korsett fixiert und es wird verhindert, dass sich Schultern und Becken gegeneinander verdrehen. Kinder müssen das Korsett bis zum Wachstumsabschluss tragen. Weicht die Wirbelsäule noch stärker seitlich ab, muss an eine operative Korrektur gedacht werden.

Das beste Korsett ist eine gesunde, gut entwickelte Muskulatur.

Sprach- und Sprechstörungen

Die normale Sprachentwicklung bei Kindern verläuft über Jahre. Dabei lassen sich markante Eckdaten in dieser Entwicklung nachweisen (s. u.). Die normale Sprachentwicklung sollte mit vier bis fünf Jahren abgeschlossen sein. Das bedeutet, dass ein Kind in der Lage ist, alle Laute richtig auszusprechen sowie Sätze mit einfacher Grammatik zu bilden

Sprachentwicklung

- ab dem 6. Monat können Kinder Laute verdoppeln
- mit ca. 1 Jahr werden erste Worte gebildet (ma-ma, pa-pa)
- mit 1,5 – 2 Jahren können Kinder Zwei-Wort-Äußerungen von sich geben (Mama da)
- ab 2,5 – 4 Jahren erfolgt eine Erweiterung des Wortschatzes die sowie Bildung von Konsonanten und ihrer Verbindungen. Anfänglich werden Laute gebildet, die für das Kind einfach sind (z. B. p, b, m, l und die Vokale a, e, i, o, u)

und dass es einen kindgemäßen Wortschatz besitzt. Von einer Sprachentwicklungsverzögerung spricht man, wenn der zeitliche Ablauf der normalen Sprachentwicklung verzögert eintritt.

In Rahmen einer solchen Entwicklungsverzögerung kann es auch zu Auffälligkeiten kommen. Es gibt sehr verschiedene Sprechstörungen bei Kindern, die sich in zwei große Gruppen unterteilen lassen: Störungen der Bildung von Lauten (Artikulation) und Redeflussstörungen (Stottern/Poltern). Mit Artikulationsstörungen bezeichnet man Schwierigkeiten von Kindern, einen Laut richtig zu bilden. Die bekannteste Form ist das „Lispeln" (Sigmatismus), bei dem die Zunge bei der Artikulation des Lautes „s" zwischen die Zähne rutscht. Manchmal ist gleichzeitig eine zu schlaffe Muskulatur im Mundbereich zu beobachten.

Stammeln

Stammeln (Dyslalie) ist die Unfähigkeit bestimmte Laute richtig zu bilden, ohne dass eine organische Störung im Mundbereich vorliegt. Der Erwerb der Fähigkeit, Laute richtig auszusprechen und zu verwenden, verläuft stufenweise. Da Kinder die richtige Lautbildung erst erlernen müssen, ist es normal, dass bei vielen Kindern während der Sprachentwicklung Stammelfehler auftreten. Das Erlernen aller Lautverbindungen verlangt motorische Geschicklichkeit und ein gutes Hörvermögen. Kinder müssen außerdem zum Sprechen angeregt werden, damit sie sich gern mitteilen. Dabei spielt das Sprachvorbild der Erwachsenen für die Kinder eine besonders wichtige Rolle.

Ursachen: Störungen der kindlichen Sprachentwicklung können verschiedene Ursachen haben, z. B. Störungen im sozialen, kulturellen oder emotionalen Bereich oder hirnorganische Erkrankungen. Es lassen sich jedoch nicht immer Ursachen für eine Störung der Sprachentwicklung finden. Häufig liegen auch unerkannte Hörstörungen zugrunde. Daher ist der obligate Bestandteil der kindlichen Sprachentwicklungsdiagnostik die Überprüfung des Hörvermögens.

Symptome: Die betroffenen Laute werden weggelassen oder durch andere Laute ersetzt (z. B. „neemann" statt Schneemann oder „dabel" statt Gabel). Da die ersten Laute mit den Lippen (m, b, p) gebildet werden, können sie vom Kind beim Erwachsenen abgeschaut werden und bereiten durch diese „Hilfestellung" wenig Probleme. Komplizierte Laute und ihre Verbindungen jedoch stellen für viele Kinder eine Schwierigkeit dar. Diese Laute sind „g, k, r, s, sch" und andere Zischlaute.

Sprechen Sie langsam und deutlich mit Ihrem Kind, lassen Sie ihm Zeit zu antworten.

Das können Sie selbst machen: Stellt sich die Sprachentwicklung nicht bis zum Alter von anderthalb Jahren in Form einfacher Wörter ein, sollten Sie Ihr Kind dem Kinderarzt bzw. einem Facharzt für Phoniatrie und Pädaudiologie vorstellen, um eine für die Entwicklung des Kinds bedeutsame Hörstörung auszuschließen. Dies ist auch erforderlich, wenn mit drei bis vier Jahren noch sehr viele Laute nicht richtig gebildet werden können oder große grammatische Auffälligkeiten bestehen. Es ist sehr wichtig, diese Störungen rechtzeitig zu erkennen. Das Ziel muss sein, kindliche Sprach- und Sprechstörungen rechtzeitig vor der Einschulung zu überwinden, damit sie das Lesen- und Schreibenlernen nicht beeinträchtigen.

Das macht der Arzt: Nicht jede Auffälligkeit ist bereits ein Zeichen für eine Störung. Inwieweit eine logopädische Therapie notwendig ist, wird der Arzt entscheiden. Der Logopäde wird die von Eltern genannten „Auffälligkeiten" einer Entwicklungsphase zuordnen und einschätzen, ob eine Störung vorliegt und welche Maßnahmen zu treffen sind.

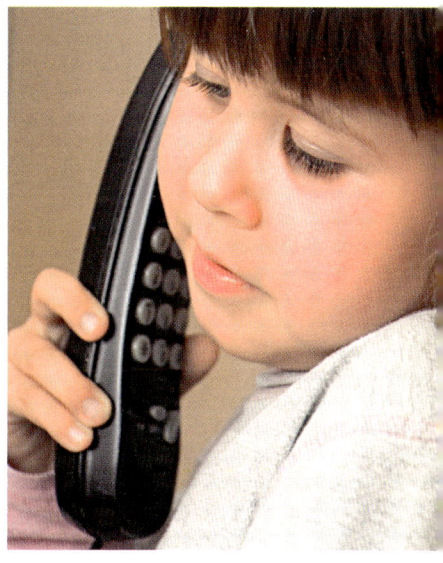

Redeflussstörungen
Redeflussstörungen bei Kindern sind sehr verschieden. Bekannte Formen sind Stottern und Poltern. Meist können ihre Ursachen nicht erkannt werden. Stottern tritt bei etwa fünf Prozent aller Kinder auf, überwiegend bis zum sechsten Lebensjahr. Viele Kinder verlieren es von allein, wobei die Wahrscheinlichkeit geringer wird, je länger die Störung besteht. Nach der Pubertät ist es sehr unwahrscheinlich, dass sich das Stottern völlig zurückbildet.

Stottern
Symptome: Stottern ist durch unfreiwillige Wiederholungen von Lauten und Silben („Babababall") sowie als Dehnungen („Ffffffisch") gekennzeichnet. Es kann sich aber auch durch Blockierungen von Lauten (stummes Verharren vor oder in einem Wort, wobei Zeichen von Anstrengung sichtbar oder hörbar sein können: „---Stuhl") äußern. Stotternde Kinder verlieren für einen Moment die Kontrolle über den Sprechablauf, obwohl sie genau wissen, was sie in diesem Moment sagen wollen. Kinder entwickeln unbewusst Strategien, um solche Symptome zu kontrollieren. So versuchen sie z.B. mit einem erhöhtem Kraftaufwand, etwa Pressen, lauter zu werden, entwickeln „Tricks" bei der Atmung

(z. B. übertrieben aus- oder einatmen, mit zu wenig oder zuviel Luft sprechen) und durch Mitbewegungen (z. B. starkes Kopfnicken) aus dem Stottern herauszukommen. Die Symptomatik kann schon zu Beginn des Stotterns sehr ausgeprägt sein, aber auch schleichend zunehmen. Typisch für den Verlauf ist der Wechsel von symptomarmen Phasen mit Episoden stärkerer Symptomatik. Ebenso typisch ist, dass das Stottern in unterschiedlichen Situationen und gegenüber unterschiedlichen Personen verschieden ausgeprägt sein kann. Psychische Reaktionen wie Sprechangst, Wut oder Trauer über das Versagen beim Sprechen, Selbstabwertung, Scham und Hilflosigkeit können hinzukommen. Die Lebensqualität des Kinds kann durch diese psychischen Reaktionen stark beeinträchtigt sein.

Schaffen Sie für Gespräche eine ruhige, störungsfreie Atmosphäre ohne Anzeichen von Ungeduld.

Das können Sie selbst machen: Wenn Sie bemerken, dass Ihr Kind bestimmte Sprechsituationen oder gefürchtete „schwierige" Wörter vermeidet und oben genannte Vorbeugestrategien, wie „Atemtricks" oder Veränderung der Sprechweise (Flüstern, Singsang), anwendet, ist die Wahrscheinlichkeit groß, dass sie stottern. Mitunter tritt entwicklungsbedingtes, vorübergehendes Stottern auf. Eine länger als ein halbes Jahr bestehende Stottersymptomatik bedarf der Vorstellung beim Facharzt.

Das macht der Arzt: Es ist wichtig, Stottern bei Kindern möglichst früh (ab dem zweiten Lebensjahr) zu erkennen und bei Bedarf zu behandeln, damit eine Rückbildung unterstützt werden oder, wenn dies nicht gelingt, damit ein leichtes, selbstbewusstes Stottern erarbeitet werden kann. Bisher ist jedoch keine Vorhersage möglich, welche Kinder ihr Stottern verlieren werden. Eine frühe Therapie kann die Chance dafür jedoch wesentlich erhöhen.

Poltern

Charakteristische Symptome des Polterns sind eine phasenweise schnelle, überstürzte Sprechgeschwindigkeit (intraverbal) oder zwischen den Wörtern (interverbal) mit Auslassungen, Veränderungen und Verschmelzung von Lauten, Silben oder Wörtern („z. B." wird „zeispiel") sowie Wortumstellungen und Umschreibungen. Außerdem treten viele Satzabbrüche, Umformulierungen, die Suche nach Wörtern, ein eingeschränkter Wortschatz, eine fehlerhafte Grammatik und Floskeln sowie stotterähnliche Redeunflüssigkeiten auf, sodass trotz des Eindrucks von hoher Sprechgeschwindigkeit oft nur wenig Inhalt vermittelt werden kann. Im Gegensatz zum Stottern tritt bei Konzentration eine Verbesserung des Sprechablaufs ein und die Beschwerden reduzieren sich.

Die Kontrolle über das Sprechen kann jedoch nicht langfristig aufrecht-
erhalten werden. Polternde Kinder können oft das eigene Sprechen
schlecht beobachten; die Störung ist ihnen häufig nicht oder nur ansatz-
weise bewusst. Manchen fällt auch das Zuhören schwer. Poltern wird
gesellschaftlich nicht stigmatisiert, der damit verbundene Leidensdruck
ist gering. Die Behinderung durch die eingeschränkte Verständlichkeit
kann jedoch erheblich sein. Stottern und Poltern können zusammen
auftreten.

Das können Sie selbst machen: Wenn Sie Sorge haben und unsicher sind, ob
Ihr Kind poltert, lassen Sie sich von einem Facharzt oder Logopäden
beraten. Bei Verdacht auf Poltern wird durch eine logopädische Diagnostik festgestellt, ob und – wenn ja – welche Art von Poltern vorliegt
und ob weitere Störungen bestehen.

Geben Sie dem Kind das Gefühl, dass Sie viel Zeit zum Zuhören haben.

Das macht der Arzt: Polternde Kinder können in einer Therapie (bei ausreichender Motivation) lernen, in für sie wichtigen Sprechsituationen das
Poltern zu kontrollieren. Eine grundsätzliche Überwindung des Polterns
ist nicht zu erwarten. Eltern lernen in der Therapie, wie sie angemessen
mit dem Poltern umgehen können. Bei gleichzeitiger, ausgeprägter
Sprachentwicklungsstörung kann das Poltern durch eine diesbezügliche
Therapie erheblich verbessert werden.

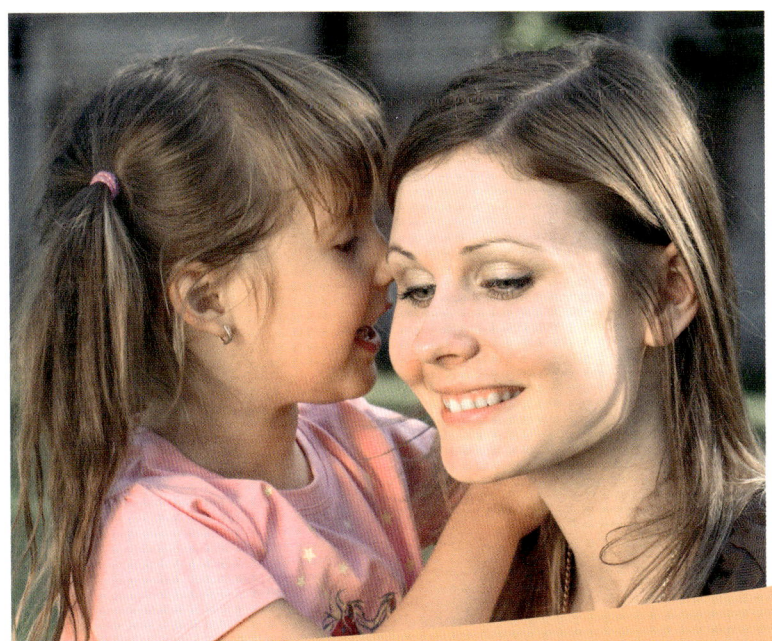

U

Übergewicht

Die Zahl der Kinder und Jugendlichen, die zu viele Kilos mit sich herumtragen, nimmt immer mehr zu. In Deutschland sind Schätzungen zufolge 15 Prozent aller Drei- bis 17-Jährigen übergewichtig. Jeder Zweite bis Dritte ist sogar stark übergewichtig. Dabei zeigt sich, dass sich die Hoffnung vieler Eltern, nämlich das Übergewicht ihrer Kinder würde sich mit der Zeit „auswachsen" - ohne entsprechende Maßnahmen - meist nicht erfüllt. So bleiben 40 Prozent der übergewichtigen Kinder und etwa 80 Prozent der übergewichtigen Jugendlichen auch als Erwachsene dick. Somit sind übergewichtige Kinder von heute die Risikopatienten von morgen. Ihr Übergewicht ist die Grundlage für spätere Krankheiten und Schäden am Halte- und Bewegungsapparat. Um dies zu verhindern, muss mit Vorbeugung (Prävention) und geeigneten Maßnahmen bei bereits bestehendem überhöhtem Körpergewicht so früh wie möglich begonnen werden.

Ursachen

Die Gründe, warum manche Kinder zunehmen, andere wiederum nicht, obwohl sie anscheinend immer essen, sind vielfältig. Übergewicht ist im Erbgut festgelegt. Daher treffen wir übergewichtige Kinder häufiger in Familien, in denen auch Mutter und Vater zu viel wiegen. Allerdings geben Eltern nur die Veranlagung für Fettleibigkeit weiter. Das Kind kann „leichter" zunehmen als andere. Es muss aber nicht. Ob es tatsächlich übergewichtig wird, hängt auch von weiteren Gründen ab. In erster Linie sind zwei Faktoren für Übergewicht unserer Kinder verantwortlich: falsche Ernährung (zu viel Fett und Zucker) und Bewegungsmangel. Kinder sitzen heute viel zu viel - egal, ob im Kindergarten oder in der Schule. Hinzu kommt der ungesunde Trend, in der Freizeit vor dem Fernseher zu sitzen. Wenn sie sich dann noch nebenbei mit Chips, Süßigkeiten und Cola vollstopfen, fördern sie das Übergewicht zusätzlich.

Lesen Sie aufmerksam die Inhaltsangaben von Lebensmitteln, um Zucker und Stärke zu vermeiden.

Hinzu kommt, dass Kinder in bestimmten Wachstumsphasen zu Übergewicht neigen :
- In den ersten vier bis sechs Lebensmonaten nimmt ein Säugling, insbesondere, wenn er voll gestillt wird, enorm zu. Das ist wichtig für seine gesunde Entwicklung und der bekannte „Babyspeck" ist kein Grund, sich Sorgen zu machen. Mit etwa drei Jahren ist er i. d. R. wieder verschwunden. Er ist auch kein Vorbote für spätere Gewichtsprobleme. Bei Kindern, die bei der Geburt sehr leicht oder sehr schwer waren, sollte man die Gewichtsentwicklung aufmerksamer beobachten.

- Wenn Kinder in die Schule kommen, ändert sich viel: Sie bewegen sich nun weniger, die Anforderungen steigen und der Stress nimmt zu. Das kann dazu führen, dass sich die Kilos ansammeln.
- In der Pubertät gerät alles aus dem Gleichgewicht. Dann fährt auch die Seele Achterbahn. Wenn das Essen oft zum Tröster wird, kann das Gewicht leicht steigen (Kummerspeck). Hinzu kommt, dass die Lebensmittel, die bei Jugendlichen angesagt sind, häufig zu viel Fett und Kalorien enthalten.

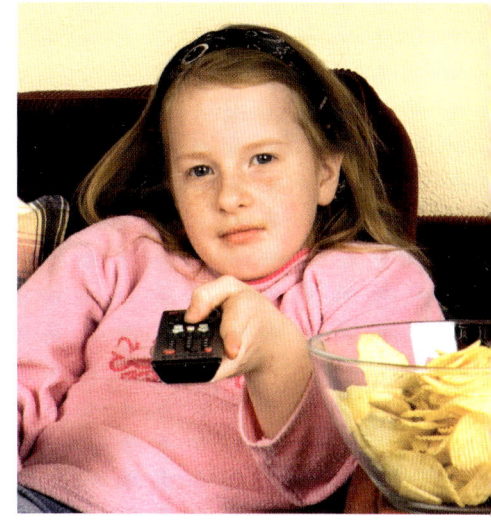

Ein weiterer Faktor ist das Essverhalten in der Familie (d. h. wie viel und was gegessen wird). Kommt zu viel Fastfood auf den Tisch oder sehr üppige, fette Mahlzeiten, ist das Risiko für Übergewicht etwa fünfmal höher als bei einer Familie, die sich ausgewogen ernährt.

Symptome

Häufig bestehen zunächst keine Beschwerden bei Übergewicht. Jedoch warnen Ärzte vor dessen schädlichen Folgen für Körper und Seele. Besonders die Gelenke der Füße, Knie und Hüften leiden unter den Pfunden; sie können schneller verschleißen. Weil sich dicke Kinder zu wenig bewegen, arbeiten ihre Muskeln zu wenig und ihnen fehlt die Kraft, ihr Gewicht zu tragen – Haltungsschwächen treten auf. Übergewicht treibt auch den Blutdruck nach oben, die Blutfettwerte und der Blutzuckerspiegel verschlechtern sich – die Zuckerkrankheit (s. S. 48 f.) wird gefördert. Und nicht zuletzt werden übergewichtige Kinder oft gehänselt oder dürfen nicht mitspielen. Dies und ständige Ermahnungen oder Kritik der Eltern können das Selbstwertgefühl mindern – Depression, Ängste oder Essstörungen können auftreten.

Berechnung des Body-Mass-Index zur Gewichtskontrolle

Mit der Errechnung des Body-Mass-Index (BMI) können Sie exakt feststellen, ob bei Ihrem Kind Bedarf zur Gewichtsreduktion besteht, denn er berechnet die Körperproportionen. Er errechnet sich folgendermaßen: Man dividiert das Körpergewicht in kg durch die Körperlänge in m zum Quadrat: BMI = Körpergewicht (kg) / Körpergröße (m)^2. Die Auswertung finden Sie im Internet (s. S. 313).

Das können Sie selbst machen

Mit Verboten allein ist es nicht getan. Sie als Eltern müssen vielmehr eine langfristige Umstellung des Fehlverhaltens anstreben, d.h. eine zu hohe Energieaufnahme durch Essen und Trinken sollte reduziert und gleichzeitig der Energieverbrauch durch Bewegung und Sport erhöht werden. Dabei ist es wichtig, dass nicht nur das Kind, sondern die ganze Familie erkennen muss, wo die Ursachen für das Übergewicht liegen. Nur so, in Verbindung mit der nötigen Motivation, ist es möglich, einen positiven Einfluss auf das Ess- und Bewegungsverhalten des übergewichtigen Kinds zu nehmen. Keinesfalls dürfen Sie einseitige Schlankheitsdiäten oder Radikalkuren für Erwachsene einführen, um die überflüssigen Pfunde loszuwerden, da die Zufuhr lebenswichtiger Nährstoffe sonst viel zu kurz kommt. Auch muss von körperlicher Überanstrengung

Ernährungstipps bei Übergewicht:

- Energiezufuhr reduzieren, v.a. Fett und Zucker weglassen
- Zusammenstellen abwechslungsreicher und ausgewogener Nahrung (täglich viel Gemüse, Obst, Vollkornprodukte, fettarme Milch und Milchprodukte)
- kleine Zwischenmahlzeiten genügen
- ballaststoffreiche, sättigende Speisen (Kartoffeln, Reis, Getreide)
- reichlich Kräuter und Gewürze statt Salz
- Butter reduzieren (halbfett, unter Streichwurst kein Fett)
- mageres Fleisch/Fisch und Wurst (Aspik, Schinken o. Fettrand)
- Paniertes meiden
- Süßigkeiten und Fastfood reduzieren
- Essen ohne Ablenkung, gründlich kauen, langsam essen
- kaloriensparende Zubereitungsarten wählen (Kochen, Grillen, Bratfolie, Römertopf, beschichtete Pfanne)
- viel zwischendurch trinken: 1,5 bis zwei Liter kalorienfreie Flüssigkeit am Tag
- übergewichtige Eltern sollten mit gutem Beispiel vorangehen
- Sport und bewegungsintensive Spiele unterstützen diese Maßnahmen

Nichts ist gänzlich verboten, denn dies würde nur die Attraktivität „verbotener" Nahrungsmittel erhöhen. So sind schon ab und zu dosierte Mengen an Süßigkeiten erlaubt!

abgeraten werden. Manchmal reicht es völlig aus, das Gewicht mittels einer bedarfsgerechten, ausgewogene Ernährung über einige Monate zu reduzieren (s. S. 282 ff.). Achten Sie zusätzlich auf ein ausreichendes Bewegungsprogramm Ihres Kinds. Liegen den Gewichtsproblemen psychische Ursachen zugrunde, sollten Sie einen Fachmann hinzuziehen. Wichtig: Der Faktor „Zeit" ist von großer Bedeutung: Bedenken Sie, dass kontinuierliche, kleine Gewichtsverluste – diese aber über längere Zeit – wesentlich besser und langfristig dauerhafter sind als eine starke Gewichtsabnahme in kurzer Zeit.

Das macht der Arzt

Bei leichtem bis mäßigem Übergewicht im Kindesalter ist nicht vorrangig eine drastische Gewichtsabnahme in kurzer Zeit das Behandlungsziel, sondern vielmehr ein Konstanthalten des Körpergewichtes über einen längeren Zeitraum. Dabei normalisiert sich das Gewicht durch das Längenwachstum oft von selbst. Häufig ist eine umfassende Familienschulung hilfreich, die eine Ernährungsberatung sowie Bewegungsprogramme umfasst. Die Behandlung adipöser Kinder sollte unter fachlicher Aufsicht, ggf. im Rahmen eines Kuraufenthalts, erfolgen.

Vorhautverengung und -entzündung

V

Eine Verengung der Penisvorhaut, die durch festes Verkleben mit der Eichel oder durch eine ringförmige Vernarbung verursacht wird, bezeichnen die Mediziner als Phimose. Die Vorhaut lässt sich dabei nicht über die Eichel zurückschieben. Es ist zwischen der vollständigen und der unvollständigen Phimose zu unterscheiden. Während sich bei der vollständigen Phimose die Vorhaut auch bei erschlafftem Glied nicht zurückschieben lässt, ist dies bei der unvollständigen Phimose nur beim erigierten Penis nicht möglich. Über 90 Prozent der neugeborenen Jungen haben eine natürliche Phimose, die sich aber in den meisten Fällen innerhalb der ersten Lebensjahre zurückbildet.

Eine Phimose sollte wegen der Infektionsgefahr grundsätzlich behandelt werden.

Ursachen

Bei vielen Jungen ist die Vorhaut so eng, dass dadurch Probleme entstehen. Eine Vorhautverengung ist die häufigste Ursache für Vorhautentzündungen, denn sie begünstigt eine Infektion mit Bakterien. Bei einer akuten Vorhautentzündung kann die Vorhaut gerötet und geschwollen sein, und unter der Vorhaut kann sich Eiter ansammeln.
Eine Vorhautverengung muss von der Vorhautverklebung unterschieden werden. Im Babyalter ist die Vorhaut zunächst mit der Eichel verklebt,

um diese vor dem Urin zu schützen. Etwa um das dritte Lebensjahr herum oder manchmal auch erst im Schulalter löst sich diese Verklebung von selbst. Die Verklebung wird zwar auch als Vorhautverengung bezeichnet, verschwindet aber meist von selbst. Nur die echte, anatomisch bedingte Phimose bedarf i.d.R. einer kleinen Operation. Sie ist aber wesentlich seltener.

Symptome

Bei der Vorhautverengung lässt sich die Vorhaut schwer über die Eichel zurückschieben. Der Urin staut sich beim Wasserlassen hinter der Vorhaut, die sich ballonartig aufbläht. Der Urinstrahl fließt mit nur wenig Druck, oft nur tröpfchenweise. Kommt es zu einer Vorhautentzündung stellen sich Schmerzen beim Wasserlassen ein, die Vorhaut und die Haut des Penis sind hochrot, geschwollen, es kann jucken und brennen. Oft bildet sich Eiter. Wenn die Schmerzen zu stark sind, kann sich das Kind weigern, Wasser zu lassen.

Das können Sie selbst machen

Ein kleiner chirurgischer Eingriff kann dem Kind Schmerzen und Infektionen ersparen.

Lauwarme Sitzbäder mit Kamillen- oder Calendulalösung und desinfizierende Bäder, z.B. mit Meersalz oder Zinnkraut, sind ideal, um die Schmerzen an der entzündeten Vorhaut zu lindern. Man kann auch nur den Penis in einem Becher mit diesem Zusatz baden. Versuchen Sie auf keinen Fall, die Vorhaut mit Gewalt zurückzuschieben, denn dadurch können Risse entstehen, die Narben an der Vorhaut und eine weitere Verschlimmerung der Krankheit zur Folge haben. Lehren Sie Ihren Sohn, auf Hygiene zu achten und den Penis täglich zu waschen.

Das macht der Arzt

Suchen Sie einen Arzt auf, wenn der Verdacht auf eine Vorhautverengung oder -entzündung besteht. Falls er entscheidet, dass eine Operation notwendig ist, sollten Sie sich nicht sorgen, denn es ist ein relativ einfacher, aber sehr wirksamer Eingriff, bei dem keine Komplikationen zu befürchten sind. Bei einer Vorhautentzündung verordnet der Arzt antiseptische Bäder sowie spezielle Salben zum Auftragen. Bei starken Beschwerden muss er antibiotische Salben einsetzen.

W

Warzen

Warzen sind unangenehme, aber trotzdem harmlose Hautveränderungen. Sie sind oft langlebig und können an manchen Stellen auch ziemlich schmerzhaft sein – z.B. an den Fußsohlen, wegen der andauernden

Druckbelastung. Nach einigen Monaten, manchmal auch erst nach Jahren, bilden sie sich von selbst wieder zurück. Sie treten in Form von Flachwarzen, gewöhnlichen Warzen und Fußsohlen- oder Dornwarzen auf. Kinder unter drei Jahren sind nur selten davon betroffen. Kinder zwischen vier und sechs Jahren haben ein fünf- bis zehnprozentiges und Jugendliche ein etwa 20-prozentiges Risiko an Warzen zu erkranken. Später nimmt die Häufigkeit wieder ab.

Ursachen

Warzen (Verrucae) werden von humanen Papillomaviren (HPV) hervorgerufen, die gutartige Hautwucherungen der obersten Hautschicht auslösen. Die Viruswarzen sind ansteckend. Die Ansteckung kann sowohl am eigenen Körper als auch von anderen Personen erfolgen. Nicht alle Menschen sind gleich empfänglich für Warzenviren. Meist muss eine gewisse Bereitschaft des Körpers vorhanden oder das Immunsystem geschwächt sein. Die Übertragung erfolgt durch direkten Hautkontakt von Mensch zu Mensch oder indirekt über berührte Gegenstände und Oberflächen. Typische Infektionsquellen sind z. B. Duschräume von Schwimmbädern oder Turnhallen. Nach der Infektion können mehrere Monate vergehen, bis es zur Warzenbildung kommt. Besonders leichtes Spiel haben die Viren bei spröder und rissiger Haut, z. B. wenn die Fußsohle kleine Risse aufweist, so entstehen schmerzhafte Dornwarzen. Die Warzen bilden sich an der Stelle, an der der Erreger eingedrungen ist. Dellwarzen werden durch das Molluscum-contagiosum-Virus verursacht. Die Viren sind besonders in feuchtwarmer Umgebung verbreitet, also typischerweise auch in Schwimmbädern, der Hauptansteckungsquelle für Kinder. Sie dringen über kleinste Verletzungen in die Haut ein und können besonders schnell durch Aufkratzen der Pusteln weiterverbreitet werden. Auch über gemeinsam benutzte Handtücher ist die Übertragung möglich. Zwischen 14 Tagen und sechs Monaten kann es dauern, bis nach der Infektion erste Anzeichen auf der Haut sichtbar sind. Dellwarzen können an vielen Stellen des Körpers erscheinen. Meist sind sie im Bauch- und Oberschenkelbereich sowie im Geschlechtsbereich zu finden.

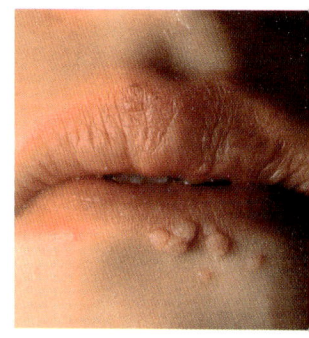

Warzen sind die Folge einer harmlosen, aber oft hartnäckigen Virusinfektion.

Symptome

Bevorzugt an Fingern und Handrücken, aber auch an Zehen treten die gewöhnlichen Warzen (Verrucae vulgares) auf. Sie sind der häufigste Warzentyp und kommen in jedem Alter vor. Sie sind größer und höher als die Flachwarzen und haben scharf begrenzte hautfarbene Knötchen. Im Verlauf bilden sie eine zerklüftete Verhornung, die durch schwarze Punkte gut erkennbar ist. Sie kommen auch als Einzelwarze vor. Die

Infektion mit dem Virus erfolgt durch eine winzige Verletzung der Haut. Flachwarzen (Verrucae planae) kommen bei Kindern und Jugendlichen einzeln oder gehäuft vorwiegend im Gesicht und auf dem Handrücken vor, können aber auch an anderen Körperteilen auftreten. Sie äußern sich als kaum tastbare, höchstens linsengroße, hautfarbene oder braunrötliche, klar abgrenzbare Pusteln mit flacher, glatter oder rauer Oberfläche. Flachwarzen entstehen oft entlang eines Kratzers oder einer oberflächlichen Hautverletzung. Kennzeichnend für diesen Warzentyp ist das Auftreten in großer Zahl. Fuß- oder Dornwarzen entstehen in der Fußsohle. Sie wachsen dort dornartig in die Tiefe und können sehr schmerzhaft sein. Dellwarzen sehen aus wie kleine hellrote Knötchen (ein bis fünf Millimeter groß). Sie können vereinzelt oder in Gruppen auftreten. Ihren Namen haben sie daher, dass die größeren Exemplare eine mit einem infektiösen Sekret gefüllte Delle haben. Dieser Inhalt ist hoch ansteckend – und genau dort liegt das eigentliche Problem des Loswerdens. Normalerweise entwickeln sich die Dellwarzen innerhalb eines Jahres zurück. Es kann vorkommen, dass sie sich zusätzlich noch mit Bakterien infizieren, dann kommt zum eigentlich harmlosen Erscheinungsbild Schmerz und Juckreiz dazu. Das wiederum führt zu vermehrtem Aufkratzen der Bläschen und schneller Streuung.

Vorsicht, nicht kratzen! Damit werden die Viren weiter verbreitet.

Das können Sie selbst machen

Ihr Kind sollte die Warzen nicht aufkratzen, denn dadurch kann sich die Infektion auf andere Hautstellen ausbreiten. Es gibt keine Behandlung, die für jeden Warzentyp geeignet ist. Die Anzahl verschiedener Warzentypen ist groß, ebenso die Auswahl an Therapien. Einige aus dem Bereich der alternativen Medizin wie auch aus der Schulmedizin sind wissenschaftlich nicht bewiesen, andere sogar heftig umstritten. Einige Warzentypen können ohne erkennbaren Grund wieder verschwinden, andere widersetzen sich den therapeutischen Maßnahmen.

Als einfache, naturheilkundliche Behandlung hat sich der regelmäßige Konsum von Früchten und Säften mit hohem Gehalt an Betakarotin und Vitamin C bewährt. Als altes Hausmittel gilt ein Brei aus Löwenzahnmilch (nicht in den Mund bringen, da giftig!) mit zerriebenem Schöllkraut und Glockenblumenblättern. Zur äußerlichen Behandlung betupfen Sie die Warze einmal täglich mit einem getränkten Wattestäbchen, z. B. mit Teebaumöl, Thuja-Urtinktur (bei weichen Warzen) oder Podophyllum-Urtinktur (bei harten Warzen) (aus der Apotheke). Auch Wechselbäder mit Apfelessig helfen. Wenn sich die Warze entzündet, beenden Sie die Behandlung. Folgende homöopathische Mittel sind geeignet:

Acidum nitricum D12 (bei weichen Warzen, leichtem Bluten), Antimonium crudum D12 (bei harten, verhornten Warzen, an Fußsohlen und Hand-tellern), Causticum D12 (bei harten, breiten Warzen, z. B. auf Finger-gelenken), Ferrum picrinicum D6 (bei zahlreichen in Gruppen stehenden Warzen), Thuja occidentalis D12 (bei weichen, großen, isoliert stehenden Warzen, die leicht bluten) (Dosierung s. S. 234).

Das macht der Arzt

Das Vereisen von Warzen kann zu Recht als die „eleganteste" Methode für die Warzenentfernung bezeichnet werden, da hierzu weder Chemie noch Skalpell benötigt werden. Mit flüssigem Stickstoff wird die Warze auf unter minus 150 Grad Celsius abgekühlt. Dadurch werden die Viren abgetötet und die Warze fällt nach einigen Wochen selbst ab. Um sicher-zugehen, können in kürzeren Abständen evtl. mehrere Vereisungen durchgeführt werden. Zu guten Ergebnissen hat auch eine Kombination von Wärmebehandlung und ätzenden Substanzen geführt.

Mit Kälte, Hitze oder einfach Geduld sind noch alle Warzen wieder verschwunden!

Sehr hartnäckige Warzen können in einer harmlosen ambulanten Opera-tion herausgeschnitten oder auch mittels Laserstrahl entfernt werden. Versuchen Sie keinesfalls, sich selbst an Warzen Ihres Kindes als „Hob-bychirurg" zu betätigen. Sie riskieren eine weitere Verbreitung der Infektion, unschöne Vernarbungen oder sogar eine Blutvergiftung.

Windpocken

Diese weltweit verbreitete Krankheit (Varizellen) verläuft im Kindesalter meist ohne Probleme, bei Jugendlichen und Erwachsenen jedoch deut-lich schwerer und mit einer höheren Komplikationsrate. Im frühen Sta-dium einer Schwangerschaft können durch eine Windpockeninfektion der Mutter beim Ungeborenen schwere Fehlbildungen entstehen. Wenn sich eine Mutter wenige Tage vor oder nach der Geburt ansteckt, ist die Krankheit für das Neugeborene lebensgefährlich.

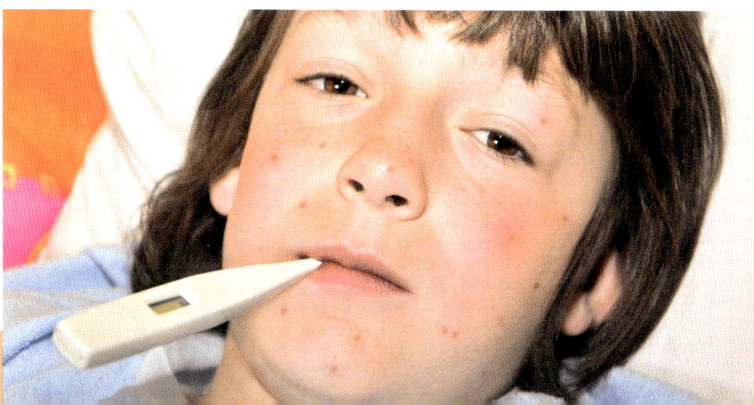

Ursachen

Die Windpocken (Varicellen) sind sehr ansteckend. Wie der Name schon besagt, verbreitet sich das Virus nicht nur durch Tröpfcheninfektion, sondern sogar durch den Luftstrom – und das sogar über größere Entfernungen. Diese extrem ansteckende Viruserkrankung befällt Kinder und Erwachsene. Der Erreger der Windpocken gehört zu den Herpesviren (Varizellen-Zoster-Viren). Die Inkubationszeit liegt zwischen zehn und 21 Tagen. Ansteckungsgefahr besteht jedoch bereits ein bis zwei Tage vor Ausbruch des Ausschlags und bis zu sieben Tage nach Krankheitsbeginn.

Nach überstandener Erkrankung besteht eine jahrelange Immunität. Wegen der Risiken bei einer Schwangerschaft ist besonders Frauen und Mädchen eine Impfung dringend zu empfehlen.

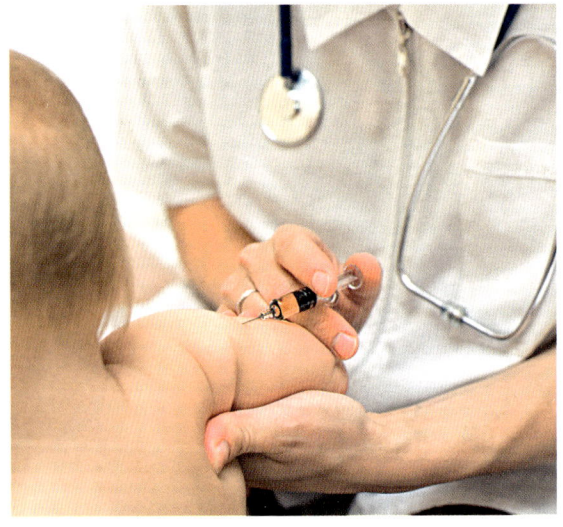

Symptome

Die Erkrankung beginnt mit den typischen Zeichen einer Grippe, wie z. B. Unwohlsein, leichtes Fieber, Kopfschmerzen, evtl. Schnupfen und Rachenentzündung. Manche Kinder haben normale Temperatur, andere leiden unter hohem Fieber mit 40 Grad Celsius. Nach einigen Tagen mit diesen Anfangssymptomen beginnt der typische Windpockenausschlag. Aus den stecknadelkopf- bis linsengroßen, rötlichen Flecken entwickeln sich in wenigen Stunden mit einer klaren Flüssigkeit gefüllte Bläschen. Verbunden mit einem quälenden Juckreiz verbreitet sich der Ausschlag schnell über den ganzen Körper, auch über Gliedmaßen und Gesicht, aus. Die Bläschen befallen sogar die behaarte Kopfhaut, Schleimhäute von Mund, Augen und Ohren (hier besonders schmerzhaft) sowie Geschlechtsorgane. Die Windpocken verlaufen schubweise. Die nässenden Bläschen platzen innerhalb einiger Tage, verkrusten und fallen dann ab. Zu den alten kommen ein bis zwei Wochen lang neue Windpocken hinzu. An der Stelle, wo die Kruste war, ist eine Zeit lang ein heller Fleck sichtbar, der schließlich auch verschwindet. Die gefürchtetsten und häufigsten Komplikationen der Windpocken sind Hirnhautentzündung (s. S. 92) (erste Anzeichen: hohes Fieber, starke Kopfschmerzen, steifer Nacken und Erbrechen) und Lungenentzündung.

Das können Sie selbst machen

Versuchen Sie, Ihr Kind davon abzuhalten, dass es sich kratzt, denn dadurch kann eine bakterielle Schmierinfektion entstehen, die wiederum zu Hauteiterungen und hässlichen Narben führt. Säuglingen können als Schutz auch Handschuhe oder Socken angezogen werden. Schneiden und feilen Sie die Fingernägel Ihres Kindes ganz kurz und rund, damit es sich nicht kratzen kann. Bei größeren Kindern hilft ein Appell an die Vernunft. Bei hohem Fieber muss es im Bett bleiben. Gegen den quälenden Juckreiz helfen spezielle, den Juckreiz stillende Puder, Arnikapuder oder Lotio alba, eine zinkhaltige Lotion aus der Apotheke. Betroffene Stellen kann man auch mit Essigwasser betupfen oder mit Kamillentee abwaschen. Während der Erkrankung sollten Sie das Kind lauwarm bis kühl waschen, da warmes Wasser den Juckreiz verstärkt. Verzichten Sie auf Vollbäder. Erst wenn alle Bläschen verkrustet sind, darf das Kind wieder warm baden. Empfehlenswert ist eine eher kühle Raumtemperatur, denn Wärme und Schwitzen verstärken den Juckreiz.

Verabreichen Sie zur Fiebersenkung lieber Zäpfchen statt Wadenwickel, da sich durch die feuchte Wärme der Wickel die Pocken noch schneller entwickeln und der Juckreiz verstärkt wird. Bei Säuglingen muss häufiger als sonst die Windel gewechselt werden, um ein Liegen in der Nässe zu vermeiden. Ältere Kinder sollten keine eng anliegende Kleidung tragen, damit sie nicht auf der Haut scheuert. Angenehm sind eine weiche, weite Unterwäsche und lockere Oberbekleidung aus Baumwolle. Die sehr unangenehmen Pusteln auf den Nasen- und Mundschleimhäuten lassen sich gut mit desinfizierenden Nasen- und Mundspüllösungen behandeln. Wenn die Genitalien betroffen sind, helfen Sitzbäder mit Kamillenzusatz, Eichenrinde, Fichtennadelöl oder Kleieextrakt, um das Brennen zu lindern. Sind die Augen des Kinds von Pusteln befallen, müssen diese vor Licht geschützt werden, damit die Pocken an der Hornhaut nicht aufplatzen und Narben hinterlassen. Ältere Kinder können ihre Augen mit einer Sonnenbrille schützen.

Aus homöopathischer Sicht helfen Apis D6 gegen den Juckreiz, Aconitum und Belladonna D6, um das Fieber zu senken, Antimonium crudum D6 fördert das Abheilen der Krusten, Mezereum und Rhus toxicodendron lindern Schmerzen und Juckreiz (Dosierung s. S. 234).

Leichte, lockere Bekleidung und eine nicht zu warme, ausreichend feuchte Raumluft lindern den Juckreiz.

Das macht der Arzt

Bei den ersten Krankheitsanzeichen ist es ratsam, einen Arzt zu konsultieren, um die Diagnose bestätigen zu lassen. Wenn der Juckreiz – besonders nachts – zu quälend für das Kind ist, kann der Arzt ein Antihistaminikum verschreiben. Haben sich die Bläschen infiziert und eitern sie, ist evtl. die Gabe eines Antibiotikums notwendig. Es kann aber auch eine antibiotische Salbe auf die betroffenen Stellen aufgetragen werden. Alle Kinder sollten durch eine Impfung vor einer Infektion mit Windpocken sicher geschützt werden, die ab dem ersten Lebensjahr erfolgen kann. Kinder, die weder geimpft sind noch eine Erkrankung durchgemacht haben, sollten im Alter von neun bis 17 Jahren nachgeimpft werden. Auch Frauen mit Kinderwunsch sollten sich unbedingt gegen Windpocken impfen lassen.

Wundstarrkrampf

Der Wundstarrkrampf, ausgelöst von den Tetanusbakterien (Clostridium tetani), ist eine i.d.R. tödlich verlaufende Infektionskrankheit, die weltweit auftritt. Die extrem überlebensfähigen Sporen des Bakteriums kommen praktisch überall vor, besonders im Straßenstaub und in der Erde.

Ursachen

Die Bakterien gelangen durch Hautverletzungen in den Körper. Auch Tierbisse beinhalten ein erhöhtes Infektionsrisiko. Gegen das von den Tetanuserregern abgesonderte Gift gibt es bis heute kein wirksames Gegengift. Die einzige mögliche Schutzmaßnahme ist eine Impfung. Eine direkte Ansteckung von Mensch zu Mensch ist nicht möglich.

Symptome

Die Inkubationszeit beträgt drei bis 20 Tage, kann in seltenen Fällen aber auch mehrere Monate betragen. Die Krankheit beginnt mit grippeähnlichen Symptomen wie Mattigkeit, Kopfschmerzen, Unruhe, Gliederzittern, Schwindel und Schweißausbrüchen. Mit Fortschreiten der Krankheit kann durch die Verkrampfung der Kaumuskulatur der Mund nicht mehr geöffnet werden und durch die Verkrampfung der Gesichtsmuskulatur entsteht ein grinsender Gesichtsausdruck. In der Folge verkrampft die Rückenmuskulatur vom Nacken absteigend und verursacht eine schmerzhafte Überstreckung, die sogar zu Wirbelbrüchen führen kann. Zuckende, ein bis zwei Minuten andauernde Muskelkrämpfe erfassen Arme, Beine, Kehlkopf und Zwerchfell. Unbehandelt führen die Krämpfe zum Tod durch Ersticken.

Schützen Sie Ihr Kind durch eine frühzeitige Tetanusimpfung. Es gibt dazu keine Alternative!

Das können Sie selbst machen

Lassen Sie Ihr Kind so frühzeitig wie möglich gegen Tetanus impfen, denn gegen die ausgebrochene Erkrankung gibt es derzeit keine Behandlungsmöglichkeit und schon gar keine Selbsthilfe. Diese erste Immunisierung kann nach Vollendung des zweiten Lebensmonats im Rahmen von Diphtherie-Keuchhusten-Wundstarrkrampf-Kombinationsimpfungen erfolgen. Ein vollständiger Schutz ist aber erst nach drei Impfungen vorhanden. Bei jeder Verletzung muss die Wunde gründlich desinfiziert werden. Falls Sie nicht sicher sind, die ganze Wunde vollständig erreicht und desinfiziert zu haben, sollten Sie umgehend einen Arzt oder die Ambulanz eines Krankenhauses aufsuchen. Das gilt insbesondere dann, wenn Ihr Kind noch nicht gegen Tetanus geimpft sein sollte.

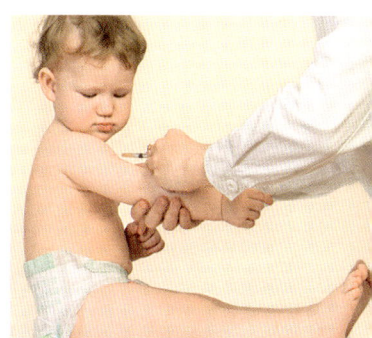

Das macht der Arzt

Nach einer Verletzung wird, sofern kein oder nur unzureichender Impfschutz besteht, sowohl eine aktive als auch eine passive Immunisierung durchgeführt. Danach erfolgen Impfungen nach einem wissenschaftlich festgelegten Schema, um einen langfristig wirksamen Schutz vor Tetanus zu erzielen. Ein bereits erkranktes Kind muss in einem abgedunkelten und schallgeschützten Raum untergebracht werden und starke Beruhigungsmittel erhalten. In schweren Fällen wird medikamentös eine Muskelerschlaffung herbeigeführt und das Kind wird maschinell beatmet. Trotz moderner Intensivmedizin sind Folgeschäden zu befürchten. Eine überstandene Erkrankung bewirkt ohne zusätzliche Impfung keine ausreichende Immunisierung. Eine erneute Erkrankung ist jederzeit möglich, wenn nicht vorbeugend geimpft wird.

Wurmerkrankungen

Trotz guter hygienischer Verhältnisse gehören Wurmerkrankungen bei Kindern nach wie vor zu den häufigsten ansteckenden Krankheiten. Meist handelt es sich bei den auftretenden Parasiten um Maden-, Spul- und Bandwürmer. Besonders gefährlich sind Würmer, die von Haustieren übertragen werden, z. B. Hund- und Fuchsbandwurm.

Ursachen

Besonders Kinder, die häufig ihre Finger, Spielsachen oder Gebrauchsgegenstände, wie Schlüssel etc., in den Mund stecken, werden bevorzugt von Wurmerkrankungen befallen. Besonders gefährliche Ansteckungsquellen sind Sandkästen, verdorbene Lebensmittel, Kot von Tieren oder infizierte Gegenstände. Manche Wurmarten werden v. a. von Reisen mitgebracht. Ziemlich selten, aber gefährlich, ist eine Infektion mit dem Fuchsbandwurm.

Vorsicht beim Umgang mit Haustieren!

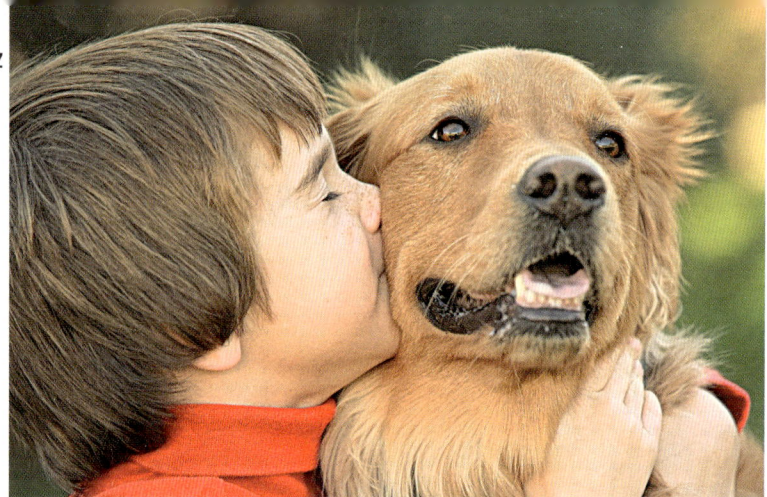

Symptome

Häufiges Kratzen am Po ist ein Hinweis auf Madenwürmer, die jedoch ungefährlich sind. Jedes fünfte Kind ist irgendwann einmal davon betroffen. Der Juckreiz ist nachts besonders stark, denn die etwa einen Zentimeter langen Weibchen kriechen dann aus dem Darm und legen mehr als 10.000 Eier um den After herum ab. Der Nachweis von Eiern erfolgt durch einen Analabstrich mit der „Tesafilmmethode". Dabei wird morgens entlang der Analfalte ein Stück Klebeband aufgeklebt, einige Zeit später wieder abgezogen und vom Arzt unter dem Mikroskop untersucht.

Die Parasiten vermehren sich extrem schnell.

Aus den Wurmeiern schlüpfen nach vier bis sechs Stunden die Larven. Diese sehen wie kleine, weiße Fäden aus, die sich bewegen. Durch das Kratzen am After gelangen Eier oder Larven unter die Fingernägel und später von dort in den Mund; somit stecken sich die Kinder immer wieder selbst an (After-Finger-Mund-Weg). Die Erkrankung kann ohne Krankheitssymptome verlaufen, in schweren Fällen kann es aber u.U. zu Bauchkrämpfen kommen.

Sind Bandwürmer die Auslöser, hat sich das Kind durch den Verzehr von befallenem bzw. ungenügend gekochtem oder rohem Fleisch, von Fisch oder beim Streicheln infizierter Tiere angesteckt. Bandwürmer leben nämlich in verschiedenen Zwischenwirten wie Rind oder Schwein. Der Nachweis erfolgt im Stuhl. Auch hier können die Beschwerden völlig unauffällig sein. Häufige Krankheitsanzeichen sind Verdauungsstörungen, Durchfall, Verstopfung, Übelkeit, Appetitlosigkeit oder auch Heißhunger, Gewichtsverlust und Bauchschmerzen. Eine Methode, um die Larven der Bandwürmer im Essen sicher abzutöten, ist langes Garen und mehrtägiges Tiefgefrieren des Fleisches.

Spulwürmer ähneln gelblich-weißen Regenwürmern; sie werden ca. zehn bis 50 Zentimeter lang. Durch ungenügend gereinigtes Rohgemüse, das mit Fäkalien gedüngt wurde, oder durch Fallobst gelangen die Wurmeier in den menschlichen Körper. Dort entwickeln sich im Dünndarm die Larven und wandern dann mit dem Blutstrom über Leber, Lunge, Kehlkopf und Schlund, um wieder durch das Schlucken in den Dünndarm zu gelangen. Der Nachweis der Eier erfolgt im Stuhl. Die Erkrankung verläuft sehr oft ohne nennenswerte Beschwerden. In schweren Fällen können jedoch krampfartige Leibschmerzen, Gewichtsabnahme, Erbrechen (evtl. von Würmern), Appetitlosigkeit, Heißhunger, Blässe sowie Ringe unter den Augen auftreten.

Die Fuchsbandwurmkrankheit (Echinokokkose) kann unter großen Schmerzen tödlich enden. Befallen und langsam zersetzt werden Leber, Lunge und Gehirn. Wer infiziert ist, muss lebenslang Tabletten einnehmen, weil man die Parasiten nie mehr ganz los wird. Die Meinung, dass die Eier des Fuchsbandwurms über Waldfrüchte übertragen werden, hat sich nicht bewahrheitet und ist wissenschaftlich nicht bestätigt. Das größere Risiko geht von Hunden und Katzen, aber auch von Mäusen und Ratten aus, die als Wirt für den gefürchteten Parasiten gut geeignet sind. Als Vorsorge sollte man diese Haustiere nie unkontrolliert in der Natur laufen lassen und regelmäßig entwurmen. Heimtückisch an der Echinokokkose ist u. a. die lange Inkubationszeit von ca. zehn bis 20 Jahren.

Konsequente Sauberkeit und Erziehung zu hygienischem Verhalten sind die beste Vorbeugung.

Das können Sie selbst machen

Die alleinige Behandlung des Kindes ist bei Wurminfektionen nicht ausreichend, da fast immer auch die Eltern und andere Familienangehörige schon mit infiziert sind. Es sollte grundsätzlich die ganze Familie gründlich untersucht und im Zweifelsfall systematisch und lückenlos behandelt werden. Als Vorsorge- wie auch als Begleitmaßnahme bei einer Behandlung spielt eine gründliche und konsequente Körperhygiene eine wichtige Rolle. Nach jedem Stuhlgang muss eine gründliche Reinigung von Po, Händen und Fingern mit Seife bzw. Nagelbürste erfolgen. Die Fingernägel müssen kurz und sehr sauber gehalten werden. Das Kratzen im Bereich des Afters muss ganz unterlassen werden. Dabei ist für kleinere Kinder das Anziehen einer eng anliegenden und hoch reichenden Unter- oder Strumpfhose hilfreich, denn damit wird die direkte Berührung verhindert. Wechseln und waschen Sie diese und den Schlafanzug, die Bettwäsche, die Handtücher und den Waschlappen sehr häufig. Die Wäsche sollte bei 95 Grad Celsius erfolgen.

Als ergänzende Ernährung sind in den ersten Tagen einer Wurmkur rohe Karotten und rohes Sauerkraut zu empfehlen. Achten Sie auf eine ausreichende Versorgung mit Vitamin C, Vitamin E und Selen. Als Getränke sollten in dieser Zeit ausschließlich Kräutertees konsumiert werden. Sauerkrautsaft ist ebenfalls geeignet. Auch Knoblauch, roh oder gekocht – z.B. als Knoblauchsuppe -, Bärlauch und rohe Zwiebeln vertreiben die Würmer.

Von gesunden, gepflegten Haustieren geht kaum eine Wurm-Infektionsgefahr aus.

Zur Vorbeugung müssen Obst, Gemüse und Salat vor dem Verzehr sauber gewaschen, Fleisch und Fisch gründlich durchgebraten werden. Spielsachen, die außerhalb der Wohnung benutzt werden, sollten Sie regelmäßig in der Spülmaschine reinigen oder mit Spülmittel heiß abwaschen. Haustiere sollten in den vom Tierarzt empfohlenen Intervallen entwurmt werden. Insbesondere Mäuse fangende Hunde und Katzen, und solche, die in der Nähe von Fuchspopulationen gehalten werden, müssen regelmäßig einer Wurmkur unterzogen werden.

Das macht der Arzt

Suchen Sie bei Verdacht auf eine Wurmerkrankung den Arzt auf. Mit einem sogenannten Analabstrich werden Wurmeier erkannt. Wenn er einen Wurmbefall feststellt, wird er eine Wurmkur verordnen, die Ihr Kind in Form von Dragees, Tabletten oder Saft einnehmen kann. Um eine endgültige Befreiung von den Parasiten sicherzustellen, sollte die Kur nach ein paar Tagen wiederholt werden. Die Ansteckungsgefahr innerhalb eines Haushalts ist groß, deshalb sollte die Wurmkur zur Sicherheit bei allen Familienmitgliedern durchgeführt werden. Die Medikamente gegen Wurmbefall können nur zum Erfolg führen, wenn die oben genannten Hygienemaßnahmen strikt eingehalten werden.

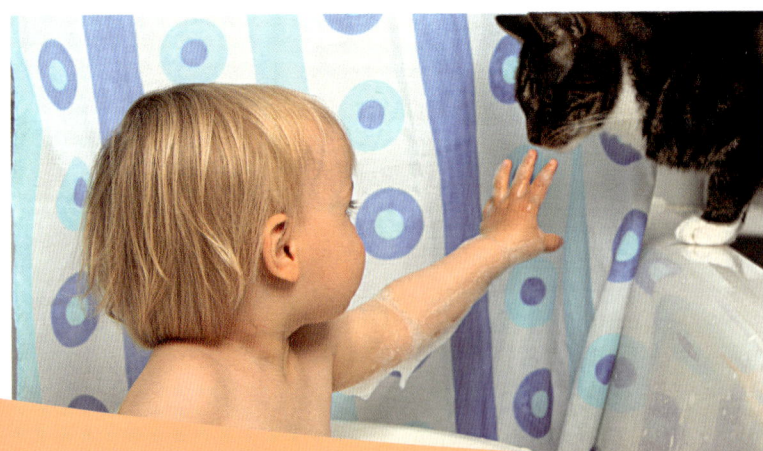

Zahnungsschmerzen

Z

Die Variationsbreite, wann die ersten Milchzähne des Babys kommen, ist groß und von Kind zu Kind verschieden. Meist zeigen sie sich zwischen dem vierten und dem siebten Lebensmonat. Es gibt aber auch einige wenige Neugeborene, die bereits mit bis zu zwei Zähnen zur Welt kommen. Manchmal können die Zähnchen außerdem wesentlich später kommen, z.B. erst im zweiten Lebensjahr.

Ursachen

Das Zahnen ist für das Baby sehr unangenehm, da das Durchdringen des Zahnfleischs durch die wachsenden Zähne mit natürlichen, unvermeidbaren Schmerzen oder zumindest mit einem starken Juckreiz verbunden ist. Es ist wichtig, den Durchbruch der ersten Zähnchen richtig zu erkennen und ihn nicht mit einer Infektionskrankheit zu verwechseln.

Mit einigen Tagen Zuwendung und Geduld überstehen Kind und Eltern eine Zahnungsphase am besten!

Symptome

Das Zahnfleisch ist gerötet, manchmal entzündet und die Durchbruchstellen sind geschwollen und empfindlich. Schon lange vor dem Zahndurchbruch sind die Babys unruhiger, quengeliger oder anhänglicher als sonst. Sie weinen häufiger und haben einen vermehrten Speichelfluss oder auffällig rote Backen. Einige haben einen wunden Po, Durchfall, verweigern die Nahrung, schlafen schlecht oder leiden unter Ausschlägen. Mit dem Zahnen treten verstärkt Infekte wie Erkältungen oder Fieber auf. Viele Babys stecken zur Linderung der Schmerzen das Fäustchen in den Mund, um einen Gegendruck zu erzeugen.

Auffällig ist, dass viele Säuglinge das Bedürfnis haben, auf etwas Hartem herumzukauen. Geeignete Beißinstrumente sind mit Kühlmasse oder Wasser gefüllte Beißringe, harte Brotkanten, Karotten, Apfelschnitze und Stücke von rohem Fenchel. Aber Vorsicht: Achten Sie unbedingt auf Ihr Kind, da es sich an abgebissenen Stückchen verschlucken kann!

Das können Sie selbst machen

Gewöhnlich treten beim Zahnen keine größeren Probleme auf. Dennoch können Sie Ihrem Kind diese wichtige Zeit erleichtern, indem Sie helfen, die Schmerzen zu lindern. Geben Sie ihm harte Gegenstände; dadurch wird der Zahndurchbruch unterstützt und das gereizte Zahnfleisch massiert. Obwohl Beißringe mit dem Weichmacher Phthalat in der EU inzwischen verboten sind, sollte man dennoch sicherheitshalber auf den Vermerk „ohne Weichmacher", „ohne Phthalat" oder „PVC-frei" achten.

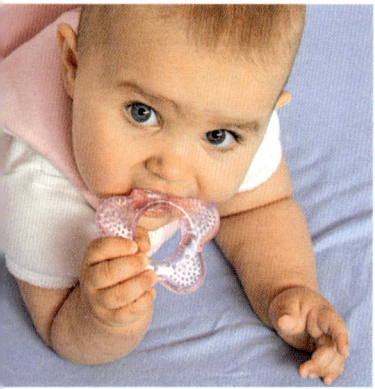

Besser sind Modelle aus Polyethylen (PE) oder Polypropylen (PP). Gekühlt hilft der Beißring mehr als ungekühlt. Am besten legen Sie ihn in den Kühlschrank und nicht in das Eisfach, da er dort zu kalt wird und die zarte Mundschleimhaut verletzen kann. Veilchenwurzeln aus der Apotheke – das sind getrocknete Stücke des Wurzelstocks der Schwertlilie – eignen sich als natürliche Alternative zu Beißringen. Durch das Kauen werden darin enthaltene Stoffe freigesetzt, die entzündungshemmend wirken. Kochen Sie die Veilchenwurzel allerdings nach mehrmaliger Benutzung aus, da sie sonst unhygienisch wird. Hilfreich kann es sein, die Kauleiste des Kinds mit einem sauberen Finger sanft zu massieren und mit einem starken Kamillentee, einer Myrrhentinktur oder evtl. einem schmerzlindernden Gel aus der Apotheke einzureiben, das örtlich betäubend wirkt. Letzteres sollte aber nicht im Dauergebrauch eingesetzt werden. Bei allgemeinen körperlichen Beschwerden, wie Durchfall oder Fieber, sollten Sie v. a. auf eine ausreichende Flüssigkeitszufuhr achten. Wadenwickel gegen Fieber sind ebenfalls hilfreich.

Das macht der Arzt

Bei anhaltenden Beschwerden sollte auf jeden Fall der Kinderarzt aufgesucht werden. Überflüssig sind Zäpfchen und andere Schmerzmittel. Der Durchbruch der ersten Milchzähne ist zugleich der Startschuss für eine regelmäßige Zahnpflege und eine regelmäßige Kontrolle der Zähne durch den Arzt.

Zöliakie (Sprue)

Zöliakie (gr. koilakos = an der Verdauung leidend) ist eine Erkrankung der Dünndarmschleimhaut, die durch eine Unverträglichkeit gegen das Klebereiweiß Gluten ausgelöst wird. Gluten ist Bestandteil vieler Getreidesorten wie Weizen, Roggen, Hafer und Gerste und gibt dem Mehl die eigentliche Backfähigkeit. Dieses Gluten bewirkt bei den betroffenen Kindern eine fortschreitende Abnahme der feinen Ausstülpungen der Dünndarmschleimhaut (Dünndarmzotten), welche die Nährstoffe aus dem Darm ins Blut aufnehmen. Infolgedessen passiert die Nahrung ungenutzt den Darm. Ähnliche Symptome gibt es z. B. auch bei Erkrankungen wie der Kuhmilchunverträglichkeit (s. S. 152 ff.) oder bei Magen-Darm-Infektionen (s. S. 128 ff.). Die Krankheit tritt in den meisten Fällen im Säuglingsalter auf, sie kann jedoch auch zunächst symptomfrei und damit unbemerkt verlaufen und erst im Jugend- oder Erwachsenenalter komplett ausbrechen. Hierfür ist oft eine Infektion der Auslöser.

Ursachen

Die Entstehung der Zöliakie ist noch nicht restlos geklärt. Man geht aber davon aus, dass eine gestörte Immunreaktion auf die Kleberproteine zu dem Rückgang der Dünndarmzotten führt. Da die Zöliakie familiär gehäuft vorkommt, ist eine erbliche Veranlagung wahrscheinlich. Ursache für Zöliakie ist ein Gendefekt, der eine Unverträglichkeit gegen Gluten hervorruft. Der Körper verdaut das Gluten nicht als normalen Nahrungsbestandteil, sondern sieht es als Schadstoff an, der neutralisiert werden muss (Autoimmunreaktion mit Antikörperbildung).

Im Dünndarm des Menschen findet die Aufspaltung der Nahrung in ihre Bestandteile statt. Alle für den Organismus verwertbaren Nährstoffe werden über die Schleimhaut des Dünndarms in den Blutkreislauf aufgenommen. Dazu ist die Dünndarmschleimhaut mit mikroskopisch kleinen Falten ausgestattet (Zotten). Beim Vorliegen einer Zöliakie scheinen die vom Körper gebildeten Antikörper die Dünndarmzotten anzugreifen und sie nach und nach zu zerstören. Dadurch können Nährstoffe nicht mehr in ausreichender Menge ins Blut aufgenommen werden, was zu einer Unterversorgung des Organismus führt. Insbesondere ein Mangel an Vitaminen und Eisen ist für zahlreiche Symptome der Erkrankung verantwortlich.

Symptome

Bei Säuglingen mit einer Zöliakie zeigen sich die ersten Symptome etwa drei bis sechs Monate nach Einführung der Beikost mit getreidehaltigen Produkten. Die Beschwerden sind zahlreich und beinhalten chronische Verdauungsstörungen mit übel riechenden, fett glänzenden Durchfällen, einen aufgeblahten Bauch (Trommelbauch), Appetitlosigkeit, Übelkeit und Erbrechen. Die Kinder sind blass infolge Blutarmut durch Eisenmangel. Die Kinder haben dünne Beinchen und am Gesäß bilden sich typische Hautfalten. Aufgrund der reduzierten Aufnahme von Nährstoffen kommt es zu einer Gewichtsabnahme sowie Entwicklungs- und Wachstumsrückständen. Heranwachsende Kinder bleiben wegen der möglichen Unterernährung im Wachstum zurück und die Pubertät ist verzögert. Bleibt die Zöliakie unerkannt, kann ein Vitamin-D-Mangel bei Kleinkindern zur Rachitis (s. S. 171 ff.) führen, Vitamin-K-Mangel zu Beeinträchtigungen der Wundheilung und Vitamin-A-Mangel zu Sehstörungen. Durch den Vitaminmangel kann es generell zu einer Schwächung des Immunsystems und damit zu einer höheren Infektanfälligkeit kommen. Neben diesen körperlichen Symptomen, die nicht alle auftreten müssen, sind die Kinder psychisch labil, reizbar, weinerlich, missmutig und zurückgezogen.

Zöliakie ist eine schwere, grundsätzlich behandlungsbedürftige Autoimmunerkrankung.

Das können Sie selbst machen

Die einzige Möglichkeit der Therapie bei Zöliakie ist der lebenslange Verzicht auf glutenhaltige Nahrungsmittel. Obwohl sehr viele Nahrungsmittel Getreide oder daraus hergestellte Produkte enthalten, können Sie Ihrem Kind eine abwechslungsreiche Ernährung anbieten. Ersetzen Sie Weizen, Gerste, Roggen und Hafer durch Kartoffeln, Reis oder Mais, Buchweizen, Hirse und Sojabohnen. Auch Nüsse, Kastanien und Johannisbrotkernmehl werden vertragen. Viele Nahrungs- und Genussmittel wie Brot, Mehl, Teigwaren, Bier und Kuchen gibt es im Handel in einer glutenfreien Variante. Unter dieser Auslassungsdiät verschwinden die Symptome meistens innerhalb kurzer Zeit. Manchmal können geringe Mengen Gluten vertragen werden, die Toleranzgrenze ist jedoch sehr unterschiedlich. Der Kontakt zu einer Selbsthilfegruppe ist hilfreich, da über sie glutenfreie Rezepte oder Informationen zu Versandhandlungen mit glutenfreien Lebensmitteln ausgetauscht werden können. Um den Mangel an Vitaminen und Eisen auszugleichen, müssen evtl. entsprechende Präparate gegeben werden. Die Behandlung der Zöliakie mit Medikamenten ist nicht möglich, da die genauen Mechanismen bei der Schädigung der Dünndarmzotten noch nicht bekannt sind.

Mit geeigneter Diät kann Beschwerdefreiheit erreicht werden.

Kinder mit Zöliakie können ein ganz normales Leben führen, wenn sie glutenhaltige Nahrungsmittel und deren Bestandteile konsequent meiden. Sie sind dann beschwerdefrei.

Das macht der Arzt

Bei Verdacht auf Zöliakie wird zunächst eine Blutuntersuchung vorgenommen, um das Vorhandensein der spezifischen Antikörper nachzuweisen. Dabei kann gleichzeitig auch der Mangel an Eisen und Vitaminen festgestellt werden. Ist diese Untersuchung positiv, wird zur Absicherung der Diagnose eine Gewebeprobe der Dünndarmschleimhaut entnommen (Biopsie), um den Verlust der Zotten nachzuweisen.

Dosierung der homöopathischen Mittel

Meist werden die homöopathischen Mittel in den verschiedenen Potenzen wie folgt eingenommen:

- D1 bis D6: 3 x 5 Tropfen oder 5 Globuli (= eine Gabe) oder 1-2 Tabletten täglich
- D8 und D12: 1-2 x 5 Tropfen oder 5 Globuli oder 1-2 Tabletten täglich
- D30: 1 x täglich eine Gabe

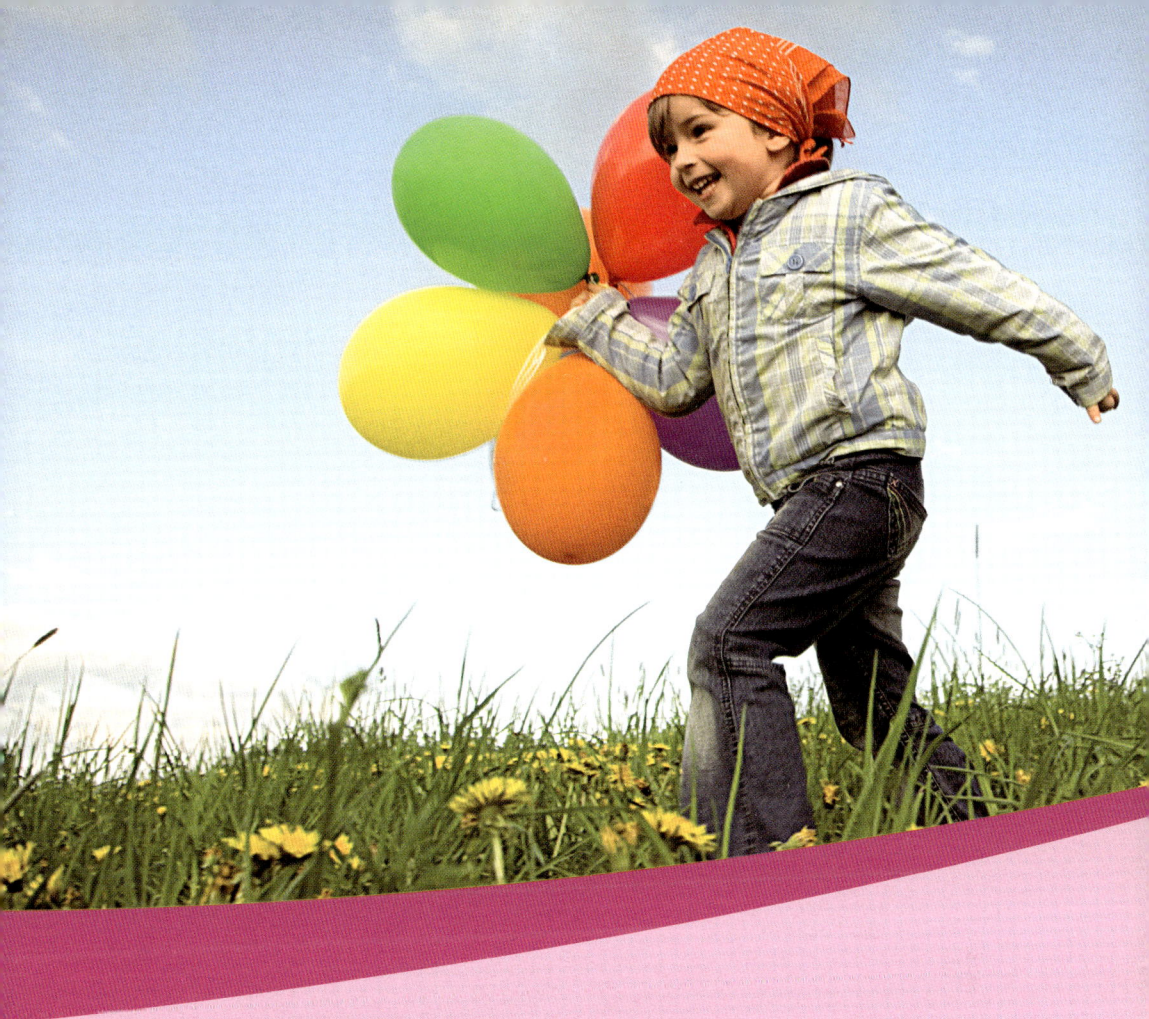

Erste Hilfe bei Kindern

Kinder tollen sehr oft ungestüm im Haus oder in der Natur herum, schnell ist hier etwas passiert. Das folgende Kapitel zeigt Ihnen, was in verschiedensten Notfällen zu tun ist.

Notfälle von A bis Z

A

Atembehinderung, Atemnot

Zu einer Atembehinderung kommt es durch Verengung der Bronchien infolge einer Schleimhautschwellung, Bildung von zähem Schleim oder durch Verkrampfung der Bronchialmuskulatur. Besonders bei Kindern verengen sich dadurch die Atemwege sehr schnell; die Luft kann nur erschwert ausgeatmet werden.

Ursachen
Ursachen sind meist ein harmloser Infekt der oberen Luftwege, ein Schnupfen oder eine Halsentzündung, die die Atemwege erfassen können. Spastische Bronchitis und Asthma sind häufige Erkrankungen im Kindesalter, die immer anfallsartig auftreten.

Bei Atemnot das Fenster öffnen, das Kind aufrecht sitzen lasen und beruhigen.

Symptome
- anfallsweise akute Atemnot
- Blaufärbung im Gesicht durch Sauerstoffmangel
- Erstickungsgefühl
- angestrengte, keuchende Ausatmung

Maßnahmen
- Kind beruhigen, denn je ängstlicher es ist, umso größer die Atemnot
- Fenster öffnen und frische Luft atmen lassen
- halb sitzende Lagerung
- viel zu trinken geben!
- Allergene meiden!
- Arzt aufsuchen

Atemstillstand

Am empfindlichsten reagiert das Gehirn auf Sauerstoffmangel. Bereits nach drei bis fünf Minuten entstehen hier irreversible Schäden.

Ursachen
Wenn die Atemfunktion nicht mehr ausreicht, um das Blut mit Sauerstoff zu sättigen und somit den Sauerstoffbedarf der Organe zu decken, dann hat Ihr Kind eine lebensbedrohliche Störung der Atmung.

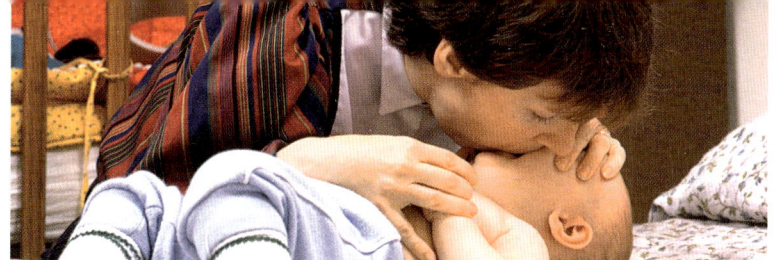

Symptome

- plötzlich auftretende, sich langsam entwickelnde Atemnot
- Bewusstlosigkeit
- keine sicht- und fühlbaren Atembewegungen, der Brustkorb hebt und senkt sich nicht
- bläulich-blasse Verfärbung der Lippen und Nagelbetten, dann auch im Gesicht

Bei starker Atemnot unverzüglich Hilfe holen und Notarzt rufen!

Maßnahmen

- Kopf so weit wie möglich in den Nacken beugen – dadurch werden die Atemwege frei – und sofort mit der Beatmung beginnen
- Säuglinge und Kleinkinder werden gleichzeitig durch Nase und Mund beatmet.
- Größere Kinder kann man Mund-zu-Mund oder Mund-zu-Nase beatmen.
- Puls kontrollieren
- Keine kostbare Zeit vergeuden – Notarzt rufen!

Bewusstlosigkeit

B

Bei Bewusstlosigkeit handelt es sich immer um eine Notfallsituation – es besteht akute Lebensgefahr, da grundsätzlich mit einer Störung der Atmung gerechnet werden muss. Bringen Sie das bewusstlose Kind sofort in die stabile Seitenlage, besonders dann, wenn es verletzt ist, erbrochen hat oder aus Mund und Nase blutet. Es besteht die Gefahr des Erstickens durch Einatmen von Blut, Schleim, Erbrochenem oder anderen Fremdkörpern. Eine wichtige Ausnahme gilt bei dem geringsten Verdacht auf eine Verletzung der Wirbelsäule. In diesem Fall kontrollieren Sie die Atmung laufend, lassen Sie das Kind möglichst unverändert liegen, wärmen Sie es und rufen den Notarzt.

Von Ohnmachtsanfällen sind häufig Mädchen mit beginnender Pubertät betroffen. Es handelt sich dabei um eine i. d. R. harmlose, kurz andauernde Bewusstlosigkeit, die durch plötzlichen Sauerstoffmangel im Gehirn bedingt ist, z. B. durch langes Stehen, Schwüle etc., begleitet von Schwindelgefühl, Übelkeit, Schwarzwerden vor den Augen.

Ursachen

- Gewalteinwirkung auf den Kopf
- Sauerstoffmangel im Gehirn
- Stoffwechselstörung
- Vergiftung
- Krampfanfälle z. B. bei Epilepsie, Fieberkrampf (s. S. 57 ff., 64 ff.)
- Schlaganfall
- Stromunfall
- Unterkühlung
- Hitzeeinwirkung

Symptome

- keine Reaktion auf äußere Reize, z. B. optisch oder akustisch, sowie auf Schmerz
- schlaffe Muskulatur
- blasse Haut
- Reflexe wie Husten oder Schlucken fehlen. Erstickungsgefahr, denn der Zungengrund kann beim auf dem Rücken liegenden, bewusstlosen Kind zurückfallen und die Luftröhre verlegen.

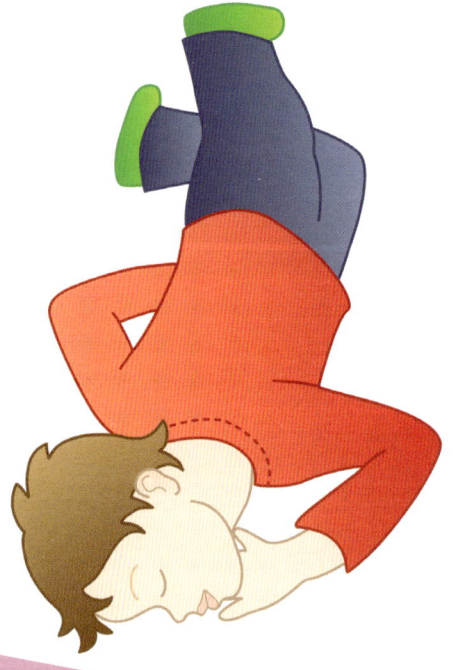

Maßnahmen

Bei einem kreislaufbedingten Ohnmachtsanfall heben Sie die Beine des Kinds für eine bessere Durchblutung des Gehirns an. Fächeln Sie ihm kühle Luft zu oder legen Sie ihm eine kühlfeuchtes Tuch auf die Stirn. Ein durch Gewalteinwirkung oder Krankheit bewusstloses Kind müssen Sie sofort in die stabile Seitenlage bringen. Drehen Sie das Kind auf die Seite und legen seinen unteren Arm nach hinten, parallel zum Oberkörper. Der obere Arm wird unter den seitlich in Richtung Brustkorb gedrehten Kopf gelegt. Überstrecken Sie den Kopf, also legen Sie ihn so weit wie möglich in den Nacken und drehen Sie das Gesicht des Kindes erdwärts. Das ist besonders wichtig, wenn keine ausreichende Eigenatmung vorhanden ist; diese kann so wieder einsetzen. Knicken Sie das untere Bein in Richtung Hüfte und Knie ab; das obere Bein wird gestreckt auf das untere Bein gelegt. Setzt die Eigenatmung nicht ein, beginnen Sie sofort mit der Atemspende und rufen den Notarzt.

Bissverletzungen (Schlangen-, Hunde-, Katzenbisse etc.)

Durch Bisswunden ist Ihr Kind besonders infektionsgefährdet, da sich an den Zähnen viele Keime befinden, die tief in die Wunde gelangen können. Die Tollwutinfektion ist hier von besonderer Bedeutung! Die Viren, die sich im Speichel der Tiere befinden, werden hauptsächlich durch Bisse, aber auch durch Lecken oder Kratzen übertragen.
Eine besondere Form der Bisswunden sind Schlangenbisse, auch wenn sie eher selten vorkommen. Die Bisswunde ist als zwei kleine, nebeneinanderliegende, stecknadelkopfgroße Einstiche sichtbar. Meist befindet sich die Wunde am Fuß oder am Knöchel. In Deutschland kommen in der freien Natur als Giftschlangen hauptsächlich Kreuzottern sowie einige andere Vipernarten vor. Der Biss einer Kreuzotter ist bei gesunden Erwachsenen nicht tödlich, kann jedoch lebensgefährlich für Kinder sein.

Bisswunden müssen immer fachmännisch gereinigt und desinfiziert werden.

Symptome bei Schlangenbissen
- Anschwellen der Bissstelle
- Rötung der angrenzenden Hautpartie
- starker, stechender Schmerz
- später Kopfschmerzen, Brechreiz, Übelkeit
- Schwindelgefühl, Schweißausbrüche
- Atemnot, Herz-Kreislauf-Beschwerden, Schock

Maßnahmen bei Schlangenbissen
- Ruhelage, nicht bewegen, Anstrengung vermeiden
- Stauung am Oberarm oder Oberschenkel anlegen – dazu eine Dreiecktuchkrawatte in Form einer Schlinge anbringen. Der Puls muss tastbar bleiben! Das Gift kann so nicht an Organe gelangen, an denen die Wirkung lebensbedrohlich sein könnte.
- Schlangenbisse nicht aussaugen!
- Bisswunde nicht ausschneiden oder ausbrennen!
- Stauung nicht vor Eintreffen des Arztes lösen!
- Puls- und Atemkontrolle

Maßnahmen bei Tierbissen mit Tollwutverdacht
- Wunde gründlich mit Seife auswaschen, denn Tollwuterreger sind seifenempfindlich, dabei Schutzhandschuhe tragen
- Wunde mit sterilem Verbandmaterial verbinden
- Tetanus-Impfschutz anhand des Impfausweises überprüfen

In beiden Fällen sollten Sie sofort mit Ihrem Kind einen Arzt konsultieren!

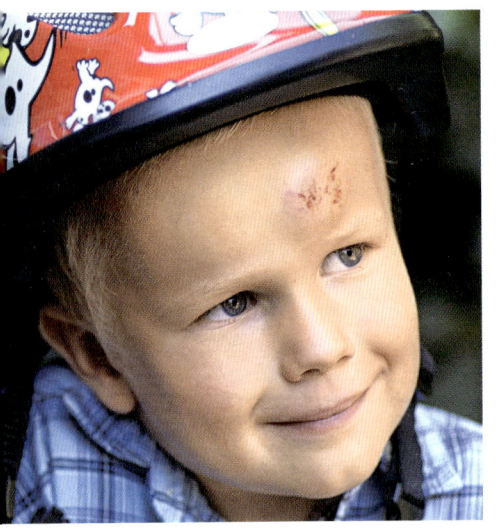

Blutergüsse

Stärkere Blutergüsse können zusätzlich mit Schwellungen und Schmerzen einhergehen. Wenn Muskeln und Gelenke betroffen sind, ist Ihr Kind in seiner Beweglichkeit eingeschränkt. Die feinen Blutgefäße unter der Haut sind verletzt, Blut tritt aus und gelangt in das umliegende Körpergewebe, wo es gerinnt und langsam abgebaut wird. Kinder, die gerinnungshemmende Medikamente – v. a. acetylsalicylsäurehaltige Schmerzmittel, bestimmte Antibiotika oder Asthmamedikamente – einnehmen, sind für Blutergüsse besonders anfällig. Auch ein Mangel an Vitamin C oder Vitamin K sowie Bindegewebsschwächen, Bluterkrankungen oder Lebererkrankungen können zu einer Empfindlichkeit der Blutgefäße führen.

Symptome
- schmerzhafte Schwellung
- teilweise verhärtet
- zunächst rot bis blau
- in den Folgetagen violett bis gelb

Maßnahmen
Druck, Kühlen und Hochlegen hilft bei akuten Verletzungen. Hier drücken Sie unmittelbar nach dem Schlag oder Stoß mit der Hand fest auf die betroffene Stelle und halten den Druck mindestens eine Minute lang an. In den ersten 24 Stunden danach leistet eine rasche Kältebehandlung gute Dienste – je schneller, desto besser. Die Kälte betäubt den Schmerz, verengt die Gefäße, das Blut breitet sich weniger im Gewebe aus und der blaue Fleck bleibt klein. Außerdem bilden sich weniger Schwellungen. Lagern Sie die betroffene Körperpartie am besten hoch, sodass sich weniger Blut im blauen Fleck ansammeln kann.

Zum Kühlen eignet sich gut ein Coolpack, das Eltern stets im Eisfach haben sollten. Es ist praktisch und schnell zu handhaben. Eine Alternative dazu ist der Eisbeutel: Füllen Sie Eiswürfel in einen Plastikbeutel und wickeln Sie ein Tuch darum. Legen Sie die Packung 20 Minuten auf den blauen Fleck. Dies ist wichtig, denn wenn zu kurz gekühlt wird, öffnen sich die Gefäße wieder vermehrt und der Bluterguss wird größer. Legen Sie dann eine Pause von 20 Minuten ein und kühlen Sie anschließend erneut. Wechseln Sie zwischen Kühlen und Pausen, bis der Schmerz nachlässt. Alternativ können Sie auch Kühlkissen, Kühlakkus, ein Kühlspray aus der Apotheke oder einfach mit kaltem Wasser getränkte Tücher verwenden.

Blaue Flecke sind im Alltag meist harmlos und bilden sich innerhalb von zwei bis drei Wochen wieder zurück. In schweren Fällen sollte Ihr Kind von einem Arzt untersucht werden, denn bei großen Ergüssen im Muskel kann es zu einer Abkapselung kommen und in der Folge zu Entzündungen oder Verkalkungen.

Leichte Aufschürfungen zuerst desinfizieren und dann am besten ohne Pflaster abtrocknen lassen.

Wenn bei einem Kind häufiger blaue Flecken ohne erkennbare Ursache auftreten oder bei einem sehr großen Bluterguss, ausgeprägten Schwellungen und starken Schmerzen sowie bei Verletzungen an Kopf, Augen oder im Genitalbereich, sollte grundsätzlich eine ärztliche Untersuchung erfolgen.

Diabetische Notfälle

D

Das Hormon Insulin reguliert den Blutzuckerspiegel und sorgt so dafür, dass der im Blut zirkulierende Zucker in die Zellen transportiert wird. Wenn Ihrem Kind Insulin fehlt, werden die Zellen nicht mehr mit genügend Glukose versorgt, um seinen Energiebedarf zu decken und der Zucker „staut" sich im Blut. Es kommt zu Überzuckerung. Der Körper baut nun den erhöhten Blutzuckerpegel über den Urin ab. Bei Insulinmangel verbrennen im Körper Eiweiß und Fette, da der Energiebedarf nicht mehr durch den Zucker gedeckt werden kann, was zu einem verminderten Körpergewicht führt. Durch den Abbau von Eiweiß und Fetten kann das Gewebe bis hin zu einem lebensbedrohlichen diabetischen Koma übersäuert werden.

Überzucker (Hyperglykämie) und Unterzucker (Hypoglykämie) sind akute Komplikationen der Diabetes. Betroffene und Angehörige sollten über die Symptome aufgeklärt sein, um im Notfall die richtige Hilfe leisten zu können.

Ursachen von Überzucker
- zu wenig Insulin
- zu viele Kohlenhydrate
- zu wenig Bewegung
- Infekte, Erkrankungen, Entzündungen

Symptome von Überzucker

- großer Durst und Harndrang
- große Mengen von Zucker im Urin
- Übelkeit, Erbrechen
- Müdigkeit
- schwere, langsame Atmung
- Gewichtsverlust

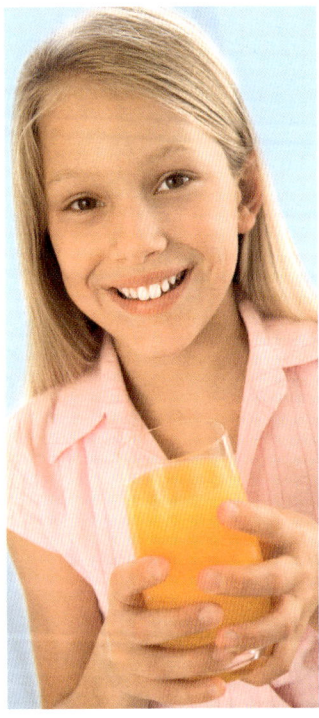

Maßnahmen bei Überzucker

- Rufen Sie sofort einen Arzt!
- Verabreichen Sie Flüssigkeit ohne Zucker, wenn das Kind schlucken kann.
- Urintest durchführen
- auf die Ernährung achten

Ursachen von Unterzucker

- zu viel Insulin
- zu wenig Kohlenhydrate
- zu späte oder ausgelassene Mahlzeiten
- zu viel ungewohnte Bewegung
- Alkoholkonsum, dadurch verringerte Zuckerfreisetzung

Symptome von Unterzucker

- Schweißausbruch
- Heißhunger
- Sehstörungen
- Zittern, Ängstlichkeit, Herzklopfen
- Blässe
- Gereiztheit, Kribbeln
- Konzentrationsschwierigkeiten, Sprachstörungen

Maßnahmen bei Unterzucker

- zwei bis drei Täfelchen Traubenzucker verabreichen, wenn das Kind schlucken kann, oder ein Glas Fruchtsaft bzw. ein Cola-Getränk.
- evtl. Injektion (Glukagon)
- Arzt rufen!
- auf die Ernährung achten

Hinweis: Wenn Ihr Kind Diabetes hat, sollte es stets einen Notfallausweis bei sich tragen, der es als Diabetiker ausweist, mit Hinweisen zur richtigen Hilfe im Notfall!

Elektrounfälle

E

Elektrounfälle mit Kindern ereignen sich in Haushalten, wenn Kinder mit elektrischen Geräten spielen, die schlecht isoliert sind, oder wenn Steckdosen nicht gesichert sind. Gefährlich ist der Umgang mit Elektrogeräten in Feuchträumen, wie z. B. in Küche, Bad, Keller oder im Freien.

Man unterscheidet zwischen Unfällen mit Haushaltsgeräten im Niederspannungsbereich (unter 1.000 Volt) und Unfällen im Hochspannungsbereich (über 1.000 Volt) z. B. mit Überlandleitungen oder Blitzschlag. Eine wichtige Schutzmaßnahme für Ihr Kind ist der Einbau eines sogenannten Fehlerstromschutzschalters (FI-Schalter) für Ihre Wohnräume. Lassen Sie diese nur durch einen Elektrofachbetrieb installieren.

Zur Vorsorge: Lassen Sie die Sicherheit Ihrer Elektrogeräte und der Installation vom Fachmann prüfen!

Symptome
- „Kleben" an der Stromleitung infolge einer Muskelverkrampfung
- Übelkeit
- Bewusstseinsstörung, Bewusstlosigkeit
- Gefahr des Kreislaufstillstands (bis 24 Stunden nach dem Unfall)
- Herzrhythmusstörungen, aber auch Herzstillstand möglich
- Atemstillstand
- evtl. Verbrennungen

Maßnahmen
- Stromzufuhr unterbrechen! Abschalten des Geräts, Ziehen des Netzsteckers oder Herausnehmen der Sicherung
- Falls diese Maßnahmen aus irgendeinem Grund nicht funktionieren sollten, muss das verletzte Kind durch den Helfer vom Stromkreis getrennt werden. Dazu muss der Helfer isoliert stehen, z. B. auf einem trockenen Brett, Kleidern etc., und den Verletzten mit einem nicht leitenden Gegenstand, wie beispielsweise einem Besenstiel, von dem unter Spannung stehenden Elektroteil wegstoßen. Berühren Sie niemals das Kind mit bloßen Händen! Sie geraten sonst selbst in den Stromkreis.
- Atmung und Puls kontrollieren
- bei Bewusstlosigkeit sofort Seitenlage
- auf Schockzeichen achten
- Brandwunden steril abdecken (siehe Wundbehandlung S. 268 f.)
- bei Atem- und Kreislaufstillstand sofort Wiederbelebungsmaßnahmen einleiten
- Notruf!

Erfrierungen und leichte Unterkühlung

Unter Erfrierungen versteht man örtliche Gewebeschädigungen durch Kälteeinwirkung. Bevorzugt betroffen sind einzelne Körperteile wie Zehen, Finger, Nase, Kinn und Ohren. Als Unterkühlung wird die Abkühlung des gesamten Körpers bezeichnet, wobei die Temperatur unter 35 Grad Celsius abgesunken ist. Sie kann tödlich sein, weil die lebenswichtigen Organe langsamer arbeiten und schließlich ganz versagen.

Ursachen
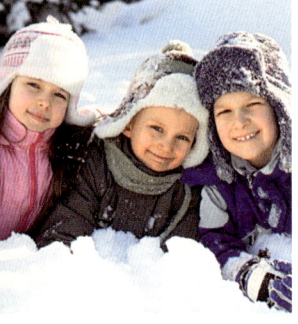

* unzweckmäßige und zu enge Kleidungsstücke
* durchnässte Kleidung, denn Feuchtigkeit begünstigt Auskühlung

Die Unterscheidung zwischen Erfrierung und örtlicher Unterkühlung ist schwierig, da die Übergänge fließend sind. Als grober Anhaltspunkt kann gelten: Leicht erfrorene oder unterkühlte Körperteile schmerzen in warmer Umgebung, schwere Erfrierungen bleiben in der Wärme schmerzlos.

Symptome
* betroffene Hautstellen sind zuerst gerötet, später blaurot, bläulich marmoriert und schließlich blass bis weiß
* Kältegefühl, Zittern, Prickeln und pelziges Gefühl (im Vorstadium)
* Gebrauchsfähigkeit der Gliedmaßen ist eingeschränkt.
* Schwellungen, Blasenbildung, starke Schmerzen

Maßnahmen
* verletztes Kind in einen warmen Raum bringen und allmählich aufwärmen; zu schnelle Überwärmung vermeiden.

Lockere Kleidung schließt mehr Luft ein und kann so besser wärmen.

* nasse oder eng anliegende Kleidungsstücke oder Schuhe entfernen, da der Druck auf die gefrorenen Gebiete die Durchblutung weiter vermindert
* Körperkern durch Einhüllen in Decken und durch Verabreichen heißer, stark gezuckerter Getränke warm halten
* aufwärmen der betroffenen Körperstellen, z. B. Hände in der Achselhöhle oder in körperwarmer Flüssigkeit baden (eintauchen, abtrocknen und weiter erwärmen)
* betroffene Gliedmaßen druckfrei lagern
* Massieren oder Einreiben der betroffenen Gliedmaßen mit Schnee ist verboten!
* Das Kind sollte sich nicht bewegen und möglichst auch nicht passiv bewegt werden.

Basteln und Malen im Bett – geht das gut?

Mit Klebstoff im Bett basteln – das dürfte der Albtraum jeder Mutter sein. Aber auch nur mit Papier und allenfalls einer nicht zu spitzen Bastelschere lassen sich wunderschöne Dinge zaubern, z. B. Papierflieger, die man in unzähligen Varianten aus einem DIN-A4-Blatt falten kann und die gefahrlos das Krankenzimmer durchqueren können.

Origami

Eine besonders große Vielfalt an Gestaltungsmöglichkeiten bietet **Origami**, die japanische Kunst des Papierfaltens. Aus einem quadratischen Blatt Papier können Sie dreidimensionale Objekte wie beispielsweise Tiere, Vögel, Papierflieger, Schächtelchen und allerlei unterschiedliche geometrische Körper falten.

Malen

Zum Malen im Bett sind besonders Faserstifte oder Buntstifte geeignet. Wachsmalkreiden und alle flüssigen Farben hinterlassen auch bei noch so großer Aufmerksamkeit bunte aber unerwünschte Spuren. Als Anreiz ist z. B. ein kleiner Malwettbewerb zu empfehlen, an dem andere Kinder oder auch Oma und Opa teilnehmen können. Der Wettbewerb fördert Geduld und Ausdauer. Wenn es an Ideen für Motive mangeln sollte, hilft oft ein bewusster Blick aus dem Fenster.

Spiele

Für ein Kickerspiel im Bett werden nur ein glattes Tablett, eine Münze als „Ball" und zwei etwas größere Münzen als „Spieler" benötigt. Nun werden noch die „Tore" mit einem etwa zehn Zentimeter langen, farbigen Klebeband markiert. Mit einem Kamm oder dem Stiel eines Plastiklöffels werden nun die großen Münzen an die kleine geschnippt und einem spannenden Match steht nichts mehr im Wege. Das Tablett lässt sich natürlich auch als Spieltisch für Memory oder Kartenspiele verwenden.

Auch ein richtig großes Kartenhaus hätte auf dem Tablett gut Platz. Im Bett ist das ganz schön schwierig, denn da müssen auch die Beine still gehalten werden.

Mobile

Zur Jahreszeit passend bringt ein Mobile mit bunten Herbstblättern, ausgeblasenen Ostereiern, Federn, Urlaubsfotos oder den ebenfalls selbst gebastelten Origamifiguren Bewegung ins Krankenzimmer. Als „bettgerechtes" Material sind hier nur Trinkhalme, Faden und Klebefilm notwendig.

Beachten Sie, dass beim Spielen im Bett Rücken und Schultern immer gut abgedeckt und gewärmt sein sollten.

F

Fremdkörper im Auge

Zumeist handelt es sich um Insekten, Staub, Ruß, Schmutz oder Glas-, Metall-, Kunststoff- und Holzsplitter.

Symptome
- Rötung des Auges, Tränenfluss
- reflektorischer Lidschluss, d. h. das Lid wird krampfartig geschlossen
- Bindehautentzündung, erkennbar daran, dass das Weiße der Augen gerötet ist und zusätzlich juckt und tränt (s. S. 39 f.)
- evtl. Sehstörung
- brennende Schmerzen

Maßnahmen
- Fremdkörper unter dem Unterlid: Dazu lassen Sie Ihr Kind nach oben sehen, heben das Lid ab und wischen mit der Spitze eines angefeuchteten Taschentuchs sanft den Fremdkörper in Richtung Nase heraus.
- Fremdkörper unter dem Oberlid: das Kind mit beiden Augen nach unten blicken lassen, Oberlid nach vorn und unten über das Unterlid ziehen. Anschließend lassen Sie das Oberlid los. Das Auge sollte nun geöffnet werden, sodass der Gegenstand gleichsam von der Wimpernreihe des Unterlids „ausgebürstet" wird.
- Haben diese Versuche keinen Erfolg, suchen Sie einen Augenarzt auf.
- Bei festsitzenden Fremdkörpern auf der Hornhaut keine Entfernungsversuche unternehmen!
- Eisensplitter sind besonders gefährlich, da sie manchmal heiß auf das Auge geflogen sind und sich dort eingebrannt haben (man sieht dann einen sogenannten Rosthof). Es besteht die Gefahr einer bleibenden Sehbehinderung. In diesem Fall beide Augen durch einen Augenverband ruhigstellen. Solche Fremdkörper lassen sich nicht herausspülen oder durch Reiben entfernen! Suchen Sie unbedingt einen Arzt auf!
- Bei Versuchen, den Fremdkörper zu entfernen, besteht immer die Gefahr, dass dieser noch tiefer in den Augapfel hineingerieben wird und bleibende Sehstörungen auslöst.

Fremdkörper im Mund- und Rachenraum

Panik vermeiden und Hilfe holen!

Fremdkörper in Mund- und Rachenraum können die Atmung behindern. Besonders gefährlich ist das bei Bewusstlosen! Kinder sind experimentierfreudig und stecken sich gerne etwas in den Mund. Glücklicherweise reicht oft kräftiges Husten, um das Problem zu lösen.

Maßnahmen
- Öffnen Sie den Mund folgendermaßen: Fassen Sie mit beiden Händen den Unterkiefer am Kieferwinkel und drücken Sie mit den Daumen unterhalb der Unterlippe den Unterkiefer nach unten. Die Wange zwischen die Zahnreihen schieben, damit sich der Mund nicht schließt.
- Drehen Sie den Kopf des Kindes zur Seite und säubern Sie mit einem oder zwei Fingern die Mundhöhle.

Fremdkörper im Ohr

Auch hier sind bevorzugt Kinder betroffen. Festsitzende Gegenstände im Ohr sollten Sie nicht entfernen. Suchen Sie immer einen Arzt auf!

Symptome
- Hörstörungen

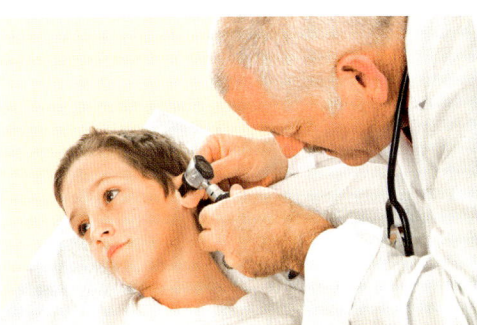

Maßnahmen
- Heftiges Kopfschütteln entfernt manchmal einen Fremdkörper im äußeren Gehörgang.
- Kein Hantieren im Gehörgang mit Gegenständen wie etwa Ohrreinigungsstäbchen, da das Trommelfell oder Mittelohr geschädigt werden kann!
- unbedingt einen Hals-Nasen-Ohren-Arzt aufsuchen

Fremdkörper in der Luftröhre

Man spricht von Verschlucken, wenn spitze oder harte Nahrungsbestandteile nicht in die Speiseröhre, sondern in die Luftröhre gelangen. Wenn größere Gegenstände verschluckt werden, kann Ihr Kind ersticken, deswegen sollten Sie schnell reagieren.

Symptome
- Husten, Würgereiz
- krampfhafte Atemversuche mit pfeifendem Atemgeräusch
- Gesicht läuft blaurot an.

Maßnahmen
- Mit der flachen Hand kräftig auf den Rücken klopfen, um Husten auszulösen. Kopf und Oberkörper nach unten hängen lassen, z.B. über Tisch oder Knie. Ein Kleinkind kann an den Füßen, mit dem Kopf nach unten, gehalten werden.

- „Bauchdruckmethode" anwenden: Sie umfassen von hinten Ihr Kind, sodass die Hände oberhalb des Nabels zu liegen kommen. Mit einer plötzlichen Kraftausübung auf den Bauchraum wird der dadurch erzeugte Überdruck auf den Brustraum übertragen und der Fremdkörper wird aus der Luftröhre gepresst. Nur in lebensbedrohlichen Ausnahmesituationen zu verwenden, da Verletzungsgefahr besteht!

Fremdkörper in der Nase

Kleine Kinder schieben sich häufig spielerisch Murmeln, Erbsen, Spielzeugteilchen, Perlen, Erdnussstückchen, Münzen oder andere kleine Gegenstände in das Nasenloch.

Symptome
- nasale Sprache
- ausschließlich Mundatmung
- evtl. Schwellung der Nasenschleimhaut
- Verletzung der Nasenschleimhaut und Blutung aus der Nase

Maßnahmen
- Kind beruhigen
- starkes Schnäuzen bei gleichzeitigem Zuhalten des nicht betroffenen Nasenloches
- bei Nichterscheinen des Fremdkörpers Arzt aufsuchen
- Fremdkörper nicht mit Instrumenten, wie z.B. einer Pinzette, entfernen – es besteht zusätzliche Verletzungsgefahr!

Behalten Sie den Überblick, auf welche Gegenstände Ihr Kind zugreifen kann.

Fremdkörper in der Speiseröhre

Von Kindern in den Mund genommene Fremdkörper oder größere Speisebrocken können in der Speiseröhre stecken bleiben. Insbesondere scharfkantige, dünne oder spitze Gegenstände wie Fischgräten, Knochensplitter oder Nadeln können sich in die Speiseröhre bohren und Verletzungen hervorrufen. Atemstörungen sind möglich!

Symptome
- drückender Schmerz
- Schluckbeschwerden
- Würgereiz
- plötzlicher starker Husten mit pfeifendem Atemgeräusch
- Luftnot mit krampfhaften Atemversuchen

- Blaufärbung im Gesicht
- im schlimmsten Falle Atemstillstand

Maßnahmen
- Oberkörper herunterhängen lassen, z. B. über das Knie, und mit der flachen Hand zwischen die Schulterblätter klopfen oder mit dem Finger zum Erbrechen reizen
- nach dem Hochhusten Fremdkörper entfernen
- Wenn diese Versuche scheitern, muss der Fremdkörper im Krankenhaus entfernt werden.
- bei Atemstillstand Wiederbelebungsmaßnahmen einleiten und den Notarzt rufen

Giftpflanzen

G

Der Verzehr von Pflanzenteilen oder Beeren kann zu Vergiftungen führen; besonders Kinder sind davon betroffen. Man unterscheidet folgende Symptome:

+   schwach giftig
++   giftig
+++ sehr giftig

- **Alpenveilchen (++)**: starke Magenschmerzen, Erbrechen, Durchfall, Schwindel, Krämpfe, Lähmung
- **Buchsbaum (+)**: Durchfall, Erbrechen, Krämpfe, Erregungszustand (s. Abb. unten)
- **Buschwindröschen (+)**: nach Verzehr blutiger Brechdurchfall, Haut- und Schleimhautreizung
- **Christrose (++)**: Haut- und Schleimhautreizung, Brennen im Mund, Speichelfluss, Erbrechen, Bauchschmerzen, erweiterte Pupillen, unregelmäßiger Puls

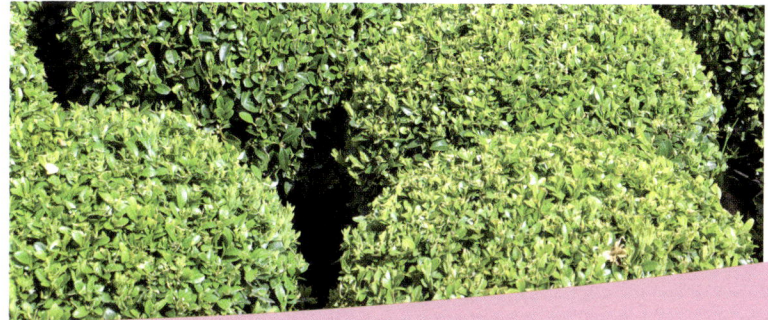

- **Dieffenbachie (++)**: starke Hautreizung, Brennen und Schwellung im Mund- Rachen-Raum, Schluckbeschwerden
- **Eisenhut (+++)**: Brennen im Mund, in Fingern und Zehen bis zur völligen Empfindungslosigkeit, Kältegefühl, starkes Erbrechen, Durchfall, in schweren Fällen Atemlähmung und Herzrhythmusstörungen
- **Engelstrompete (+++)**: Krampfanfälle, Erregungszustand, beschleunigter Puls, erweiterte Pupillen, Rötungen im Gesicht, Halluzinationen
- **Fingerhut (++)**: bei Verzehr Entzündungen im Mund, Übelkeit, Erbrechen, Durchfall, Halluzinationen, Sehstörungen, lebensbedrohliche Herzrhythmusstörungen
- **Gefleckter Aronstab (++)**: starke Hautreizungen, Schleimhautreizung nach Verzehr, Erbrechen, Magen-Darm-Beschwerden, Krämpfe und Pupillenerweiterung in schweren Fällen möglich
- **Geißblattarten (+)**: Bauchschmerzen, Übelkeit, starkes Erbrechen, Pupillenerweiterung, beschleunigter Puls, Krämpfe
- **Gemeine Eibe (++)**: Übelkeit, Erbrechen, Bauchschschmerzen, Schwindel, Bewusstlosigkeit, erweiterte Pupillen, Herzrasen, Kreislaufschwäche (Atemlähmung!)
- **Gemeiner Efeu (++)**: Übelkeit, Brechdurchfälle, Hautausschlag
- **Gemeiner Liguster (+)**: heftiges Erbrechen, starker Durchfall, Bauchschmerzen
- **Goldregen (+++)**: Brennen im Mund- und Rachenraum, Übelkeit, Erbrechen, Krämpfe, Kreislaufkollaps
- **Hahnenfuß/Butterblume (+)**: Blasenbildung auf der Haut, Schleimhautreizungen, Erbrechen, Übelkeit, Bauchschmerzen, Durchfall
- **Herbstzeitlose (+++)**: Schluckbeschwerden, Brennen im Mund, Übelkeit, Erbrechen, Durchfall, in schweren Fällen aufsteigende Lähmung (Atemlähmung!), hohe Sterblichkeit!
- **Kirschlorbeer (++)**: Erbrechen, Bauchschmerzen, Schleimhautreizung
- **Maiglöckchen (+)**: Übelkeit, Erbrechen, Durchfall, Haut- und Augenreizung, Todesfälle sind bekannt
- **Robinie/Scheinakazie (++)**: Übelkeit, Bauchschmerzen, Erbrechen, Pupillenerweiterung, Krämpfe, Lähmungserscheinungen bis hin zum Kollaps
- **Sadebaum/Sevenstrauch (++)**: schwere Hautreizungen, Übelkeit, Erbrechen, Durchfall, Tod durch Atemlähmung!
- **Schneebeere/Knallerbse (+)**: Hautreizungen, Übelkeit, Erbrechen, Durchfall
- **Schwarzer Holunder (+)**: rohe Beeren sind giftig; Magenschmerzen, Erbrechen, Durchfall, Schüttelfrost

Lassen Sie Ihr Kind grundsätzlich keinerlei Pflanzen in den Mund stecken.

- **Stechpalme (+)**: Erbrechen, heftiger Durchfall, Müdigkeit
- **Thuja (++)**: starke Hautreizung, Übelkeit, Erbrechen, Durchfall, Bauchschmerzen, Krampfanfälle
- **Tollkirsche (+++)**: heftiger Erregungszustand, Krampfanfälle, Halluzinationen, beschleunigter Puls, erweiterte Pupillen, Gesichtsrötung, Todesfälle sind bekannt
- **Vogelbeerbaum, Eberesche (+)**: Übelkeit, Erbrechen, Durchfall, erweiterte Pupillen, Hautausschlag
- **Weihnachtsstern (+)**: Durchfall und Erbrechen, Entzündungen der Haut, besonders gefährlich sind Augenverletzungen
- **Wiesen-Bärenklau (++)**: Schwellung und Rötung der Haut mit Blasen

Zögern Sie nicht im Zweifelsfall, Hilfe zu holen!

Maßnahmen

- zum Erbrechen reizen, z. B. durch Trinken von stark salzhaltigem Wasser oder Reizung des hinteren Rachenraums
- Schleimhautspülung und Verdünnung: Tee oder kohlensäurefreies Wasser trinken
- Medizinkohle zur Bindung des Gifts (ein Gramm Kohle pro Kilogramm Körpergewicht)
- Augenspülung: mindestens zehn Minuten lang die Augen mit fließendem Wasser spülen
- In jedem Fall Arzt aufsuchen oder Giftnotruf kontaktieren!

Hitzeerschöpfung

Sie tritt dann auf, wenn der Körper infolge großer körperlicher Anstrengung bei großer Hitze einen starken Flüssigkeitsverlust erleidet. Zu dicke, enge Kleidung behindert zudem die Schweißverdunstung. Die Hitzerschöpfung kann tödlich verlaufen!

Symptome

- gerötete, schweißbedeckte Haut
- Schwindel, Augenflimmern, Durst
- Übelkeit
- Kreislaufstörungen beim Lageveränderung (v. a. beim Aufstehen)
- im fortgeschrittenem Stadium: blasse, kalte Haut mit Schweiß, Frösteln, schneller, schwacher Puls (Schockzeichen)
- starkes Schwächegefühl

Die Hitzeerschöpfung ist die Vorstufe des Hitzschlags (Maßnahmen s. Hitzschlag Seite 252).

Hitzschlag

Sorgen Sie bei Ausflügen für einen Getränkevorrat. Der kindliche Körper trocknet schnell aus.

Der Hitzschlag ist die Folge einer Wärmestauung im Körper, die entsteht, wenn bei feuchtwarmer oder schwüler Witterung die Wärmeabgabe behindert ist. Ist der Körper großer Hitze ausgesetzt, schwitzt er. Wird die verloren gegangene Flüssigkeit aber nicht ersetzt, kommt es zu einer Verminderung des Blutvolumens und die Haut verliert ihre Fähigkeit zu schwitzen. Als Vorbote kann die Hitzeerschöpfung auftreten. Erst das Aufhören der Schweißproduktion ist der Unterschied zwischen den beiden Krankheitsbildern. Ein Hitzschlag ist immer lebensbedrohlich!

Symptome
- hochrotes, aufgedunsenes Gesicht
- hohes Fieber
- heiße, trockene Haut
- Übelkeit, Erbrechen
- Torkeln, Benommenheit, Desorientiertheit, Krämpfe, stumpfer Gesichtsausdruck, Sprechstörungen; neben der Wärmestauung entwickelt sich eine Hirnschwellung.
- evtl. Bewusstlosigkeit; Gefahr: Erbrechen und Einatmen des Erbrochenen, Atemstörungen!

Maßnahmen
- sofort in den Schatten bringen, Kleidung öffnen
- Kopf erhöht lagern
- bei Bewusstlosigkeit Seitenlage (s. S. 238)
- Atem- und Herzkreislauffunktion überprüfen
- salziges Wasser trinken lassen
- Kopf und Brustkorb mit feuchten Tüchern kühlen, Luft zufächeln
- körperliche Anstrengung vermeiden, Ruhelage
- bei Hitzeerschöpfung: Schocklage und Schutz vor Wärmeverlust
- Notruf!

Insektenstiche

Normalerweise ist ein einzelner Stich einer Biene oder Wespe harmlos. Wenn Ihr Kind eine Überempfindlichkeit, also eine Allergie, gegen bestimmte Insektengifte hat oder viele Stiche (z. B. von Hornissen) gleichzeitig bekommt, kann dies zu ernsten Komplikationen führen, woraus sich ein tödlicher Vergiftungsschock entwickeln kann. Bienen stechen übrigens nur einmal, Wespen und Hornissen mehrere Male.

Symptome

- Rötung und Schwellung der Haut um die Einstichstelle, Juckreiz
- vorübergehende Übelkeit, Erbrechen, Schwindelgefühle
- evtl. Ausschlag

Maßnahmen

- Entfernen Sie den Stachel vorsichtig mit einer Pinzette oder wischen Sie ihn seitlich mit dem Fingernagel weg. Abbrechen des Stachels vermeiden!
- Linderung der Schmerzen durch Kühlung der Einstichstelle mit Eis, kaltem Wasser, Umschläge mit essigsaurer Tonerde und Zitronensaft oder: handelsübliche Insektengels bzw. eine aufgeschnittene Zwiebel auf die betroffene Stelle legen

Notfall: Stich in den Mund-Rachen-Raum

Durch Stiche von Bienen oder Wespen im Mund-inneren oder im Rachenraum können die Schleim-häute der Atemwege ebenso wie die Zunge stark anschwellen. Es hängt von der Empfindlichkeit der gestochenen Person und von der Art des Insektes ab, wie stark und schnell die Schwellung einsetzt. Besonders Kinder sind im Sommer beim Trinken süßer Säften oder beim Kuchenessen ge-fährdet. Kinder sollten im Freien immer einen Trinkhalm benutzen und nicht barfuß auf Wiesen mit blühendem Klee laufen!

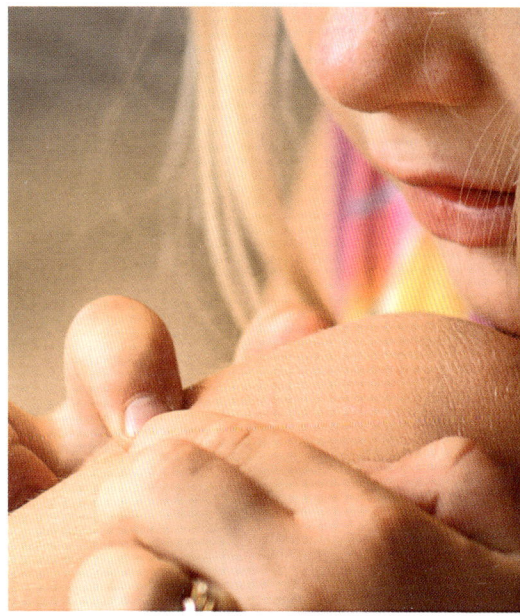

Hier findet man:
- Schwellung der Mundschleimhaut und der Zunge
- aufgedunsenes Gesicht
- Atemnot und im schlimmsten Fall Atemstillstand
- Kreislaufkollaps

Schnelle Maßnahmen:
- sofort den Notarzt rufen!
- bis zum Eintreffen des Arztes lokale Kühlung durch kalte Halswickel und sofort ohne Unterlass Eiswürfel lutschen lassen
- bei Atemstillstand sofortige Erste Hilfe mit Herz-Lungen-Wiederbelebung
- Für allergische Kinder muss immer ein Notfallset bereitgehalten werden!

K

Knochen- und Gelenkbruch

Knochenbrüche entstehen meist durch Unfälle im Freien, z.B. beim Sport, oder auch im häuslichen Bereich durch ungeschickte Bewegungen. Die häufigsten Ursachen sind Gewalteinwirkungen von außen, wie Schlag, Sturz, Zusammenprall, Stolpern etc. Gelenkbrüche sind Knochenbrüche mit einer Beteiligung der Gelenke.

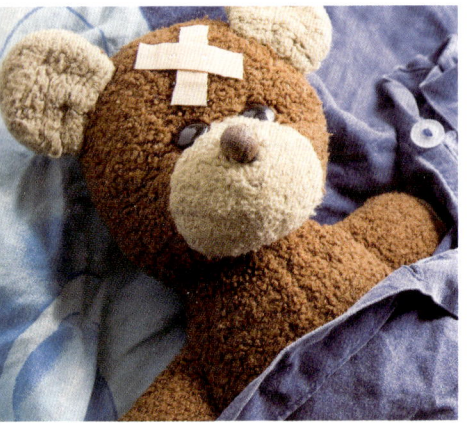

Man unterscheidet
- offene Knochenbrüche: Die Haut über der Bruchstelle ist verletzt, mit oder ohne Blutungen
- geschlossene Knochenbrüche: keine sichtbare Wunde

Bei Knochenbrüchen drohen eine Reihe von Gefahren wie
- Schock, der durch starke Schmerzen ausgelöst werden kann
- Blutverlust, wenn Blutgefäße zerrissen werden
- zusätzliche Verletzungen der Nerven, Sehnen, Muskeln
- Infektionsgefahr, besonders bei einem offenen Bruch

Symptome bei Gliederbrüchen
- starker Schmerz
- Schwellung
- Bewegungseinschränkung oder Bewegungsunfähigkeit
- Abweichung von der normalen Position, u. U. mit herausstehenden Knochenteilen

Lagern Sie die verletzte Stelle hoch und versuchen Sie nicht selbst, die Bruchstelle „einzurichten".

Symptome bei Wirbelbrüchen
- Schmerzen im Rücken
- Taubheitsgefühl und Kribbeln in den Gliedmaßen

Symptome bei Rippenbrüchen
- heftige Schmerzen beim Atmen
- Schonhaltung
- blutiger Husten

Maßnahmen
- Bruchstelle nicht bewegen oder untersuchen!
- Wunden im Bereich der Bruchstelle mit sterilem Material abdecken

- Ruhigstellen des verletzten Körperteils durch Umlagern oder Auspolstern mit geeignetem Material, z. B. Decken, Kissen, etc., oder mithilfe von Dreieckstüchern beispielsweise beim Oberarmbruch
- evtl. den Bruch mit einer Schiene versorgen
- Schockbekämpfung durch Herstellung der Schocklage, jedoch nicht bei Schädel-, Beckenbrüchen oder Brüchen im Bereich der Wirbelsäule! Dazu die Beine des verletzten Kindes auf Decken oder einem Stuhl hochlagern.
- nicht essen oder trinken
- Notruf!

Kollapszustände

Kollaps oder Ohnmachtszustände können bei langem Stehen, in stickiger, schwüler Luft, bei Tiefdruck, bei grippalen Infekten, bei starken Schmerzen oder beim Anblick von Blut auftreten. Ohnmachtsanfälle äußern sich in kurzzeitiger Bewusstlosigkeit. Das Blut sackt plötzlich in die Blutgefäße der Beine ab und führt so zu einer verminderten Durchblutung des Gehirns.

Symptome
- Übelkeit
- Schwindelgefühl
- Schwarzwerden vor den Augen

Wer mit Kindern unterwegs ist, sollte immer etwas Traubenzucker und Getränke in der Tasche haben.

Maßnahmen
- den Bewusstlosen auf den Boden legen, Seitenlage (s. Bewusstlosigkeit S. 238)
- beengende Kleidung und Gürtel lockern
- Beine hoch lagern
- kühles Tuch auf die Stirn legen
- bei anhaltender Bewusstlosigkeit Arzt rufen!

Kreislaufversagen (Schock)

Der Schock ist ein akutes Versagen des Kreislaufs. Zu einer Kreislaufstörung kommt es v. a. bei größerem Blut- und Flüssigkeitsverlust, z. B. bei Verletzungen, Verbrennungen oder starken Durchfällen. Auch eine starke allergische Reaktion kann zum Schock führen. Entscheidend dabei ist, dass sich die Blutzufuhr in den einzelnen lebenswichtigen Organen extrem verringert und es zu einer Mangelversorgung mit Sau-

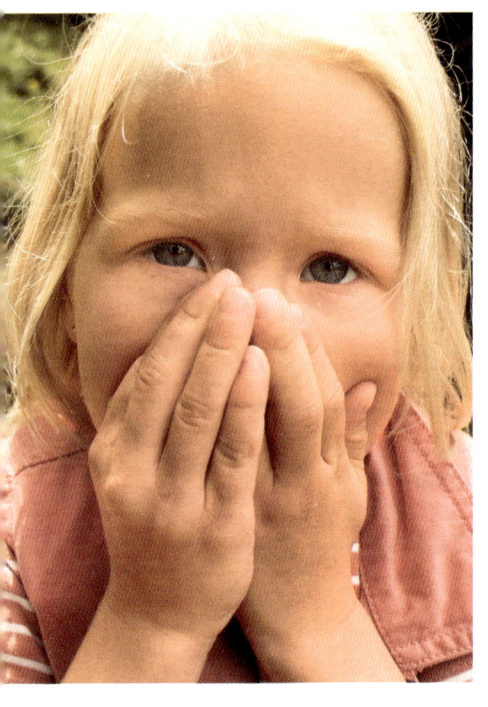

erstoff kommt. Dies führt zu einer Kreislaufschwäche bis hin zum völligen Versagen des Kreislaufs. Bei Unfällen kann durch starke Schmerzen oder die psychische Stresssituation ein Schockzustand auftreten. Es handelt sich in jedem Fall um einen medizinischen Notfall!

Symptome
- schneller, schwacher Puls
- flache, schnelle, unregelmäßige Atmung
- blasse, fahlgraue Haut, besonders an den Lippen, Ohrläppchen, am Nagelbett
- kalte, nasse Haut, frösteln
- schweißnasser Kopf
- Verwirrtheit, Unruhe, Bewusstseinstrübung, Ängstlichkeit, Zittern

Maßnahmen
- Oberkörper flach lagern
- drei bis vier Minuten Beine senkrecht in die Höhe halten (Taschenmesserposition im 90-Grad-Winkel). Nicht anwenden bei Verletzungen im Beckenbereich, Beinbrüchen, Schädelverletzungen
- in die sogenannte „Schocklage" bringen: zusammengerollte Decke oder Kissen unter die Unterschenkel legen; der Kopf sollte tiefer als der Körper liegen (Ausnahme bei Atemnot)
- Puls- und Atemkontrolle
- Notarzt rufen!

M

Medikamenten- und Alkoholvergiftung (Äthylalkohol)

Kinder sind durch Medikamente und durch Alkohol besonders gefährdet. Mehr als 50 Prozent aller behandlungsbedürftigen Vergiftungen im Kindesalter werden durch Medikamente verursacht. Arzneimittel sollten für Kinder stets unzugänglich aufbewahrt werden!

Besonders gefährlich sind Herz-, Kreislauf-, Schlaf- und Beruhigungsmittel, aber auch rezeptfreie Präparate können zu gesundheitlichen Störungen führen. Häufig werden die Medikamente zusammen mit Alkohol eingenommen, der die Wirkung verstärkt (suizidale Absichten). Es gibt verschieden stark wirksame Präparate, die unterschiedlich schnell vom Körper aufgenommen werden.

Symptome

- Bewusstseinsstörungen (Benommenheit, Bewusstlosigkeit, Schläfrigkeit)
- Atem- und Kreislaufstörungen
- bei übermäßigem Alkoholgenuss Konzentrationsstörungen und herabgesetzte Geschicklichkeit
- eingeschränkte Handlungsfähigkeit und häufige Unfälle

Maßnahmen

- bei Arzneimittelvergiftung: Mund von Medikamentenresten reinigen
- zum Erbrechen bringen – aber nur wenn Ihr Kind bei Bewusstsein ist!
- viel Wasser trinken lassen
- Behälter oder Ausscheidungen für den Rettungsdienst sicherstellen
- bei Alkoholvergiftung: Schutz vor Unterkühlung (wegen vermindertem Kältegefühl)
- Alkoholvergiftete können Begleitverletzungen aufweisen (Sturzgefahr), die oft nicht sofort erkennbar sind, da die Symptome durch die Wirkung des Alkohols überlagert sind oder Schmerzen betäubt werden
- für beide Fälle gilt: Bewusstsein, Atmung, Puls kontrollieren
- bei Bewusstseinsstörungen oder Bewusstlosigkeit in stabile Seitenlage bringen – freie Atemwege sicherstellen (s. S. 238)
- Wiederbelebungsmaßnahmen bei Atem- und Herzstillstand
- Betroffenen zum Arzt bringen!

Sorgen Sie dafür, dass Ihr Kind auf problematische Stoffe keinen Zugriff hat.

Dieselben Maßnahmen gelten auch bei Vergiftungen durch Tabak.

Nahrungsmittelvergiftungen

N

Gewisse Speisen, wie Fisch, Fleisch (u. a. Hackfleisch), Wurst, Milch, Sahne und Mayonnaise, sind gute Nährböden für Bakterien und andere Mikroorganismen. Diese bilden Gifte, die selbst bei längerem Kochen nicht unbedingt vernichtet werden. Bei Tiefkühlkost werden auch viele Fehler begangen, z. B. dürfen diese, wenn einmal aufgetaut, nicht wieder eingefroren werden! Die Symptome treten nach einer Latenzzeit auf. Das ist die Zeit zwischen der Nahrungsaufnahme und dem Auftreten der ersten Vergiftungserscheinungen (meist innerhalb von ca. drei Stunden).

Symptome

- massive Durchfälle, Erbrechen
- in schweren Fällen kommt es durch den Flüssigkeitsverlust zum Schock

- Bei der „echten" Lebensmittelvergiftung (Botulismus), kommt es nach einer Latenzzeit von ca. einem Tag zu Seh-, Schluck- und Atemstörungen sowie Schwindel, Speichelfluss und Mundtrockenheit.
- Die Botulinusbakterien überleben nur unter Abschluss von Sauerstoff (z. B. in Konserven). Vorsicht, wenn der Deckel/Boden von Konservendosen nach außen gewölbt ist!

Bei diesen Symptomen sofort einen Notarzt rufen.

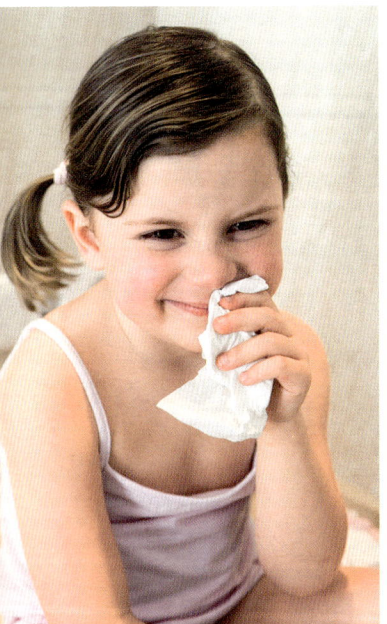

Nasenbluten

In der Nase befindet sich unmittelbar unter der Schleimhaut ein feines Geflecht aus Äderchen. Nasenbluten entsteht meist durch mechanische Verletzung eines Blutgefäßes in der Nasenschleimhaut. Selten kann es auch spontan auftreten. Nasenbluten ist nicht lebensgefährlich, es sei denn, es liegt eine Blutgerinnungskrankheit vor. Nur selten kommt es bei Nasenbluten zu starkem Blutverlust.

Ursachen
- Nasenbohren
- zu heftiges Schnäuzen
- Stoßen der Nase beim Spielen
- Schlag auf die Nase
- Schleimhautverletzung durch Fremdkörper
- Schnupfen bei Erkältung oder Allergie
- trockene Nasenschleimhaut
- schleimhautreizende Chemikalien
- Bluthochdruck

Maßnahmen
- Das Blut muss durch die Nasenlöcher nach außen abfließen können: mit leicht nach vorn gebeugtem, aufgerichtetem Oberkörper sitzen und den Kopf nach vorn beugen (nicht hinlegen!). Das Blut darf nicht geschluckt werden, denn dies könnte einen Brechreiz auslösen!
- Stirn mit den Händen abstützen und durch den Mund atmen
- Nasenflügel für fünf bis zehn Minuten zusammendrücken
- Zur Unterstützung der Blutstillung einen kalten Umschlag oder Eis auf Nase oder Nacken legen, denn durch den Kältereiz ziehen sich die Blutgefäße zusammen und leichte Blutungen kommen bald von selbst zum Stillstand.

- Naseputzen für mindestens zwölf Stunden vermeiden, da sich sonst die Wundkruste lösen könnte.
- Nasenlöcher nicht zustopfen (z. B. mit Watte)
- bei stärkeren Blutungen aus der Nase besteht durch erheblichen Blutverlust Schockgefahr; das verletzte Kind in Seiten- und Bauchlage bringen und unbedingt den Notarzt rufen
- Wenn Ihr Kind unter häufigem Nasenbluten leidet, sollten Sie einen Hals-Nasen-Ohren-Arzt aufsuchen.

Pilzvergiftungen

P

Bei ungenügenden Pilzkenntnissen des Sammlers kann es zu Pilzvergiftungen kommen, wovon letztendlich die ganze Familie betroffen ist.

Symptome
- Rötungen im Gesicht
- Speichelfluss
- Krämpfe
- Rauschzustände
- Verwirrtheit
- übermäßige Erregung
- nach einer gewissen Latenzzeit treten Bauchschmerzen, starkes Erbrechen und Durchfälle auf

Kaufen Sie ausschließlich Pilze mit eindeutiger Herkunft und nur in vertrauenswürdigen Geschäften.

Maßnahmen
- bei Verdacht auf Pilzvergiftung ist unbedingt ein Arzt aufzusuchen!
- zur Identifizierung des Giftes Pilzreste sicherstellen
- Pilzgerichte niemals aufwärmen!
- Alle Beteiligten eines Pilzessens müssen untersucht werden, auch wenn noch keine Symptome aufgetreten sind.

Schädelbrüche

S

Bei Überschreitung der Elastizitätsgrenze der Schädelbasis kommt es zu Brüchen an bestimmten Stellen, wie etwa am Schädeldach (Kalotte) oder an der Schädelbasis.

Symptome
- Sickerblutung aus Nase, Mund und Ohren
- blaues Auge
- evtl. Bewusstlosigkeit und Atemstörung

- starke Kopfschmerzen
- evtl. örtliche Schwellung am Kopf
- Bewusstseinstrübung
- Infektionsgefahr für das Gehirn!

Maßnahmen
- bei Bewusstlosigkeit Seitenlage (s. S. 238)
- Sickerblutung nicht abwischen (oft das einzige Zeichen für Schädel-
  basisbruch) oder abdecken, um eine Aufstauung von Blut und Sekret
  zu verhindern, die das Eindringen von Keimen ins Schädelinnere eher
  begünstigen würde.
- Notarzt rufen!

Schädelverletzungen

Ursache für Schädelverletzungen ist meist eine stumpfe oder spitze
Gewalteinwirkung auf den Schädel. Man unterscheidet zwischen geschlossenen und offenen Schädel-Hirn-Verletzungen.

Gehirnerschütterung und Gehirnquetschung

**Lassen Sie Schädelver-
letzungen immer ärztlich
kontrollieren.**

Hier war die Gewalteinwirkung so stark, dass das Gehirn an die Schädelknochen geprellt ist.

Symptome bei Gehirnerschütterung
- kurzzeitige Bewusstlosigkeit
- Erinnerungslücken
- Übelkeit, Erbrechen
- Kopfschmerzen
- Schwindel
- bei Bewusstlosigkeit Atemstörung möglich!
- Pulsverlangsamung und unregelmäßige Atmung sind Zeichen für
  einen erhöhten Hirndruck (Gehirnödem) und Blutungen im Gehirn.

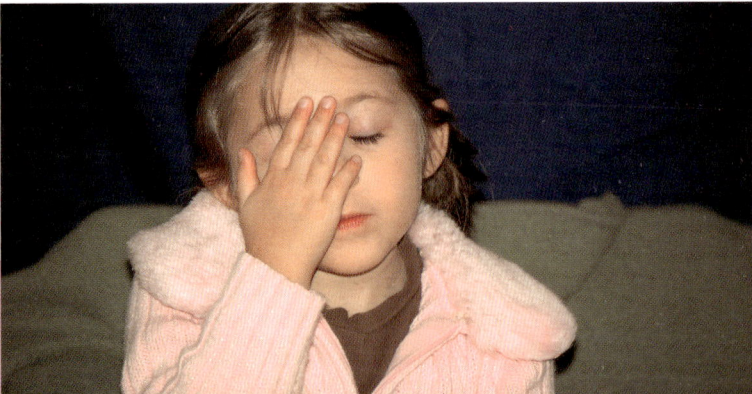

Symptome bei Gehirnquetschung
- längere Bewusstlosigkeit
- Atemstörung
- Krämpfe
- Lähmungen

Maßnahmen
- Ruhelage, nicht bewegen
- bei Bewusstlosigkeit oder starker Übelkeit: Seitenlage (s. S. 238)
- bei Bewusstseinsklarheit mit erhöhtem Oberkörper lagern
- Betroffenen zum Arzt bringen!

Schädelverletzung, offene

Bei offenen Schädelverletzungen hat das Kind immer eine Wunde, da Kopfhaut und Schädelknochen verletzt sind und das Gehirn offen liegt.

Symptome
- Bewusstlosigkeit
- evtl. Krämpfe
- Blutung aus der Kopfwunde
- Gefahren: lebensgefährliche Gehirninfektion (Enzephalitis)

Maßnahmen
- bei Bewusstlosigkeit: Seitenlage (Kopf liegt auf der unverletzten Seite, s. S. 238)
- Puls- und Atemkontrolle
- keinen Druck auf den Schädel ausüben
- Kopfwunde locker und steril abdecken
- evtl. in der Wunde steckende Fremdkörper darin belassen!
- Notarzt rufen!

Sonnenbrand

Für viele Kinder gehört der Sonnenbrand zwangsläufig zum Sommer dazu. Dieser ist jedoch mehr als nur eine lästige Nebenerscheinung, die durch UV-Strahlung ausgelöst wird. UV-Strahlung ist unsichtbar, aber sehr energiereich. Sie dringt in die Haut ein und hinterlässt sichtbare Spuren.

Symptome
- Rötungen der betroffenen Hautstellen
- lokale Schmerzen
- Blasen und offene, rote Wundflächen deuten auf Verbrennung zweiten Grades hin.
- bei Fieber, Kopfschmerzen, Schwindel, evtl. Erbrechen droht Hitzschlag (s. S. 252).

Maßnahmen
- in den Schatten legen
- verbrannte Stellen mit Wasser kühlen
- reichlich zu trinken geben
- Blasen nicht aufstechen. Infektionsgefahr!
- offene Stellen steril abdecken
- nicht ohne Hut oder T-Shirt in die Sonne!
- zum Vorbeugen, Sonnencremes mit hohem Lichtschutzfaktor benutzen
- Sonnenbäder langsam beginnen
- Ist der Sonnenbrand sehr ausgedehnt und mit Blasenbildung verbunden, müssen Sie mit Ihrem Kind einen Arzt aufsuchen. Wenn es Schmerzen und Fieber hat, ist ein Fieberzäpfchen erfahrungsgemäß sehr wirksam.
- Bei einem leichten Sonnenbrand sollten Sie eine panthenolhaltige Salbe benutzen und feuchte Umschläge machen sowie das Kind lauwarm duschen.

Versorgen Sie Ihr Kind mit viel Obst und Gemüse, gewöhnen Sie es schrittweise an die Sonne.

Häufige Sonnenbrände erhöhen das Hautkrebsrisiko, denn durch die UV-Strahlung können Hautzellen geschädigt werden und die Hautalterung wird beschleunigt. Bei Sonnenbrand handelt es sich um Verbrennungen ersten bis zweiten Grades. Jeder Sonnenbrand erhöht das Risiko, an Hautkrebs zu erkranken.

Sonnenstich

Sonnenstich entsteht durch die direkte Sonnenbestrahlung auf den – meist ungeschützten – Kopf und Nacken. Dadurch kommt es zu einer Erhöhung der Körpertemperatur sowie zur Reizung der Hirnhäute und des Gehirns. Kleinkinder sind besonders gefährdet. Das Tragen einer geeigneten Kopfbedeckung beugt dem Auftreten eines Sonnenstichs vor. Der Sonnenstich kann auch mit einem Hitzschlag (s. S. 252) kombiniert sein – beide können zu Bewusstlosigkeit und Tod führen.

Symptome

- hochroter, heißer Kopf
- kühle, blasse Körperhaut
- glasige Augen
- Übelkeit, Erbrechen
- Unruhe, Orientierungsstörungen, Torkeln
- erhöhte Temperatur
- Kopfschmerzen, Nackensteifheit
- evtl. Bewusstlosigkeit

Maßnahmen

- in den Schatten legen, Kleidung öffnen
- Kopf erhöht lagern, Stirn und Nacken kühlen
- Luft zufächeln
- bei Bewusstlosigkeit: Atmung und Puls kontrollieren, Seitenlage
- Notruf absetzen!

Stumpfe Verletzungen (Prellungen, Quetschungen)

Bei Einwirkung stumpfer Gewalt entstehen Verletzungen wie Quetschungen (Kompression) und Prellungen (Kontusion). Dabei wird das Gewebe zusammengepresst, Blutgefäße zerreißen und Blut tritt aus, wodurch Blutergüsse (Hämatom, s. S. 240) in den Muskelgeweben unter der Haut und Ansammlungen von Gewebswasser (Ödeme) entstehen. Der Austritt von Flüssigkeit macht sich durch Schmerzen und Schwellungen in den betroffenen Gebieten bemerkbar. Sofort oder nach ein paar Tagen zeigen sich blaue Flecken – je nach Ausmaß des Blutergusses. Wenn das geronnene Blut vom Körper wieder abgebaut wird, verfärben sich diese Flecken violettblau oder gelbbraun. Bei der Quetschung liegt immer eine Prellung des tiefer gelegenen Gewebes vor.

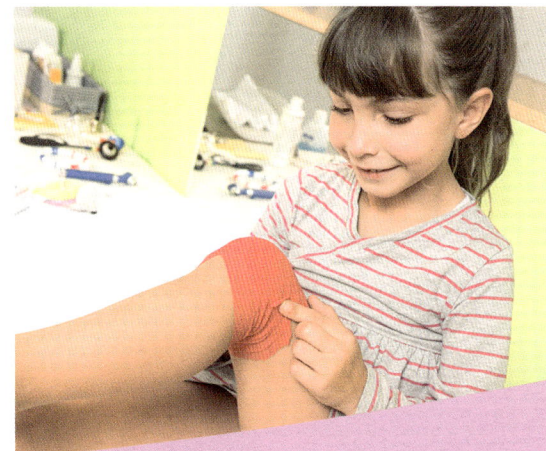

Symptome

- Schmerzen
- Schwellung
- Bluterguss
- Bewegungseinschränkung (s. Verstauchung und Verrenkung S. 267)
- Wundränder bei Quetschwunden sind unregelmäßig
- Infektionsgefahr durch Verschmutzung!

Maßnahmen

- Kälte hält den Bluterguss so klein wie möglich und lindert die Schmerzen!
- kühlende Umschläge, Eiswürfel auf die betroffene Stelle legen oder verletzten Körperteil unter fließend kaltes Wasser halten
- Bei einer stumpfen Verletzung kann ohne ärztliche Untersuchung nur schwer festgestellt werden, ob nicht auch der Knochen in Mitleidenschaft gezogen ist (Verletzung evtl. wie einen Knochenbruch versorgen, siehe Knochen- und Gelenkbruch S. 254 f.)
- Bei Verstauchungen und Verrenkungen ist evtl. das Ruhigstellen der betroffenen Gliedmaßen notwendig (Armtragetuch, Stützverband).
- Sind die stumpfen Verletzungen nach drei bis fünf Tagen noch nicht deutlich abgeklungen, sollten Sie einen Arzt aufsuchen!

Verbrennungen und Verbrühungen

Verbrennungen sind Hautschäden, die durch Hitze (Feuer, heiße Herdplatte, Haarfön oder Sonne) hervorgerufen werden. Man spricht von Verbrühung, wenn die Ursache der Verletzung heiße Flüssigkeit ist.

Entscheidend für das Ausmaß der Schädigung bei Verbrennungen sind:
- die Größe der verletzten Stelle
- die einwirkende Temperatur
- die Dauer der Einwirkung

Gefahren drohen durch den großen Flüssigkeitsverlust aus den Blutgefäßen ins Gewebe (Bildung von Verbrennungsödemen), was zum Schock führen kann. Außerdem besteht Infektionsgefahr der verbrannten Haut!

Benutzen Sie immer die hinteren Herdplatten und stellen Sie Wasserkocher für Kinder außer Griffweite.

Symptome und Verbrennungsgrade

Je nachdem, ob es zu oberflächlichen oder tiefen Gewebsschädigungen kommt, unterteilt man die Verletzungen vom äußeren Aspekt her in drei Verbrennungsgrade:

1. Grad: Rötung der Haut, z. B. nach schwerem Sonnenbrand. Schmerzen sind auf die betroffenen Hautbezirke beschränkt.
2. Grad: Rötung der Haut mit Blasenbildung, z. B. nach Berühren einer heißen Herdplatte oder bei Kontakt mit Wasserdampf
3. Grad: weiß- bis graufleckige Hautbezirke, manchmal auch bräunlich-schwarz, verfärbte Haut. Das Gewebe ist abgestorben und die Berührung ist oft kaum schmerzhaft.

Maßnahmen

- Kaltes Wasser ist die erste und wichtigste Sofortmaßnahme bei Verbrennungen, um ein „Nachbrennen" der Wunde zu vermeiden. Zur Schmerzstillung mindestens 15 Minuten kaltes Wasser (zehn bis 20 Grad Celsius) auf die betroffene Stelle laufen lassen.
- zum Schutz vor Infektionen sollten Sie einen sterilen Verband oder Kompressen auflegen. Dazu gibt es spezielles Brandwundenverbandmittel; wenn nichts anderes zur Verfügung steht: frische Leintücher verwenden
- keine Salben, Puder, Öl, Butter, Mehl, Alkohol oder Desinfektionsmittel!
- Brandblasen nicht öffnen!
- Kleiderbrände mit Wasser löschen (evtl. unter die Dusche) oder durch Wälzen auf dem Boden löschen; Flammen mit Decken (keine Kunststofffasern!) ersticken. Feuerlöscher nie auf das Gesicht richten (Erstickungsgefahr). Am Körper haftende Kleidung nicht entfernen
- heiße Öle, Fett oder Teer auf der Wunde belassen, denn beim Entfernen können Hautfetzen mitgerissen werden
- bei großflächigen Verbrennungen Auskühlung des Körpers vermeiden
- schluckweise Flüssigkeit trinken lassen (außer bei Bewusstlosigkeit oder Schock)
- sind Schockzeichen erkennbar, Bewusstsein, Atmung, Puls kontrollieren
- zum Transport Verbrennungsdecken verwenden, keine Goldfolie
- bei Verbrennungen dritten Grades sofort zum Arzt!

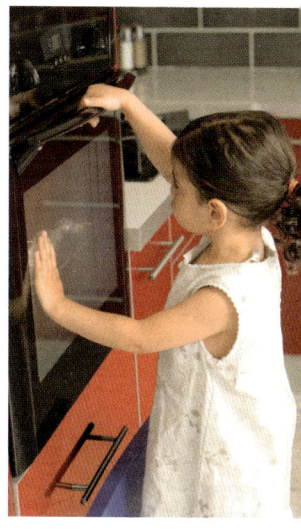

Vergiftungen und Verätzungen mit Wasch-, Spül-, Putzmittel

Auch hier sind häufig Kinder betroffen. Da Reinigungsmittel im Allgemeinen relativ ungiftig sind, steht hier die Neigung von Schaumbildung im Vordergrund. Sie sollten daher immer einen Entschäumer zu Hause haben. Dieser ist in der Apotheke erhältlich.

Manche Haushaltschemikalien enthalten ätzende Substanzen, wie z. B. Abfluss- und Backofenreiniger, Maschinenspülmittel oder Industriereiniger. Auslaufende Batterien können ebenfalls ätzende Inhaltsstoffe enthalten. Vorsicht vor Knopfbatterien – sie enthalten hochgiftige Verbindungen und können leicht von Kleinkindern verschluckt werden. Eingefärbte und parfümierte Lampenöle, Schädlingsbekämpfungsmittel (Insektensprays, Ameisenköder, Ratten- und Mäusegift, Schneckenkorn) oder Autoprodukte (Kühlerfrostschutzflüssigkeit) bergen Vergiftungsgefahren und führen zu schweren Atem- und Nierenfunktionsstörungen. Werden Farben, Lacke, Pinselreiniger, Verdünner, Fleckenwässer oder Nagellackentferner in großen Mengen verschluckt, sind lebensbedrohliche Vergiftungssymptome die Folge.

Besonders bunte Plastikflaschen haben für Kinder eine magische Anziehungskraft!

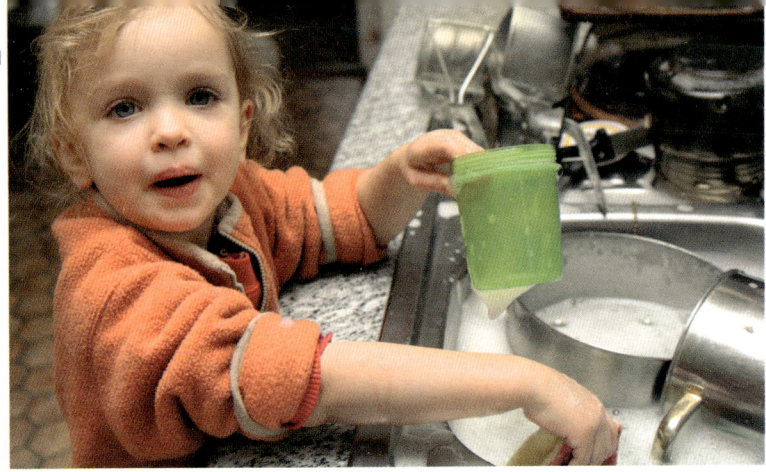

Giftige, ätzende Mittel nie in Marmeladengläser oder Saftflaschen umfüllen, die Kindern vertraut sind!

Symptome bei Wasch- und Geschirrspülmittel
- Reizung und Rötung der Schleimhäute (Verätzungsspuren)
- Schmerzen im Magen- Darm-Bereich
- Atemstörung
- Schaumbildung!

Symptome bei Reinigungsmittel, Entkalker, Essigessenz, Bleichmittel
- Hautrötung
- Gefahr der Verätzung von Mund und Speiseröhre
- Blasenbildung
- starke Schmerzen und Schwellung im Mund
- Atem- und Schluckbeschwerden

Kinder dürfen in Arbeitsbereichen nie allein gelassen werden!

Maßnahmen
- Oberstes Gebot: viel trinken lassen (Tee oder Wasser ohne Kohlensäure), um die ätzende Substanz zu verdünnen.
- Keinesfalls Erbrechen auslösen! Es besteht erneute Verätzungsgefahr oder Erstickungsgefahr, da der Schaum in die Atemwege gelangen kann; Entschäumer verabreichen.
- Haut: Kleidung entfernen, verätzte Stelle unter fließendem Wasser spülen oder ätzende Substanz abtupfen, wenn kein Wasser vorhanden ist
- Wunde keimfrei abdecken
- Augen, falls möglich, spülen (verätzte Augen werden oft krampfhaft geschlossen)
- Notarzt rufen!

Verstauchungen, Verrenkungen

Verstauchungen, Zerrungen, Verrenkungen entstehen, wenn der natürliche Bewegungsradius eines Gelenkes überschritten, sprich gewaltsam überdehnt wird. Meistens handelt es sich dabei um Sportverletzungen.

Bei schweren Verstauchungen (Distorsion) oder Zerrungen (Distension) kann es zu einer Lockerung oder zu Einrissen der Gelenkbänder kommen. Wenn die Bänder der Gelenkkapsel bei der Überdehnung zerreißen (Bänderriss) oder die Gelenkknorpel aus ihrer natürlichen Lage herausspringen, spricht man von einer Verrenkung (Luxation).

Da man im Allgemeinen ohne Röntgenbild keine sichere Unterscheidung zwischen Verstauchungen, Zerrungen und Verrenkungen treffen kann, muss in jedem Fall auch an einen Gelenkbruch (s. S. 254 f.) gedacht werden.

Verrenkungen sollten immer vom Arzt kontrolliert werden, um unsichtbare Verletzungen auszuschließen.

Symptome bei Verstauchungen und Zerrungen
- Schmerzen
- unförmige Schwellung
- meist Bluterguss
- Bewegungseinschränkung

Symptome bei Verrenkungen
- Schmerzen
- Schwellung im Bereich des betroffenen Gelenks
- Fehlstellung, eine Bewegung ist kaum mehr möglich
- Zwangshaltung des verletzten Körperteils

Maßnahmen
- kühlende Umschläge auf der betroffenen Stelle halten den Bluterguss so klein wie möglich und lindern die Schmerzen
- es gilt die PECH-Regel: P = Pause, E = Eis, C = Compression, H = Hochlagern
- Ruhigstellen des verletzten Gelenks durch Lagerung mit geeigneten Hilfsmitteln
- vorgefundene Stellung nicht verändern
- nicht versuchen, das Gelenk zu bewegen oder einzurenken!
- Notarzt rufen, denn eine fachkundige Wiedereinrenkung (Reposition) sollte schnellstens erfolgen, um Nerven- und Gefäßschäden zu vermeiden.

W

Wundbehandlung

Eine Wunde entsteht durch äußere Einwirkung wie Hitze, Kälte, ätzende Substanzen oder mechanische Gewalt. Je nachdem, wie tief die Wunde ist, können Blutgefäße, Nerven, Muskeln oder Knochen mit betroffen sein. Jede Wunde muss als möglicherweise infiziert gelten, auch kleine und oberflächliche Verletzungen, da durch Berührung der Wunde oder Verschmutzung Krankheitskeime eindringen können. Hier besteht die Gefahr der lokalen Eiterung und Blutvergiftung, aber auch von Wundstarrkrampf (Tetanus)!

Symptome und Wundarten
- Schürfwunden: Blutung eher gering, sehr schmerzhaft, können stark nässen, sehen meist gefährlicher aus, als sie sind, häufige Verschmutzung der Wunde
- Schnittwunden: glatte Wundränder, starke Blutung, oft tief bis zum Knochen, tiefe Wunden klaffen stark auseinander
- Stichwunden: glatte Wundränder, oft tiefe Wunden, starke Blutung in der Tiefe, hohe Infektionsgefahr!

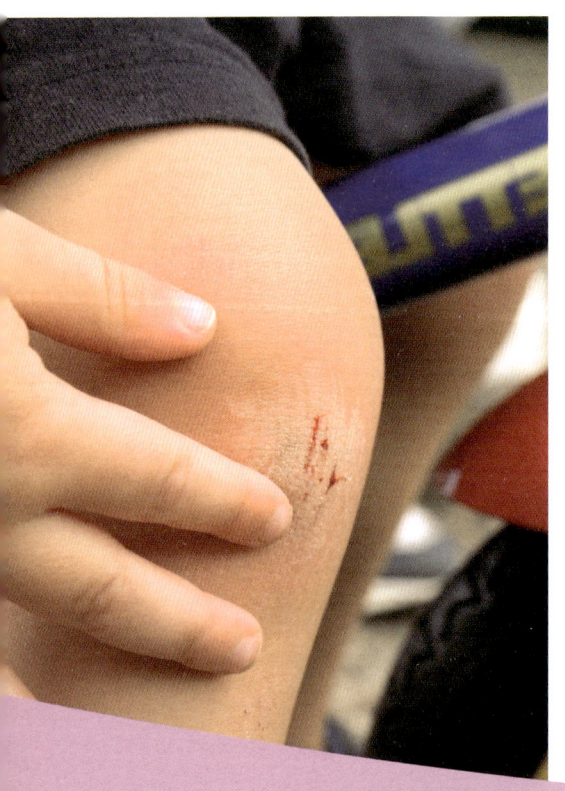

- Platzwunden: unregelmäßige Wundränder, oft mit Quetschungen verbunden, meist an Körperstellen, an denen der Knochen unmittelbar unter der Haut liegt, hohe Infektionsgefahr!
- Quetschwunden: Bluterguss, unregelmäßige Wundränder, meist verschmutzt, hohe Infektionsgefahr!
- Risswunden: betrifft oft nur die Haut, unregelmäßige Wundränder, zusätzliche Verletzung der Wundumgebung, meist verschmutzt
- Ätzwunden: unscharfe Wundränder, Wunde schmierig, Übergang zur unzerstörten Haut ist fließend, Gefahr der Gifteinwirkung durch die ätzende Substanz!
- Brandwunden: meist großflächige Ausdehnung, starke Schmerzen, Rötung, Schwellung, Blasenbildung, verkohltes Gewebe. Gefahren durch Schock und Infektion!

Die häufigsten Wundarten sind Platz-, Quetsch- und Risswunden.

Maßnahmen

- jede Wunde so belassen wie sie vorgefunden wurde (nicht berühren oder auswaschen); Ausnahmen sind Verbrennungen und Verätzungen; diese sollten ausgewaschen werden)
- keine Puder, Salben, Sprays oder Desinfektionsmittel als Erstmaßnahme anwenden
- sofort keimfrei abdecken
- wenn verletztes Kind liegt, nicht bewegen
- Fremdkörper nicht aus der Wunde entfernen
- zum Arzt, Impfschutz sicherstellen!

Zeckenbiss

Z

Zecken kommen in ganz Europa vor. Sie halten sich vorwiegend in feuchten Wiesen, an Waldrändern, im Unterholz, an Wegrändern, Sträuchern oder Gräsern auf. Zeckenbisse treten vom Frühjahr bis zum Spätherbst auf. Gefährdet sind besonders Kinder, da sie sich viel im Freien aufhalten. Dabei werden die Zecken von den Gräsern oder dem Gebüsch abgestreift – sie lassen sich nicht von Bäumen fallen, wie oft behauptet wird.

Die Zecken beißen sich in der Haut fest, meist am Genick, aber auch exponierte, unbedeckte Körperstellen, wie Arme oder Beine, sind häufig betroffen.

Der Zeckenbiss selbst ist nicht gefährlich, aber mit dem Speichel des Tiers können Krankheitserreger übertragen werden. Diese können gefährliche Krankheiten, wie Borreliose und eine spezielle Form der Hirnhautentzündung (die Frühsommer-Meningoenzephalitis, kurz FSME), übertragen. Das Risiko der Erkrankung ist besonders in den Gebieten hoch, die eine große Anzahl infizierter Zecken aufweisen.

Symptome

- sichtbar festgebissene Zecke

Maßnahmen

- eine festsitzende Zecke sofort entfernen (am besten vom Arzt)
- Tier nicht zerquetschen, weil dadurch Krankheitserreger in die Haut gedrückt werden
- mit einer Zeckenzange oder Pinzette die Zecke möglichst nahe an der Haut unter Zug und mit leichter Drehbewegung entfernen

- Es wird nicht mehr empfohlen, die Zecke durch Öl, Vaseline oder Nagellack zu ersticken.
- Stichstelle mit Jod desinfizieren
- Hautareal in den nächsten drei Wochen auf Anzeichen von Rötung oder Entzündung beobachten
- zeckenverseuchte Gebiete meiden
- Bei Spaziergängen durch Wald und Wiesen sollte Ihr Kind lange Hosen, Strümpfe, lange Ärmel und immer auch eine Kopfbedeckung tragen.
- sofort zum Arzt, wenn Teile der Zecke in der Haut stecken geblieben sind oder Hautveränderungen (Rötungen) sowie andere Beschwerden auftreten!

Die Hausapotheke

Die Hausapotheke ist ein unverzichtbarer Bestandteil für jeden Haushalt, da im Haus oder im Garten die meisten Unfälle passieren. Sehr leicht holen sich Kinder beim Spielen oder Toben Schnitt- und Schürfwunden, leider aber auch Verbrennungen oder Verbrühungen. Die Hausapotheke ist dann oft der Retter in der Not und leistet schnell Erste Hilfe. Auch melden sich Erkältungen meistens am Abend an, wenn die Apotheke bereits geschlossen hat und der Notdienst nur umständlich erreicht werden kann.

Die Hausapotheke muss gut organisiert, aktuell, vollständig, auffindbar und geschützt verwahrt sein.

Die Hausapotheke sollte an einem kühlen und trockenen, vor Licht und Feuchtigkeit geschützten Ort aufbewahrt werden, bevorzugt in einem verschließbaren Medikamentenschrank. Arzneimittel sollten für Kinder stets unzugänglich aufbewahrt werden!

Überprüfen Sie Ihre Hausapotheke einmal im Jahr auf Vollständigkeit und kontorllieren Sie das Verfallsdatum der Arzneimittel. Alte Medikamente oder Reste bringen Sie bitte zur Entsorgung in Ihre Apotheke. Wichtig: Lassen Sie alle Medikamente in der Originalverpackung und heben Sie die Beipackzettel auf.

Komplett wird die Hausapotheke durch ein Verzeichnis von Telefonnummern für den Notfall (Polizei, Feuerwehr, Krankenhaus und Vergiftungszentren)!

Was gehört in die Hausapotheke?

Verbandmittel

- elastische Binden (4 cm x 5 m, 6 cm x 5 m, 8 cm x 5 m)
- Fixierbinden (selbsthaftender Verbandstoff, 6 cm x 5 m und 8 cm x 5 m)
- Bandagen
- sterile Verbandkompressen
- sterile Brandkompressen
- Gaze-Rundtupfer
- Verbandpäckchen (klein, mittel, groß)
- Heftpflaster ohne Mullauflage auf Rollen, verschiedene Breiten (2,5 cm)
- Wundpflaster mit steriler Mullauflage
- wasserdichte Wundpflaster (als Kunststofffolie in Meterware)
- spezielle Blasenpflaster
- Arterienabbinder
- Branddecke
- Rettungsdecke
- Einmalhandschuhe
- Sicherheitsnadeln
- Splitterpinzette
- Verbandschere
- Verbandklammern
- 2 Dreiecktücher (60 cm x 80 cm)
- evtl. Schienen
- Holzspateln
- Idealbinden (8-10 cm breit)

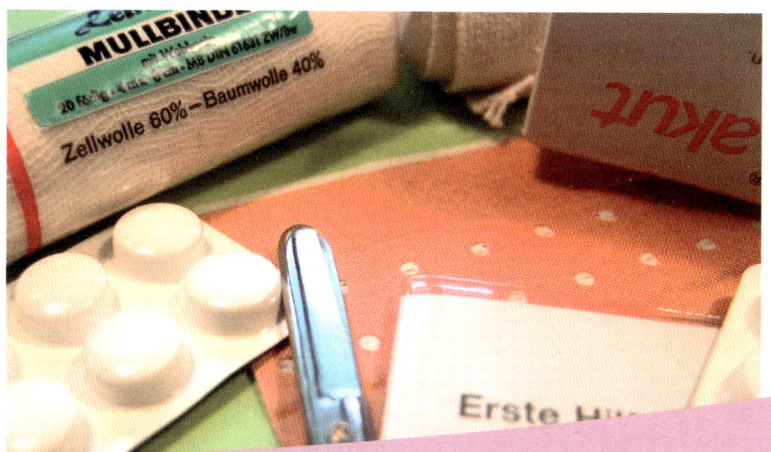

Arzneimittel

- Schmerz- und Fiebermittel
- Medikamente gegen Halsweh, Husten, Verschleimung
- Nasenspray und Tropfen gegen Schnupfen, Heuschnupfen oder trockene Nasenschleimhaut
- Augentropfen
- Medikamente gegen Durchfall, Blähungen, Verstopfung oder Magen-Darm-Störungen
- Medikamente gegen Magenverstimmung, Übelkeit, Erbrechen, Sodbrennen
- Elektrolytlösungen
- Mittel gegen Kreislaufstörungen
- Mittel gegen Unruhezustände und leichte Schlafstörungen
- Arzneimittel, die der Arzt zum Dauergebrauch zur Behandlung bestimmter Erkrankungen verschrieben hat
- Mittel zur Wunddesinfektion (Jod, Alkohol)
- Wundbenzin
- Mittel zur Handdesinfektion
- kühlende Salbe
- wärmende Salbe
- Wund- und Heilsalbe bei kleineren Verletzungen
- Salbe oder Gel gegen Blutergüsse oder Prellungen
- Cremes oder Gele gegen Insektenstiche und Juckreiz
- Gel gegen Sonnenbrand
- Creme gegen Lippenbläschen

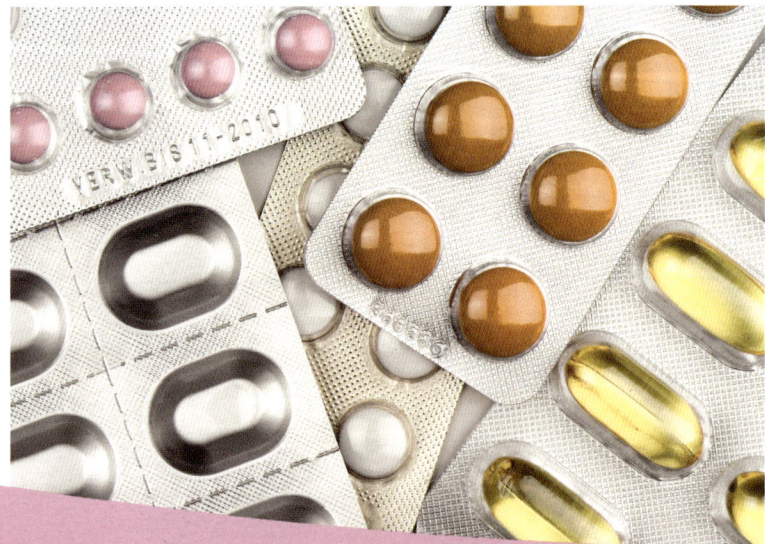

Hilfsmittel
- Fieberthermometer (ohne Quecksilber)
- Wärmflasche
- Kühlkissen / -kompressen (Hot-Cold-Packs)
- Zeckenzange
- Maske für die Mund-zu-Mund-Beatmung

Wichtig bei Kleinkindern im Haushalt
- Medizinalkohole gegen Vergiftungen
- Schaumhemmer gegen Vergiftungen

Notrufliste
Die genaue Schilderung eines Unfalls/Notfalls ist für die Rettungskräfte sehr wichtig, da sie sich anhand der Informationen genau auf den Einsatz vorbereiten können. In Ihrer Notfall-/Unfallmeldung sollten Sie knapp und präzise die folgenden fünf Ws beachten:

Wo ist der Notfall/Unfall?
Was ist geschehen?
Wie viele Verletzte/Betroffene sind zu versorgen?
Welche Verletzungen oder Krankheitsanzeichen haben die Betroffenen?
Warten Sie immer auf Rückfragen der Rettungsleitstelle!

Hier können Sie die wichtigsten Telefonnummern für den Notfall eintragen:
- Notarzt, evtl. ADAC und Rettungsflugwacht:
- Feuerwehr:
- Polizei:
- Ihr Hausarzt:
- Ihr Kinderarzt:
- Ihr Zahnarzt:
- Ihr Krankenhaus:
- ärztlicher Notdienst:
- Ihre Apotheke und Apothekennotdienst:
- Giftnotruf und regionales Giftinformationszentrum:
- Im Notfall zu benachrichtigende Vertrauenspersonen (Großeltern, Nachbarn, Freunde):

Gibt es Nachbarn mit medizinischer Ausbildung? Haben Sie selbst eine aktuelle Ersthelferausbildung?

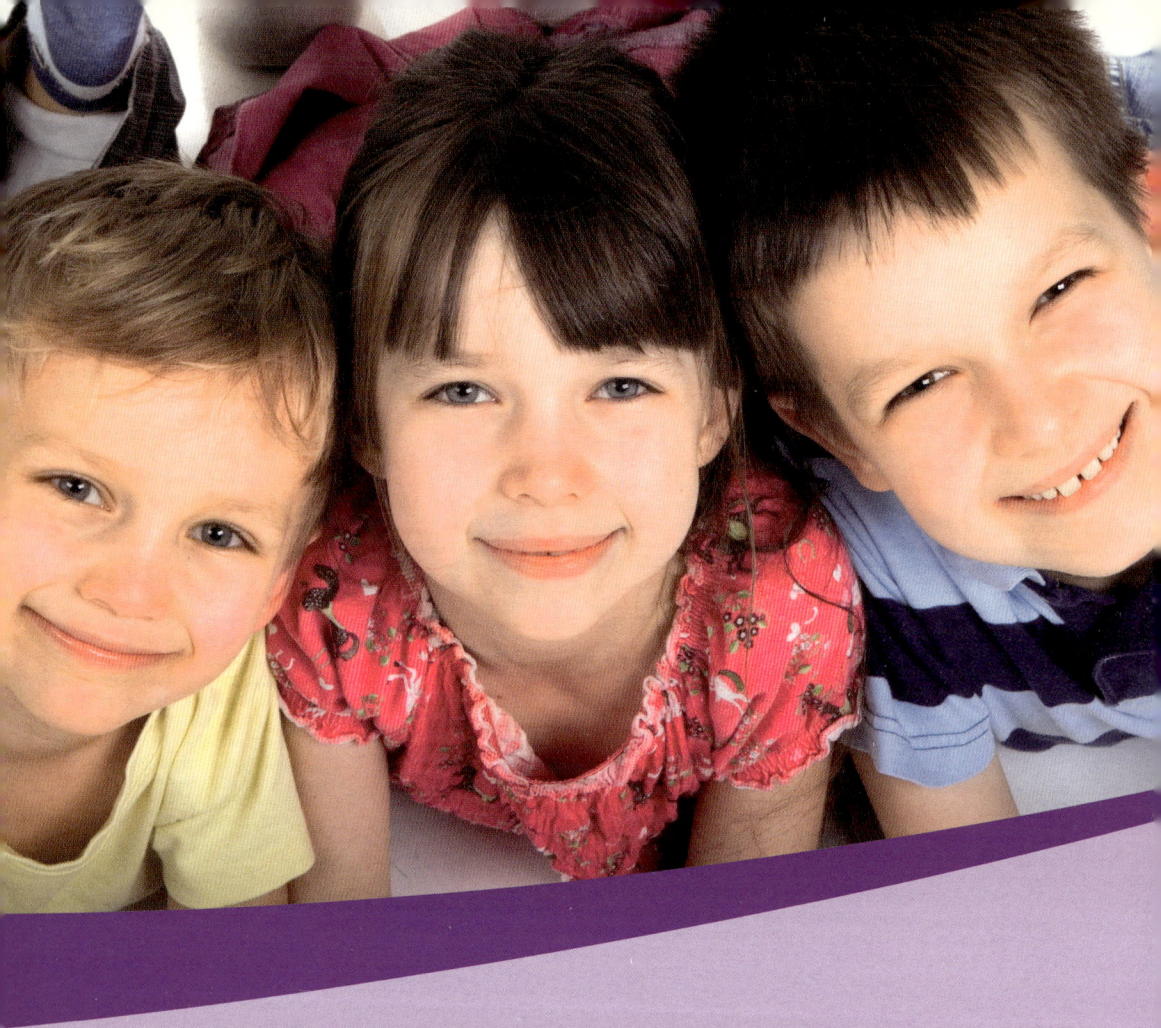

Prävention

Sie können einiges tun, damit Ihr Kind gesund bleibt.
Allen voran stehen natürlich Impfungen und Vorsorge-
untersuchungen, die vor Krankheiten schützen. Aber auch
Liebe und Geborgenheit sorgen für eine wohltuende
Atmosphäre, die Ihr Kind gesund erhält.

Wie bleibt mein Kind gesund?

Mit rechtzeitigen Impfungen gegen Krankheiten, die zu bedrohlichen Auswirkungen oder Komplikationen führen können, ist die Medizin heute in der Lage, großes Leid von Kindern und Familien fernzuhalten. Ebenfalls von wesentlicher Bedeutung für eine gute Entwicklung Ihres Kindes sind systematisch angelegte Vorsorgeuntersuchungen. Im Kindesalter kann manche Krankheit und manches Defizit noch gut behandelt bzw. korrigiert werden. Je früher ein gesundheitliches Problem erkannt wird, umso besser sind die Heilungschancen.

Impfungen

Die Immunisierung durch eine Schutzimpfung ist eine der bewährtesten gesundheitlichen Vorsorgemaßnahmen. Sie dient zunächst der geimpften Person selbst, nützt aber auch der gesamten Gesellschaft, da es nur mit Impfungen ganzer Bevölkerungen möglich ist, Epidemien auszuschließen und die Anzahl von Erkrankungen minimal zu halten. Um Ihr Kind zu schützen, benutzen Sie am besten die in der Tabelle beschriebene Impfempfehlung der Ständigen Impfkommission der Bundesrepublik Deutschland (STIKO). Diese Kommission empfiehlt die in der Tabelle

Lebensalter	Art der Impfung
1. Monat	Hepatitis-B-Prophylaxe bei Neugeborenen
2 Monate	erste Impfung gegen Wundstarrkrampf (Tetanus), Diphterie, Keuchhusten, Grippe (Influenza), Kinderlähmung, Hepatitis und Pneumokokken
3 Monate	zweite Impfung gegen Wundstarrkrampf, Diphterie, Keuchhusten, Grippe, Kinderlähmung, Hepatitis und Pneumokokken
4 Monate	dritte Impfung gegen Wundstarrkrampf, Diphterie, Keuchhusten, Grippe, Kinderlähmung, Hepatitis und Pneumokokken
11 - 14 Monate	vierte Impfung gegen Wundstarrkrampf, Diphterie, Keuchhusten, Grippe, Kinderlähmung, Hepatitis und Pneumokokken, erste Impfung gegen Hirnhautentzündung (Meningitis), Röteln und Herpes
15 - 23 Monate	zweite Impfung gegen Röteln
5 - 6 Jahre	erste Auffrischimpfung gegen Wundstarrkrampf, Diphterie und Keuchhusten
9 - 17 Jahre	zweite Auffrischimpfung gegen Wundstarrkrampf, Diphterie und Keuchhusten

aufgeführten Impfungen und Intervalle. Die Tabelle kann keinesfalls ein ausführliches Gespräch mit dem Arzt ersetzen und unterliegt Veränderungen. Aktuelle Informationen können z. B. auch im Internet auf den Seiten des Robert-Koch-Institutes (unter www.rki.de) eingeholt werden. Die von der STIKO empfohlenen Impfungen werden von den Krankenkassen bezahlt.

Vorsorgeuntersuchungen bei Kindern

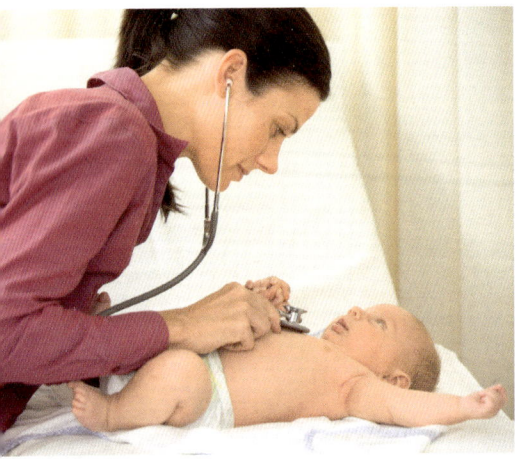

Vorsorge durch den Kinder- und Jugendarzt

Mit insgesamt zehn Untersuchungen werden Kinder in Deutschland systematisch von der Geburt an bis ins jugendliche Alter gesundheitlich betreut. Eltern ist es sehr zu empfehlen, mit ihrem Kind an diesem Programm konsequent teilzunehmen. Die Untersuchungen werden als U1 bis J1 bezeichnet. Bei jeder dieser Untersuchungen werden Körperlänge, Gewicht und Kopfumfang gemessen sowie die Geschlechtsteile untersucht. Die inneren Organe werden abgehört und die Reflexe geprüft.

U1: Unmittelbar nach der Geburt werden Atmung, Herztätigkeit, Reflexe und Muskeltonus des Neugeborenen untersucht. Es wird geprüft, ob das Baby die Geburt unbeschadet überstanden hat.

U2: Eine Woche nach der Geburt prüft der Kinderarzt die Reflexe, den Stoffwechsel und den Knochenbau des Babys.

U3: Beim etwa einen Monat alten Kind wird die Funktion der Hüftgelenke überprüft. Zur Entwicklungskontrolle misst der Arzt den Kopfumfang und kontrolliert, ob die Fontanellen (Öffnungen der Schädeldecke) noch offen sind.

U4: Im dritten oder vierten Lebensmonat wird nach möglichen Entwicklungsstörungen gesucht. Dazu werden u. a. die Kopfbewegung des Kindes, seine Reaktion auf Geräusche und seine Beweglichkeit geprüft.

U5: Beim etwa halbjährigen Kind testet der Arzt, ob es gezielt greifen kann und Blickkontakt hält. Die Organe werden mit einer Tastuntersuchung kontrolliert und die Entwicklung der Gleichgewichtsfunktion sowie die Augen getestet.

U6: Das etwa zehn bis zwölf Monate alte Kind wird bei dieser Untersuchung v. a. in seinem Verhalten beobachtet. Kann es krabbeln? Versucht es aufzustehen? Wie sind seine Reaktionen auf andere Menschen?

Nutzen Sie zugunsten Ihres Kindes konsequent das Vorsorgeangebot des deutschen Gesundheitswesens.

U7: Die geistige und körperliche Gesamtentwicklung stehen bei dieser Untersuchung des zweijährigen Kindes im Mittelpunkt. Dabei interessiert den Arzt, ob Ihr Kind schon zu sprechen beginnt, wie es sich bewegen kann, wie es schläft und isst.

U7a: Diese Untersuchung wird neuerdings zusätzlich im 33 bis 39. Lebensmonat als „Kindergartencheck" durchgeführt. Dabei werden Hinweise auf Allergien und Übergewicht gesucht und die Sprachentwicklung sowie die Zahn-, Mund- und Kiefergesundheit kontrolliert. Außerdem wird das Kind auf mögliche Sozialisationsstörungen getestet.

U8: Im Alter von drei bis vier Jahren wird ein ausführlicher Seh- und Hörtest durchgeführt. Sprechen, Spiel- und Sozialverhalten werden geprüft.

U9: Im Vorschulalter wird die körperliche Verfassung geprüft und nach möglichen Fehlentwicklungen gesucht. Sprachentwicklung, Koordinationsfähigkeit, Feinmotorik, Körperhaltung, Muskelkraft und altersgemäße intellektuelle Leistungen stehen im Mittelpunkt dieser Untersuchung.

U10: Im „Grundschulcheck" wird das sieben- bis achtjährige Kind auf ADHS (Aufmerksamkeitsdefizit-/Hyperaktivitätssyndrom, s. S. 31 ff.) untersucht, außerdem auf seine motorische Entwicklung, Lese- und Rechtschreibfähigkeit und mögliche Verhaltensstörungen.

U11: Bei dieser zusätzlich eingeführten Untersuchung wird im Alter von neun bis zehn Jahren hinsichtlich Schulleistungsstörungen sowie Bewegungs- und Sportverhalten untersucht. Kind und Eltern werden über das Medienverhalten und die Gefahren von Suchtmitteln aufgeklärt.

J1: Eine letzte Untersuchung wird für Kinder im oft schon pubertären Alter von zwölf bis 14 Jahren angeboten. Nach dem Ausfüllen eines Fragebogens spricht der Arzt alleine mit Ihrem Kind. Mittels einer Blutuntersuchung werden der Cholesterinpegel und die Funktion der Schilddrüse geprüft. Das pubertäre Entwicklungsstadium wird untersucht oder auch besprochen. Sinnesorgane, Skelett und Organe werden genau untersucht. Größe und Gewicht werden gemessen und das Essverhalten besprochen. Rauchen und Drogenmissbrauch werden mit Ihrem Kind erörtert.

Frühzeitig erkannt, bleibt manche ernsthafte Erkrankung harmlos.

Zahnärztliche Kinder- Früherkennungsuntersuchungen (FU1 - FU3)

Die Untersuchungen für Kinder dienen der Erkennung von Zahn-, Mund- und Kieferkrankheiten sowie deren Vorbeugung. Dieses kostenlos angebotene Vorsorgeprogramm hilft, eine Behandlung bei Neuerkrankungen frühzeitig einzuleiten und damit ein Fortschreiten der Erkrankung zu verhindern.

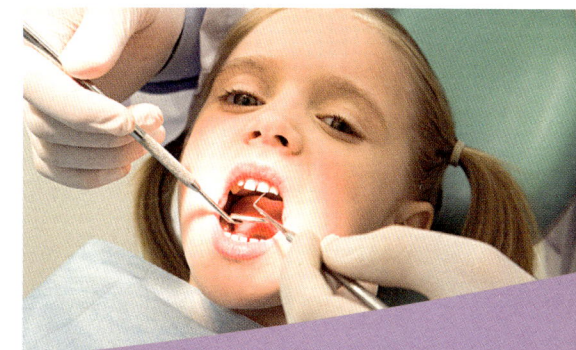

FU1: Im 30. bis 42. Lebensmonat erfolgt eine Untersuchung der Mundhöhle hinsichtlich Kariesrisiko sowie eine Ernährungs- und Mundhygieneberatung der Eltern.

FU2: Diese erfolgt im 49. bis 72. Lebensmonat und ist inhaltlich identisch mit der FU1.

FU3: Diese Untersuchung wird im sechsten Lebensjahr bei Kindern durchgeführt, bei denen der Kinder- oder Zahnarzt ein hohes Kariesrisiko festgestellt hat.

Eine gesunde Atmosphäre hält gesund

Das Wichtigste, was Ihr Kind braucht, ist das sichere Gefühl, behütet zu sein. Dabei genügt bei kleineren Kindern schon oft die bloße Anwesenheit oder Nähe von Eltern oder Geschwistern, das leise Sprechen im Hintergrund, um sie zu beruhigen. Ein Kind muss keineswegs immer beschäftigt sein, die Langeweile braucht nicht immer „bekämpft" zu werden. Schenken Sie dem Kind einfach Ruhe und eine ausgeglichene Umgebung. Auch größere Kinder brauchen ruhige Phasen im Tagesablauf und lieben Kuscheltiere im Bett, Vorlesen und Hörspiele. Ein krankmachender Faktor ist nicht nur für Erwachsene, sondern auch für Kinder die laufend zunehmende Reizüberflutung. Eine wesentliche Rolle spielen dabei das Fernsehen und bei größeren Kindern Computerspiele. Für kleinere Kinder ist Fernsehen schädlich und auch bei größeren, ab etwa fünf Jahren, müssen Zeit und Auswahl äußerst bewusst und kritisch erfolgen. Die Kinder können die vielen, meist auch zu schnellen, Eindrücke nicht ausreichend verarbeiten. Das Fernsehen stört die Aufnahmefähigkeit und beim kranken Kind auch die Genesung. Die Kinder sind zwar während des Fernsehens zunächst scheinbar beruhigt, danach aber umso unruhiger, unkonzentrierter oder sogar aggressiver. Es ist erwiesen, dass alleine das Sitzen und in eine Richtung sehen Müssen, nämlich zum Bildschirm, unabhängig vom Inhalt ab ca. einer Stunde sogar Erwachsene und erst recht Kinder aggressiv machen. Aus gutem Grund wird auch in der oben genannten Vorsorgeuntersuchung U11 (s. S. 277) über das Medienverhalten aufgeklärt. Sorgen Sie dafür, dass Ihr Kind sooft und solange wie möglich im Freien spielen kann.

Die Kinderseele braucht ein Nest mit Ruhe, Wärme und Geborgenheit.

Bettspiele für die Kleinen

Zoo im Bett

Das Wichtigste im Bett sind natürlich die Kuscheltiere. Mit diesen Bettgesellen lässt sich ein ganzer Zoo einrichten – und dazu werden natürlich ein Tierpfleger, ein Zoodirektor, ein Tierarzt und viele mehr benötigt. Dass die Tiere vielerlei Geräusche machen und sogar sprechen und singen können, lässt manche Krankheit in Vergessenheit geraten. So eine muntere Zoo-Stunde ist viel gesünder für das Kind als eine Stunde Fernsehen.

Knetmasse

Auf einem Tablett oder einem abwischbaren Tischtuch lassen sich aus Knetmasse in vielen Farben ebenfalls ein zauberhafter Zoo oder Städte, Berge, Menschen, Autos und Figuren aller Art formen. Mit den Zinken einer Tortengabel oder mit Mutters Ausstechformen aus der Küchenschublade lassen sich schöne Muster und Formen gestalten und es ist für stundenlange Beschäftigung gesorgt.

Ratekiste

Richtig spannend wird es mit einer Ratekiste aus einem Schuhkarton. Dazu schneiden Sie in den Deckel eines Schuhkartons ein Loch, das gerade so groß ist, dass Ihr Kind durchgreifen kann. Nun legen Sie – vom Kind ungesehen – der Reihe nach beliebige Gegenstände z. B. eine Nagelbürste, einen Löffel, einen Malstift usw. in die Ratekiste. Jetzt muss der kleine Detektiv ertasten, was denn da versteckt ist. Mit diesem Spiel für das Fingerspitzengefühl vergeht die Zeit im Nu!

Kugelspiel

Aus dem Deckel eines Schuhkartons kann mit sehr wenig Aufwand auch ein Kugelspiel gebastelt werden. Dazu wird mitten in den Deckel ein Loch geschnitten, durch das eine Murmel, die in dem umgedrehten Deckel (Rand nach oben) hin und her rollt, durchfallen muss. Für etwas größere Kinder lässt sich die Schwierigkeit erhöhen, indem zusätzliche größere Löcher eingeschnitten werden, durch die die Murmel aber nicht fallen darf. Wenn das Kind die Kugelfläche farbig gestaltet, wird es sein Kugelspiel noch mehr schätzen und sich besonders gern damit beschäftigen. Als Miniaturausgabe gibt es die Spiele auch zu kaufen.

Fingerpuppen

Mit einer oder zwei Fingerpuppen, die zuerst einmal „getauft" werden müssen, können stundenlang Rollenspiele und Dialoge, Späße und Abenteuer durchgespielt werden. Für Kinder ist es auch sehr abwechslungsreich, wenn z. B. das Vorlesen oder Geschichtenerzählen sozusagen von der Fingerpuppe „übernommen" wird.

Bei den Spielutensilien sollten ein kleiner Spiegel für Spiele mit Sonne und Licht sowie Mal- und Bilderbücher nicht fehlen.

Das Wichtigste auf einen Blick: Fragen und Antworten

Woher weiß ich, wann und wogegen ich mein Kind impfen lassen soll?
Die Ständige Impfkommission der Bundesrepublik Deutschland (STIKO) gibt eine Tabelle (s. S. 275) heraus, in der festgehalten ist, in welchen Intervallen Ihr Kind wogegen geimpft werden sollte. Diese Empfehlungen ersetzen aber nicht ein Gespräch mit Ihrem Kinderarzt. Die genannten Impfungen werden von den gesetzlichen Krankenkassen bezahlt.

Welche Vorsorgeuntersuchungen sollte ich mit meinem Kind wahrnehmen?
Es gibt insgesamt 13 Vorsorgeuntersuchungen (U-Untersuchung, J-Untersuchung), die Sie mit Ihrem Kind beim Kinderarzt durchführen lassen sollten, um Erkrankungen vorzubeugen. Sie beginnen im Säuglingsalter und gehen bis in die Pubertät hinein. Auch zahnärztliche Untersuchungen (FU) sind angeraten.

Wie kann ich selbst mein Kind vor Krankheiten schützen?
Das Wichtigste sind Liebe und Geborgenheit, die Sie Ihrem Kind schenken sollten, denn eine gesunde, harmonische Eltern-Kind-Beziehung ist das beste Mittel gegen Krankheiten. Auch sollte Ihr Kind in ruhiger Atmosphäre aufwachsen und ohne andauernde Reizüberflutung durch zu viel „Action".

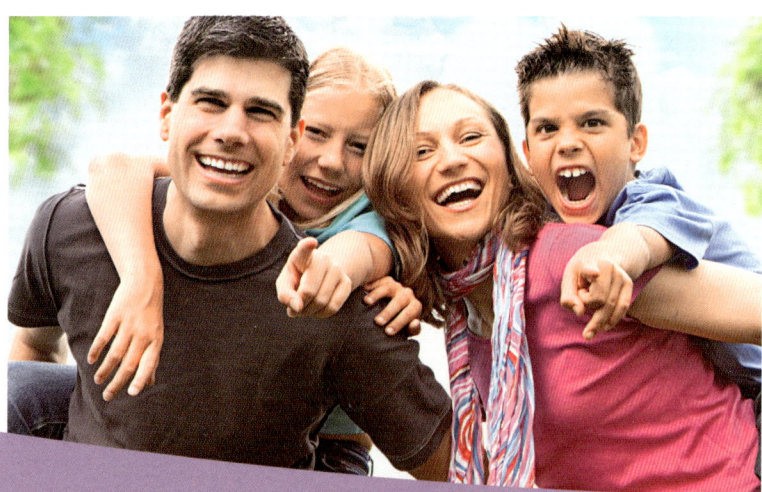

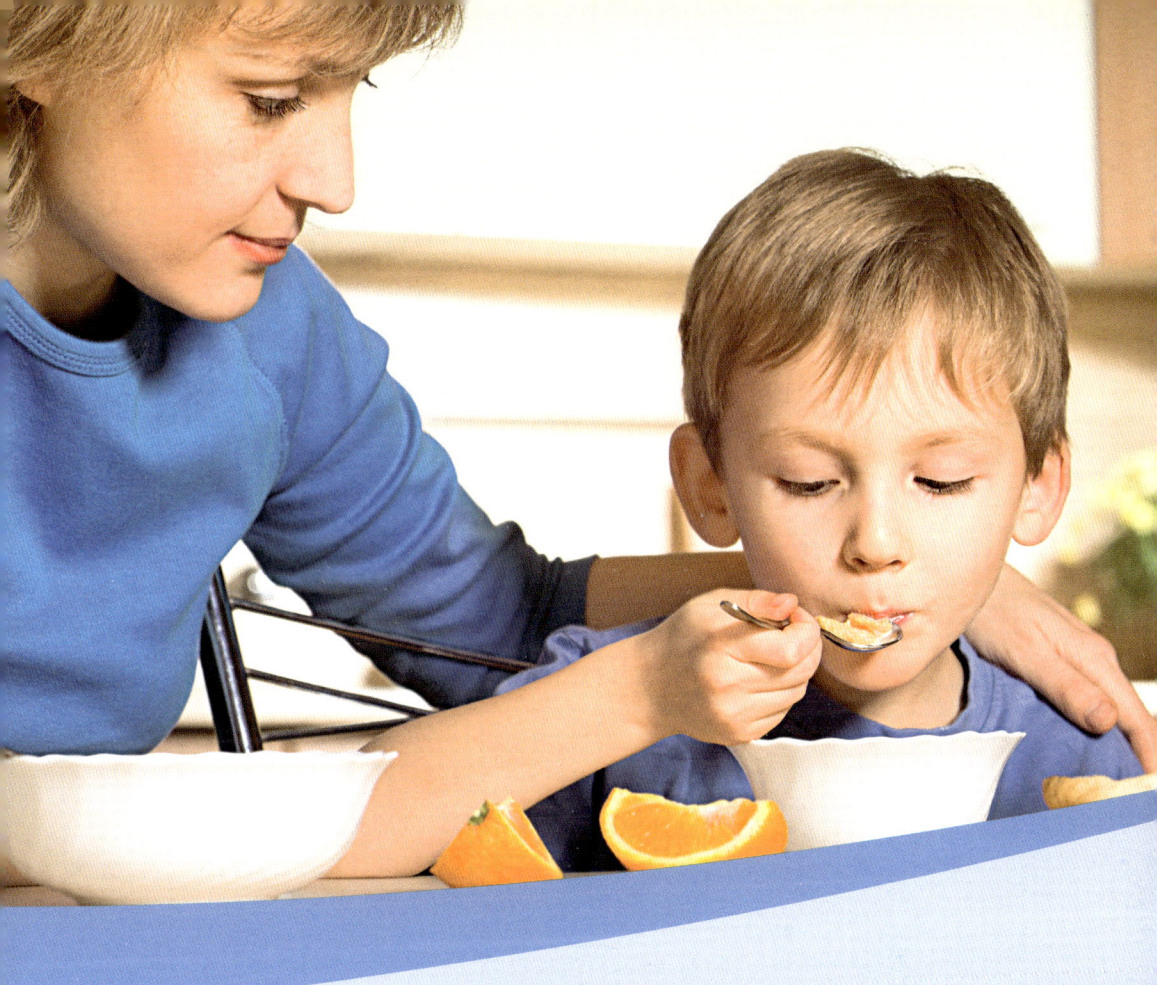

Ernährung bei kranken Kindern

Mit der richtigen Ernährung bei Krankheiten können Sie Ihrem Kind meist bereits auf natürliche Art und Weise helfen, gesund zu werden, v. a. bei Durchfall, Verstopfung, Erkältung & Co.

Rezepte bei Übergewicht

Ein Verbot von bestimmten Nahrungsmitteln bei Übergewicht ist nicht angebracht, denn es bewirkt häufig das Gegenteil. Es ist wesentlich sinnvoller, den Heranwachsenden sinnvolle Alternativen für eine gesunde und schmackhafte Kost aufzuzeigen. Aufgrund des hohen Kaloriengehalts von Fett ist Fetteinschränkung das A und O der Gewichtsabnahme. Pro Tag sollten nur etwa 70 bis 80 Gramm Fett verzehrt werden. Meiden Sie dabei tierische Fette, wie z. B. Butter, Speck, Schmalz und Talg. Bevorzugen Sie stattdessen pflanzliche Fette mit einem hohen Anteil an einfach oder mehrfach ungesättigten Fettsäuren, z. B. Oliven-, Distel-, Maiskeim-, und Sonnenblumenöl als Streich-, Brat- und Backfett. Ballaststoffreiche Nahrungsmittel regulieren die Verdauung und stärken die Kaumuskulatur. Sie gehören daher zu jeder ausgewogenen Ernährung unbedingt dazu.

Besonders viele Ballaststoffe sind in folgenden Nahrungsmitteln enthalten: alle Vollkornprodukte, wie z. B. Vollkornbrot, Vollkornteigwaren, Naturreis, Getreide, Gemüse, Rohkost und Obst. So könnte ein gesunder Ernährungsplan aussehen: Achten Sie darauf, dass Ihr Kind morgens ein reichhaltiges Frühstück zu sich nimmt. Das Frühstück sollte aus Vollkornbrot mit Käse oder Quark oder einem leckeren Müsli bestehen. Legen Sie mittags großen Wert auf eine eiweißreiche Kost. Kombinieren Sie Fleisch oder Fisch sowie Milchprodukte mit frischem Gemüse. Bereiten Sie Fleisch und Fisch in einem hochwertigen Pflanzenöl zu. Beim Abendbrot sollten Sie keine fette Wurst auf dem Brot servieren, sondern besser ein warmes Gericht kochen. Gewöhnen Sie Ihrem Kind am besten frühzeitig an, auch frisches Gemüse, wie Tomaten oder Gurken zum Abendessen zu verzehren. Auch die richtigen Getränke tragen zu einer Vermeidung von Übergewicht bei – also keine gezuckerten Brausen! Natürlich können Sie Ihrem Kind auch zwischendurch kleine Mengen an Süßigkeiten anbieten. Ein Stück Schokolade hin und wieder sorgt für gute Laune und kann gelegentlich auch als Belohnung eingesetzt werden.

Wichtig: Beginnen Sie eine langfristige Ernährungsumstellung für Ihr Kind langsam und mit Bedacht. Beachten Sie dabei auch, dass nicht nur eine Umstellung der bisherigen Ernährungsgewohnheiten, erfolgt, sondern auch eine Änderung der Lebensgewohnheiten, v. a. viel Bewegung! Dabei ist besonders wichtig: Gehen Sie selbst mit gutem Beispiel voran!

Mediterraner Gemüsesalat

Zutaten für 4 Personen
250 g grüne Bohnen
Salz
400 g kleine Kartoffeln
300 g kleine Tomaten
2 Frühlingszwiebeln
4 Artischockenherzen (Glas)
100 g schwarze Oliven (Glas)
2 EL Weißweinessig
1 EL Balsamico-Essig
6 EL Olivenöl
Pfeffer aus der Mühle

Zubereitungszeit
30 Min.

Nährwerte pro Person
231 kcal
967 kJ
5 g EW
15 g F
17 g KH

Zubereitung
- Bohnen waschen, die Enden und evtl. den Faden in der Mitte entfernen und in ca. 3 cm lange Stücke schneiden. In kochendem Salzwasser 8 bis 10 Minuten garen. Dann abgießen, abschrecken und abtropfen lassen.
- Kartoffeln mithilfe einer Gemüsebürste unter fließendem Wasser gründlich reinigen. In leicht gesalzenem Wasser ca. 20 Minuten mit Schale garen.
- Abgekühlte Kartoffeln halbieren. Tomaten waschen und ebenfalls halbieren. Frühlingszwiebeln waschen, putzen und in kleine Stücke schneiden. Artischockenherzen abtropfen lassen und vierteln.
- Oliven in einem Sieb abtropfen lassen.
- Essige mit Olivenöl, Salz und Pfeffer verrühren, abschmecken.
- Salatzutaten mit der Soße mischen und vor dem Servieren ca. 30 Minuten ziehen lassen.

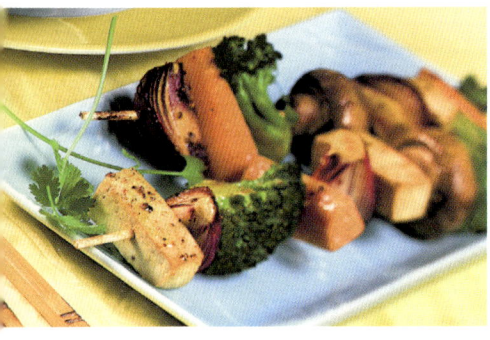

Bunte Gemüsespieße

Zutaten für 4 Personen
250 g Brokkoli
Salz
4 rote Zwiebeln
2 große Möhren
16 kleine, frische Champignons
250 g Tofu

Für die Marinade
10 EL Teriyaki Marinade & Soße
1 TL Ingwerpulver
1 TL Fünf-Gewürze-Pulver
Salz
3 EL Honig
Petersilie zum Garnieren

Zubereitungszeit
35 Min.

Marinierzeit
1 Std.

Nährwerte pro Person
270 kcal
1130 kJ
18 g EW
12 g F
19 g KH

Zubereitung
- Brokkoli waschen, in Röschen teilen und in kochendem Salzwasser kurz blanchieren. Zwiebeln abziehen und vierteln. Möhren waschen, schälen und in Stifte schneiden. Champignons putzen und Tofu in Würfel schneiden. Alle Zutaten gemischt auf 8 Holzspieße stecken.
- Teriyakisoße, Ingwerpulver, Fünf-Gewürze-Pulver, Salz und Honig gut verrühren. Spieße in eine ausreichend große Schale geben, mit Marinade übergießen. Ca. 1 Stunde ziehen lassen und in dieser Zeit mehrere Male mit Marinade begießen.

- Bunte Gemüsespieße auf dem Grill ca. 10 Minuten garen.
- Spieße auf Tellern anrichten und nach Wunsch mit Petersilie garniert servieren.

Hähnchenbrust italienisch mit Artischocken-Tomaten-Salat

Zutaten für 4 Personen
4 Hähnchenbrustfilets mit Haut
12 Salbeiblätter
8 Scheiben Parmaschinken
Pfeffer
10 EL Pflanzenöl (z. B. von Biskin)
8 EL Essig
Salz
200 g Artischockenherzen (Glas)
300 g Kirschtomaten
2 Bd. Rucola
je 50 g grüne und schwarze Oliven ohne Stein

Zubereitungszeit
35 Min.

Nährwerte pro Person
384 kcal
1592 kJ
20 g EW
4 g F
32 g KH

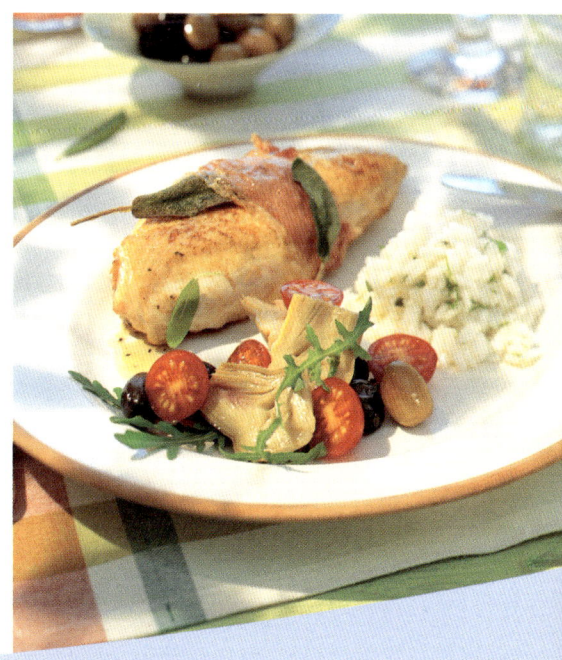

Zubereitung
- Hähnchenbrustfilets waschen und mit Küchenpapier trocken tupfen. Jedes Filet mit 3 Salbeiblättern belegen und mit jeweils 2 Scheiben Parmaschinken umwickeln. Mit Pfeffer würzen.
- 5 EL Öl in einer Pfanne erhitzen. Die Hähnchenbrüste hineingeben und bei mittlerer Hitze ca. 10 Minuten rundum anbraten.
- Das restliche Pflanzenöl mit Essig, Salz und Pfeffer nach Belieben glatt rühren.

- Die Artischockenherzen in einem Sieb abtropfen lassen und anschließend in Scheiben schneiden. Die Kirschtomaten waschen, trocken tupfen und halbieren. Rucola putzen, waschen und trocken schleudern. Die Zutaten mit den Oliven und dem Dressing vermengen.
- Die Hähnchenbrüste aus der Pfanne nehmen und mit dem Salat auf Tellern anrichten.

Rohkostteller mit Kräuterquarkdip

Zutaten für 4 Personen
ca. 750 g gemischtes Gemüse nach Wahl (z. B. Möhren, Paprika, Radieschen, Tomaten, Gurken, Fenchel, Selleriestangen)
200 g Magerquark
50 g saure Sahne
50 g Crème fraîche
1 EL Zitronensaft
Salz
Pfeffer aus der Mühle
je 1/2 Bd. Schnittlauch und Dill

Zubereitungszeit
30 Min.

Nährwerte pro Person
146 kcal
611 kJ
10 g EW
7 g F
10 g KH

Zubereitung
- Das Gemüse putzen, waschen und ggf. schälen. Gemüsesorten wie Zuckerschoten und Blumenkohl vor dem Verzehr in kochendem Wasser kurz blanchieren. Alles in mundgerechte Stücke bzw. Scheiben oder Streifen schneiden.
- Magerquark mit saurer Sahne, Crème fraîche und Zitronensaft glatt rühren. Mit Salz und Pfeffer würzen. Die Kräuter waschen, trocken schütteln und hacken. Anschließend unter den Quark rühren.
- Gemüse auf einer Platte oder einem großen Teller anrichten. Dazu den Kräuterquark in kleinen Schüsseln servieren.

Variante

Reichen Sie als weiteren Dip dazu doch einen Pap-
rika-Schafskäse-Dip: 4 rote geröstete Paprikaschoten
aus dem Glas pürieren. Mit 1/2 Bd. gehackter Petersilie, feinen Ringen von 4 eingelegten Peperoni aus
dem Glas, 100 g Doppelrahmfrischkäse und 100 g mit
einer Gabel zerdrücktem Schafskäse mischen. Mit
Salz und Pfeffer abschmecken. Fertig!

Kohlrabi gefüllt mit buntem Gemüse

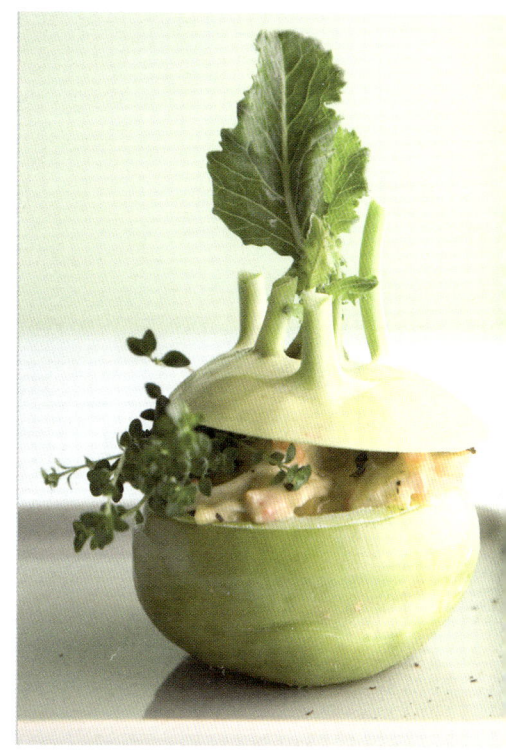

Zutaten für 4 Personen
4 Kohlrabiknollen
1 Schalotte
4 Zweige Thymian
3 Champignons
1 Möhre
je 1/2 rote und gelbe
Paprikaschote
1 EL Butterschmalz
(z. B. von Butaris)
1 Msp. abgeriebene
Zitronenschale
(unbehandelt)
2 EL Weißwein
125 g Schlagsahne
Salz
Pfeffer aus der Mühle
Thymianzweige zum
Garnieren

Zubereitungszeit
45 Min.

Nährwerte pro Person
151 kcal
613 kJ
4 g EW
12 g F
7 g KH

Zubereitung

- Von den Kohlrabiknollen oben jeweils einen Deckel mit 1–2 kleinen grünen Blättern abtrennen. Unteren Teil der Knollen schälen und mithilfe eines Teelöffels vorsichtig aushöhlen.
- Ausgehöhlte Kohlrabiknollen in einen Topf mit Dampfeinsatz über kochendes Wasser setzen. Deckel auflegen und in ca. 5 Minuten weich garen.
- Das ausgekratzte Innere der Kohlrabi fein hacken. Schalotte abziehen und würfeln. Thymian waschen, trocken schütteln und Blättchen von den Zweigen streifen. Champignons mit Küchenpapier putzen und in Scheiben schneiden.
- Möhre schälen und würfeln. Rote und gelbe Paprikaschoten waschen, entkernen und weiße Innenhäute entfernen. Fruchtfleisch ebenfalls würfeln.
- Butterschmalz in einer Pfanne erhitzen. Schalottenwürfel mit Thymianblättchen und Zitronenschale hineingeben und andünsten.
- Champignonscheiben, Möhren-, Kohlrabi- sowie Paprikawürfel untermengen. Unter häufigem Rühren anschmoren lassen.
- Gemüse mit Weißwein ablöschen und mit Schlagsahne aufgießen. Das Ganze einige Minuten bei mittlerer Hitze leicht köcheln lassen. Mit Salz und frisch gemahlenem Pfeffer abschmecken.
- Die Gemüsemischung in die ausgehöhlten Kohlrabiknollen füllen, mit Thymian garnieren. Rohen Deckel nach Belieben zur Dekoration aufsetzen.

Lachs-Gemüse-Eintopf

Zutaten für 4 Personen
250 g Weißkohl
3 vorwiegend festkochende
Kartoffeln
1 Möhre
1 Stange Lauch
1 Zwiebel
2 EL Olivenöl
1 kleine Knoblauchzehe
100 ml Weißwein
4 EL stückige Tomaten (Dose)
800 ml Fischfond (Glas)
1/2 Bd. Petersilie

2 Stängel Estragon
1 Lorbeerblatt
400 g norwegisches
Lachsfilet
2 EL Zitronensaft
Salz, Pfeffer

Zubereitungszeit:
30 Min.

Garzeit
35 Min.

Nährwerte pro Person
254 kcal
1060 kJ
22 g EW
12 g F
15 g KH

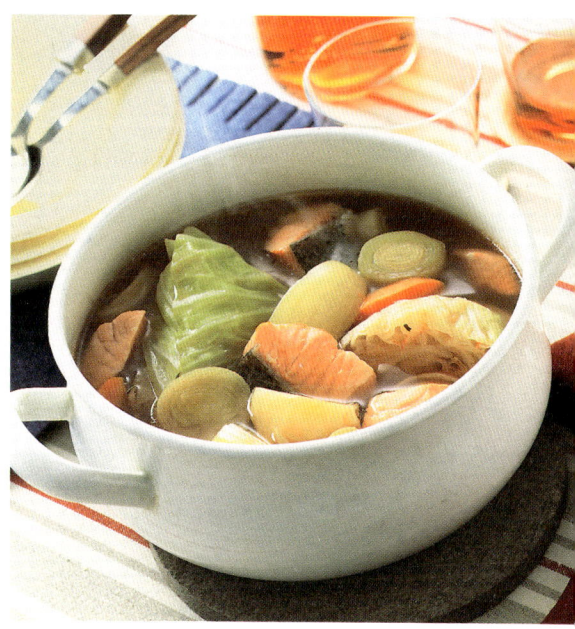

Zubereitung

- Vom Weißkohl die äußeren Blätter entfernen und den Kohl in kleine Stücke schneiden, dabei den Strunk entfernen. Kartoffeln schälen, waschen und in Stücke schneiden. Möhre schälen und in Scheiben schneiden. Lauch putzen, waschen und in Ringe schneiden. Zwiebel abziehen und würfeln.
- Olivenöl in einem großen Topf erhitzen. Zwiebel darin unter Rühren glasig dünsten. Knoblauch abziehen und dazupressen. Mit Weißwein ablöschen und die stückigen Tomaten zugeben. Das Ganze bei mittlerer Hitze kurz schmoren lassen.
- Fischfond angießen. Petersilie und Estragon waschen, trocken schütteln und mit Küchengarn zu einem Sträußchen zusammenbinden. Das Gemüse, Lorbeerblatt und die Kräuter in den Topf geben. Die Suppe bei schwacher Hitze zugedeckt ca. 30 Minuten garen.
- Lachsfilet unter fließendem kaltem Wasser abspülen, trocken tupfen und in mundgerechte Stücke schneiden. Mit Zitronensaft beträufeln.
- Eintopf mit Salz und Pfeffer würzen. Lachs untermischen und 5 – 6 Minuten bei schwacher Hitze gar ziehen lassen. Das Ganze nach Bedarf nochmals mit Salz und Pfeffer abschmecken. Das Lorbeerblatt und das Kräutersträußchen entfernen.
- Eintopf auf Suppenteller verteilen und sofort servieren.

Rezepte bei Erkältung, Husten und Fieber

Fieberhafte Infektionen schwächen den kindlichen Organismus sehr. So kann es sein, dass Ihr Kind im Akutstadium der Krankheit nichts essen mag oder sogar zu müde zum Kauen ist. Zwingen Sie es jetzt nicht zum Essen; der Appetit stellt sich bei Besserung von selbst wieder ein. Sie werden sehen, mit Nachlassen des Fiebers und allgemeiner Besserung kehrt auch der Appetit des Kinds langsam wieder zurück. Generell sollte die Nahrung, wenn das Kind wieder zu essen beginnt, besonders vitamin-, mineralstoff- sowie eiweißreich sein, um die körpereigenen Abwehrkräfte zu unterstützen. Während dieser Erholungsphase viel Obst, Gemüse, Salat und Rohkost reichen, um den Körper mit Vitaminen und Mineralstoffen zu stärken. Wichtig: Bei fieberhaften Erkrankungen ist die wichtigste Maßnahme, den Wasser- und Elektrolytverlust, verursacht durch das Schwitzen infolge der erhöhten Körpertemperatur, sofort auszugleichen. Kleine Körper haben nur geringe Reserven und müssen deshalb regelmäßig mit Flüssigkeitsnachschub versorgt werden. Bezüglich der Trinkmenge gilt: Besser mehr als zu wenig, besonders wenn das Kind in der Akutphase der Krankheit kaum etwas isst. Die individuell benötigte Menge können Sie annäherungsweise an der produzierten Urinmenge abschätzen: Muss das Kind kaum Wasser lassen, dann trinkt es zu wenig. Ein Schulkind mit hohem Fieber sollte durchaus zwei bis drei Liter Flüssigkeit pro Tag zu sich nehmen. Geeignete Speisen bei fieberhaften Erkältungen sind: Obst, Fruchtsäfte, Milchprodukte (auch Milkshakes), Quarkspeisen mit frischem Obst.

Kohlmix

Zutaten für 2 Drinks
300 g Weißkohl
350 g weiße Rübe
450 g Kohlrabi
2 EL Kresse

Zubereitungszeit
10 Min.

Nährwerte pro Drink
36 kcal
151 kJ
2 g EW
0 g F
6 g KH

Zubereitung
- Weißkohl putzen, waschen, vom Strunk befreien und grob zerklei-
  nern. Rübe putzen, schälen und in Stücke schneiden. Kohlrabi putzen,
  schälen und vierteln bzw. achteln.
- Kohl und Rübe in den Entsafter geben und je 200 ml Weißkohl- und
  Rübensaft sowie 300 ml Kohlrabisaft abmessen. Säfte vermischen,
  Kresse schneiden und unterrühren. Säftemix auf Gläser verteilen.

Pastasuppe mit Tomaten und Zucchini

Zutaten für 4 Personen
300 g Conchigliette rigate oder andere kleine Pasta
Salz
1 Zwiebel
1/4 Knollensellerie
1 EL Pflanzenöl
1 l Gemüsebrühe
1 TL getrocknete
Suppenkräuter
150 g Champignons
1 Zucchini
3 Tomaten
Pfeffer aus der Mühle

Zubereitungszeit
25 Min.

Nährwerte pro Person
172 kcal
720 kJ
8 g EW
5 g F
26 g KH

Zubereitung

- Nudeln nach Packungsanweisung in Salzwasser bissfest garen, in ein Sieb abgießen und abtropfen lassen.
- Zwiebel schälen, halbieren und in feine Würfel schneiden.
- Sellerie sorgfältig schälen und anschließend in kleine Würfel schneiden.
- Öl in einem großen Topf erhitzen, Zwiebel- und Selleriewürfel darin bei mittlerer Hitze unter Rühren andünsten.
- Brühe zugießen, Kräuter zufügen und bei schwacher Hitze ca. 10 Minuten köcheln lassen.
- In der Zwischenzeit Champignons mit Küchenpapier putzen und in Spalten schneiden.
- Zucchini waschen, Enden entfernen und in kleine Würfel schneiden. Beides in die Suppe geben und 5 Minuten mitgaren.
- Tomaten waschen, halbieren, den Strunk entfernen und Fruchtfleisch in Spalten schneiden. Tomaten mit den Nudeln zur Suppe geben, in der Brühe ca. 3 Minuten garen.
- Suppe nach Belieben mit Salz und Pfeffer abschmecken und anschließend servieren.

Vitaminpush

Zutaten für 1 Drink
150 ml Orangensaft
50 ml Grapefruitsaft
3 EL Acerolasaft

Zubereitungszeit
5 Min.

Nährwerte pro Drink
111 kcal
466 kJ
2 g EW
1 g F
20 g KH

Zubereitung
- Orangen-, Grapefruit- sowie Acerolasaft mischen.
- Sofort servieren.

Kiwitraum

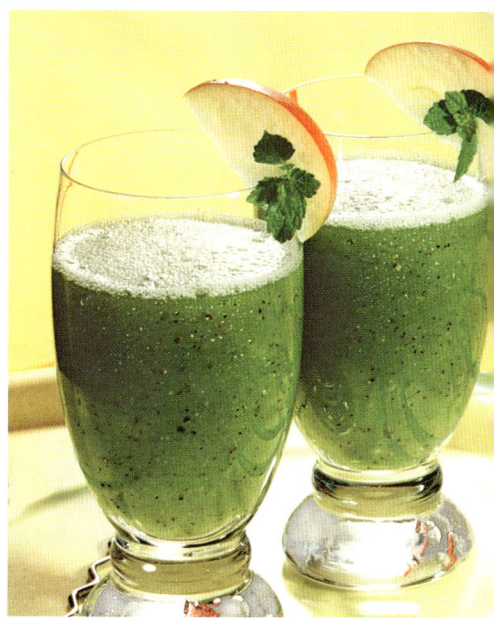

Zutaten für 2 Drinks
200 g Kiwi
200 ml Ananassaft
200 ml Apfelsaft
Apfelspalten zum
Garnieren

Zubereitungszeit
10 Min.

Nährwerte pro Drink
180 kcal
756 kJ
2 g EW
1 g F
37 g KH

Zubereitung
- Kiwis schälen und pürieren.
- Mit den Säften gut mischen.
- Saftmix in Gläser füllen und mit Apfelspalten garnieren.
- Kühl servieren.

Möhren-Mango-Smoothie

Zutaten für 2 Smoothies
1 reife Mango
1 Stück frischer Ingwer
1 Dose Möhren
Saft und Schale von 1/2
Limette (unbehandelt)
1 TL Honig
Mineralwasser zum
Auffüllen

Zubereitungszeit
10 Min.

Nährwerte pro Smoothie
160 kcal
673 kJ
2 g EW
1 g F
34 g KH

Zubereitung
- Mango schälen, Fruchtfleisch vom Stein schneiden und würfeln. Ingwer schälen und klein hacken. Möhren abgießen und abtropfen lassen.
- Mangofruchtfleisch, Ingwer, Limettensaft und Limettenschale mit Honig und Möhren in den Mixer geben und fein pürieren.
- Fruchtpüree in 2 Longdrinkgläser gießen, anschließend mit Mineralwasser auffüllen.

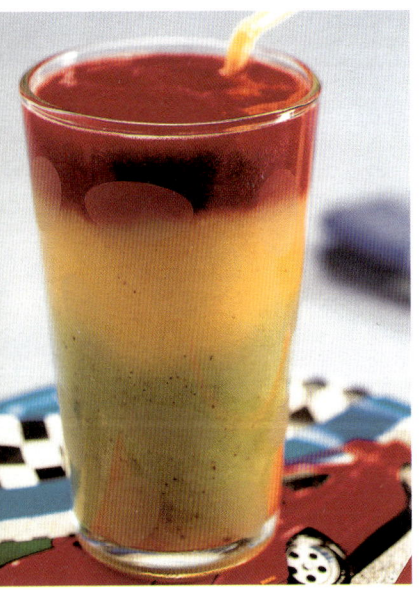

Vitaminampel

Zutaten für 2 Drinks
2 grüne Kiwis
2 gelbe Kiwis
8 EL Orangensaft
150 g Himbeeren

Zubereitungszeit
10 Min.

Nährwerte pro Drink
68 kcal
288 kJ
0 g EW
0 g F
12 g KH

Zubereitung
- Kiwis schälen und in Scheiben schneiden. Grüne Kiwischeiben in der Küchenmaschine mit 2 EL Orangensaft vermischen, pürieren. Die Kiwikerne sollten möglichst intakt bleiben. In zwei Gläser einfüllen.
- Gelbe Kiwischeiben in eine Küchenmaschine geben, mit 4 EL Orangensaft vermischen und pürieren. Diese Mischung an einem Löffelrücken entlang über die grüne Kiwimischung gießen.

- Himbeeren mit restlichem Orangensaft pürieren, bis die Masse eine gleichmäßige Konsistenz hat. Diese Mischung entlang einem Löffelrücken über das gelbe Kiwipüree gießen. Auf diese Weise entstehen drei verschiedene Schichten. Sofort servieren.

Rezepte bei Verstopfung

Um eine Verstopfung dauerhaft zu vermeiden, hilft nur eine generelle Umstellung der Ernährung hin zu ballaststoffreicher Kost, mehr Bewegung und ausreichende Flüssigkeitsaufnahme. Das gelingt nicht von heute auf morgen. Für eine geregelte Verdauung benötigt der Darm Ballaststoffe, die durch Pflanzenfasern aufgenommen werden. Gemeint ist hier in besonderem Maße die Zellulose, die für den Menschen nahezu unverdaulich ist. Sie verbleibt nach der Aufnahme von Obst, Gemüse, Salat oder Vollkornprodukten bis zu ihrer Ausscheidung chemisch unverändert im Darm, quillt durch Wassereinlagerung auf und vergrößert so das Volumen des Darminhalts, was auf natürliche Weise die Ausscheidung beschleunigt. Auch gesäuerte Milchprodukte, wie Joghurt, Kefir oder Buttermilch, regen aufgrund ihres Milchzucker- und Milchsäuregehalts die Darmtätigkeit sanft an und fördern die Verdauung. Je nach Alter Ihres Kinds sollten täglich Vollkornbrot und -brötchen, Obst, Salat, Rohkost und noch bissfest gegartes Gemüse auf dem Tisch stehen. Auch Kartoffeln, Vollkornreis und -nudeln sind willkommene Ballaststofflieferanten. Leckere Müslis mit Milch oder Joghurt und Getreideflocken runden diese ballaststoffreiche Ernährung ab. Ergänzt werden kann sie durch Fleisch-, Fisch- sowie Eierspeisen. In akuten Fällen von Verstopfung können Sie täglich einen Löffel Weizenkleie oder Leinsamen unter die Speisen rühren. Achten Sie auf eine ausreichend große Trinkmenge (mindestens ein Glas Wasser), damit die Ballaststoffe aufquellen können. Hilfreich für ein natürliches „Ankurbeln" der Verdauung sind auch Milchzucker und Dörrpflaumen ebenso wie Sauerkrautsaft bzw. rohes Sauerkraut (diese Nahrungsmittel werden von Kindern jedoch nicht sonderlich geschätzt). Ein Glas kaltes Wasser, direkt nach dem Aufstehen auf nüchternen Magen getrunken, fördert ebenfalls die Darmentleerung. Auch verstärkte Bewegung unterstützt die Verdauungstätigkeit. Langes Sitzen und Liegen machen den Darm träge. Ebenfalls positiv wirken sich Regelmäßigkeit und Ruhe beim Essen sowie ausreichendes Trinken aus. Unregelmäßige Mahlzeiten bringen den Darm aus dem Rhythmus.

Bündner Gerstensuppe

Zutaten für 4 Personen
1 Zwiebel
1 Knoblauchzehe
50 g Speck
40 g Butterschmalz
1 1/2 l Gemüsebrühe
250 g Suppenknochen
2 Möhren
2 Stangen Sellerie
80 g Perlgraupen
1 Stange Lauch
Salz
Pfeffer aus der Mühle
Muskatnuss, frisch
gerieben
1 Bd. Petersilie

Zubereitungszeit
30 Min.

Nährwerte pro Person
532 kcal
2226 kJ
20 g EW
40 g F
26 g KH

Zubereitung
- Zwiebel und Knoblauch abziehen und klein würfeln. Speck würfeln.
- Butterschmalz in einem Topf erhitzen und die vorbereiteten Zutaten darin kurz anbraten. Mit der Brühe ablöschen.
- Knochen unter fließendem kaltem Wasser waschen und in den Topf geben. Die Suppe ca. 30 Minuten bei mittlerer Hitze kochen lassen.
- Möhren schälen. Sellerie putzen, waschen und harte Fäden auf der Oberseite abziehen. Möhren und Sellerie in dünne Scheiben schneiden.
- Knochen mit einem Schaumlöffel aus der Suppe nehmen und wegwerfen. Möhren, Sellerie und Graupen in die Suppe geben und alles 15 Minuten bei schwacher Hitze kochen lassen. Lauch putzen, der

Länge nach aufschneiden, waschen und in feine Streifen schneiden. In die Suppe geben und 5 Minuten mitkochen.
- Gerstensuppe mit Salz, Pfeffer und Muskatnuss abschmecken. Petersilie waschen, fein hacken und unter die Suppe rühren.

Vollkorn-Fitness-Drink

Zutaten für 4 Drinks
2 große Bananen
400 ml Möhrensaft
200 ml Orangensaft
Saft von 1 Zitrone
6 EL Instantflocken
2 EL Honig

Zubereitungszeit
10 Min.

Nährwerte pro Drink
277 kcal
1166 kJ
4 g EW
9 g F
45 g KH

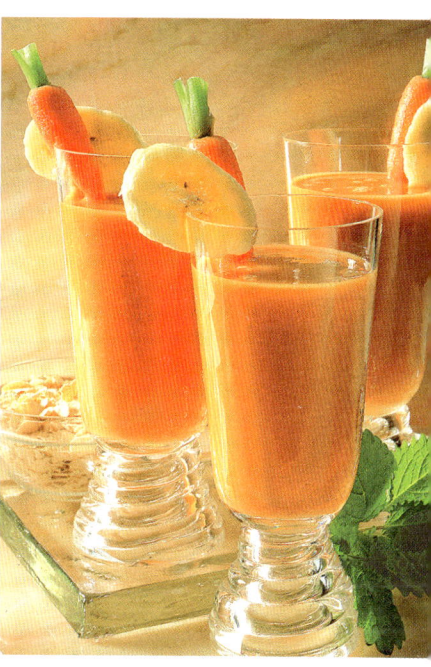

Zubereitung
- Bananen schälen und mit einer Gabel zerdrücken. Zusammen mit dem Möhren-, Orangen- und Zitronensaft pürieren.
- Instantflocken einrühren und mit Honig süßen.
- Drink in Gläser füllen und gut gekühlt servieren.

Brombeersmoothie

Zutaten für 1 Smoothie
90 g Brombeeren
125 g Joghurt
1 TL Weizenkeime
1 TL Vanillinzucker
Zitronensaft

Nährwerte pro Smoothie
231 kcal
967 kJ
8 g EW
14 g F
17 g KH

Zubereitung
- Brombeeren verlesen, behutsam waschen und 75 g mit dem Joghurt sowie den Weizenkeimen im Standmixer pürieren. Vanillinzucker dazugeben, nochmals gut verrühren und mit Zitronensaft abschmecken.
- Smoothie in ein Glas geben, restliche Beeren aufspießen und Smoothie damit garniert servieren.

Rezepte bei Durchfall

Wenn der Durchfall eines Kinds verursacht wurde, weil es zu viel oder falsche Speisen gegessen hat und eine zusätzliche ärztliche Behandlung nicht nötig ist, sollte die erste Maßnahme eine Entlastung von Magen und Darm sein. Ziel ist, den Verdauungstrakt vorübergehend möglichst ruhigzustellen, um die betroffenen Bereiche nicht zusätzlich zu reizen oder zu belasten. Achten Sie jedoch unbedingt darauf, dass es genügend trinkt, damit der Flüssigkeits- und Elektrolythaushalt im Gleichgewicht bleibt. Geeignet sind Kamillen- und Fencheltee sowie grüner oder schwarzer Tee. Nach einigen Stunden kann das Kind vorsichtig beginnen, etwas fett- und zuckerarmes, trockenes Gebäck zu knabbern (z. B. abgelagertes Weißbrot oder eine Laugenbrezel, Knäckebrot, Zwieback, Salzstangen, Grissini).
Weitere geeignete Kost sind leicht gesalzene Hafer- und Reisschleimsuppen sowie fettfreie Fleisch- oder Gemüsebrühen. Sie liefern dem kranken Kind neben Flüssigkeit auch Mineralstoffe. Wird der Stuhl fester und seltener und wird nicht mehr erbrochen, können Sie kleine Portionen Reis, Kartoffeln, Karotten oder Nudeln geben sowie auch Bananenmus. Damit geht man auf eine leichte fett- und zuckerarme Aufbaukost über, die bis zum völligen Abklingen der Beschwerden beibehalten werden sollte. Halten Sie die Portionen anfangs noch klein; bieten Sie dafür häufiger etwas zu essen an. „Alles essen" darf das Kind erst wieder, wenn es mindestens drei Tage kein Erbrechen oder Durchfall mehr gezeigt hat.

Gemüsebrühe

Zutaten für 4 Personen
1 Zwiebel
1 Knoblauchzehe
150 g Möhren
100 g Petersilienwurzel
1/2 Stange Lauch
1/2 Knollensellerie
1 Stange Sellerie
2 Tomaten
1 EL Butter
2 TL Salz
1 Lorbeerblatt
5 Pfefferkörner
Muskatnuss, frisch gerieben

Zubereitungszeit
20 Min.

Garzeit
1 Std.

Zubereitung
- Zwiebel und Knoblauch schälen und fein würfeln. Möhren und Peter-silienwurzel schälen und waschen. Lauch putzen, längs halbieren und gründlich waschen. Knollensellerie schälen und putzen. Sellerie-stange waschen, harte Fäden auf der Oberseite abziehen.
- Das Gemüse in grobe Stücke schneiden. Tomaten waschen, vierteln und die Stielansätze entfernen.
- Butter in einem großen Topf erhitzen und Zwiebel sowie Knoblauch darin kurz anbraten.
- Das vorbereitete Gemüse hineingeben und anschließend kurz an-schwitzen.
- 2 Liter Wasser eingießen, salzen, Lorbeerblatt und Pfefferkörner dazugeben. Das Ganze zum Kochen bringen und danach bei schwacher Hitze ca. 1 Stunde köcheln lassen. Zum Schluss mit etwas Muskatnuss abschmecken.
- Die Brühe durch ein feines Haarsieb oder durch ein mit einem Geschirrtuch ausgelegtes Sieb gießen.

Apfel- und Bananenmus

Zutaten für 1 Person
1 Apfel, geschält
1 Banane

Zubereitungszeit
10 Min.

Nährwerte pro Portion
198 kcal
828 kJ
2 EW
7 g F
44 g KH

Zubereitung
- Den Apfel (ohne Gehäuse) reiben, anschließend die Banane schälen und mit einer Gabel zerquetschen.
- Beides zusammen vermengen und dem kleinen Patienten gleich im Anschluss servieren, da sich sonst der Apfel aufgrund der Oxidation braun verfärbt.

Möhren-Kartoffel-Suppe

Zutaten für 1 Person
75 g Möhren
25 g Kartoffeln
1 Pr. Salz

Zubereitungszeit
20 Min.

Nährwerte pro Portion
48 kcal
201 kJ
1 EW
2 g F
7 g KH

Zubereitung
- Die Möhren und die Kartoffeln schälen und in heißem Wasser gar kochen.
- Anschließend Salz zufügen und mit dem Pürierstab verarbeiten.

Rezepte bei Appetitlosigkeit

Appetitlosigkeit kann kurzfristig durch Magenverstimmungen, grippale Infekte, Reisekrankheit, Stress und belastende Lebenssituationen usw. entstehen. Wenn Ihr Kind keinen Hunger hat, zwingen Sie es nicht, indem Sie es mit Belohnungen zu motivieren versuchen: Das Kind darf essen, muss aber nicht! Der Appetit stellt sich bei Besserung ganz von allein wieder ein. Richten Sie sich nicht nach traditionellen Essenszeiten. Lassen Sie das Kind essen, wann es mag, auch später als sonst, wenn ihm danach ist. Zwingen Sie Ihr Kind niemals größere Portionen aufzuessen und räumen Sie übrig Gelassenes ohne Kommentar weg. Bei der nächsten Mahlzeit bereiten Sie für Ihr Kind eine kleinere Portion zu. Nehmen Sie alle Mahlzeiten möglichst in entspannter Atmosphäre gemeinsam mit der Familie ein. Bereiten Sie zunächst Speisen zu, die Ihr Kind besonders gern isst. Achten Sie auf leicht verdauliche, nicht zu fettreiche Kost, die reich an Vitaminen und anderen Nährstoffen ist. Auch das Auge isst mit – richten Sie die Speisen appetitlich an. Unterbinden Sie konsequent alle Naschereien und andere Essgelegenheiten, auch das Trinken kalorienhaltiger Getränke, wie Limonaden oder Säfte, zwischen den festgelegten Mahlzeiten. Verspürt Ihr Kind Durst, lassen Sie es trinken. Reichen Sie aber Wasser oder ungezuckerte Tees. Dies führt meist rasch zu einem normalen Appetitverhalten.

Zucchinicremesuppe

Zutaten für 4 Personen
1 kleine Zwiebel
1 Knoblauchzehe
400 g kleine Zucchini
2 TL Pflanzencreme
(z. B. von Rama)
1/2 l Gemüsebrühe

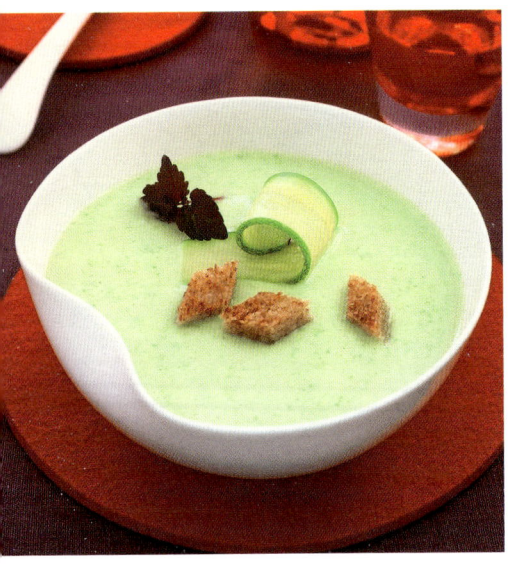

25 g Schmelzkäse
Salz
Pfeffer aus der Mühle
2 Scheiben Toastbrot
Basilikum zum
Garnieren

Zubereitungszeit
25 Min.

Nährwerte pro Person
107 kcal
455 kJ
5 g EW
4 g F
12 g KH

Zubereitung
- Zwiebel und Knoblauch schälen und fein hacken. Zucchini putzen und waschen. Von 1 Zucchini mit dem Sparschäler längs 4 dünne Scheiben hobeln und zugedeckt beiseite stellen. Restliche Zucchini in feine Würfel schneiden.
- 1 TL Pflanzencreme in einem Topf erhitzen, Zwiebel und Knoblauch darin hell andünsten. Zucchiniwürfel zugeben und mit anschwitzen.
- Brühe zugießen und ca. 5 Minuten bei schwacher Hitze kochen. Schmelzkäse unterrühren. Suppe mit dem Pürierstab mixen, mit Salz und Pfeffer abschmecken.
- Toastbrot entrinden und in kleine Rauten schneiden. Restliche Pflanzencreme in einer Pfanne erhitzen und Toastrauten darin goldbraun rösten. Zucchinischeiben in kochendem Salzwasser ca. 10 Sekunden blanchieren, kalt abschrecken und gut abtropfen lassen.
- Suppe auf Teller verteilen, Knusperrauten und Zucchinischeiben daraufgeben und mit Basilikum garnieren.

Italienische Chickennuggets mit Basilikumdip

Zutaten für 4 Personen
2 Schalotten
2 Knoblauchzehen
1 Bd. Basilikum

600 g Dickmilch
2 EL Zitronensaft
3 TL abgeriebene
Zitronenschale (unbehandelt)
Salz
Pfeffer aus der Mühle
600 g Hähnchenbrustfilet
60 g Vollkornbrot
40 g Parmesan
2 Eiweiß
4 EL Olivenöl

Zubereitungszeit
35 Min.

Nährwerte pro Person
467 kcal
1954 kJ
45 g EW
24 g F
8 g KH

Zubereitung
- Schalotten und Knoblauch schälen. Schalotten fein würfeln, Knoblauch durch die Presse drücken.
- Basilikum waschen, trocken schütteln, die Blättchen abzupfen und fein hacken.
- Dickmilch, Schalotten, Knoblauch, Basilikum, Zitronensaft und 2 TL Zitronenschale gut verrühren. Den Dip mit Salz und Pfeffer nach Belieben würzen.
- Hähnchenfilet kalt abspülen, trocken tupfen, in ca. 2 cm dicke Scheiben schneiden und mit Salz und Pfeffer würzen. Das Brot fein hacken oder zerkrümeln. Parmesan reiben. Brotkrümel, Parmesan und restliche Zitronenschale auf einem Teller mischen. Eiweiß in einem zweiten Teller verquirlen.
- Hähnchenfiletstücke erst im verquirlten Eiweiß, dann in der Brotmischung wenden. Die Panade fest andrücken. Öl in einer beschichteten Pfanne erhitzen und die Chickennuggets darin von allen Seiten bei mittlerer Hitze goldbraun braten.
- Zum Entfetten auf Küchenpapier legen und anschließend mit dem Dip servieren.

Penne mit Rindfleisch-Gemüse-Soße

Zutaten für 4 Personen
400 g Penne
Salz
500 g Rindfleisch
(z. B. Hüftsteak)
Pfeffer aus der Mühle
1 kleine Zwiebel
2 EL Olivenöl
1 Dose Pizzatomaten
(400 g)
1 rote Paprikaschote
1 rote Chilischote
1 kleine Dose Gemüsemais
(200 g)

Zubereitungszeit
30 Min.

Nährwerte pro Person
447 kcal
1870 kJ
33 g EW
18 g F
37 g KH

Zubereitung
- Penne laut Packungsanweisung in Salzwasser bissfest garen, in ein Sieb abgießen und abtropfen lassen. Rindfleisch unter fließendem kaltem Wasser waschen, mit Küchenpapier trocken tupfen und in feine Streifen schneiden. In einer Schüssel mit Salz und Pfeffer nach Belieben würzen.
- Zwiebel schälen, quer halbieren und in dünne Streifen schneiden. Fleisch abtropfen lassen. Öl in einer Pfanne stark erhitzen und die Fleischstücke darin scharf von allen Seiten anbraten. Anschließend aus der Pfanne nehmen und warm stellen.
- Zwiebel in die Pfanne geben und bei mittlerer Hitze andünsten. Tomaten dazugeben, Hitze auf kleinste Stufe stellen und ca. 5 Minuten köcheln lassen.

- Paprikaschote halbieren, Kerne und weiße Innenwände entfernen, das Fruchtfleisch waschen und fein würfeln. Chili längs halbieren, Kerne entfernen, Schote waschen und in feine Würfel schneiden. Paprika und Chili zu den Tomaten geben.
- Das Gemüse zugedeckt bei schwacher Hitze ca. 10 Minuten köcheln lassen. Danach Penne, abgetropften Mais sowie das Fleisch untermischen. Das Ganze warm werden lassen, mit Salz und Pfeffer abschmecken und auf Tellern anrichten.

Gefüllte Cannelloni mit Tomatensoße

Zutaten für 4 Personen
600 g frischer Blattspinat
Salz
2 Zwiebeln
1 Knoblauchzehe
2 EL Öl, Pfeffer aus der Mühle
1 TL gekörnte Gemüsebrühe
1 große Dose stückige Tomaten (800 g)
1 TL getrockneter Oregano
200 g Mozzarella
je 1 EL Basilikum und Petersilie, frisch gehackt
200 g Magerquark
Muskatnuss, frisch gerieben
18 Cannelloni (ca. 120 g)
1 TL frische Thymianblättchen
2 EL Parmesan, frisch gerieben

Zubereitungszeit
40 Min.

Backzeit
30 Min.

Nährwerte pro Person
363 kcal
1519 kJ
27 g EW
20 g F
18 g KH

Zubereitung

- Spinat waschen, verlesen, putzen und tropfnass in ein wenig kochendem Salzwasser ca. 3 Minuten zusammenfallen lassen. Abgießen, mit kaltem Wasser abschrecken, abtropfen lassen, ausdrücken und hacken.
- Zwiebeln und Knoblauch schälen und würfeln. 1 EL Öl in einem Topf erhitzen, die Hälfte der Zwiebelwürfel und den Knoblauch darin bei mittlerer Hitze unter Rühren anschwitzen.
- Spinat zugeben, mit Salz, Pfeffer und Gemüsebrühe würzen und bei mittlerer Hitze unter Rühren ca. 5 Minuten anbraten. Anschließend Topf vom Herd nehmen und abkühlen lassen. Restliche Zwiebel in 1 EL Öl anschwitzen, Tomaten samt Saft zufügen, mit Salz, Pfeffer, Oregano würzen und bei schwacher Hitze 10 Minuten köcheln lassen.
- Mozzarella abtropfen lassen und fein würfeln. Basilikum und Petersilie mit dem Quark und dem Mozzarella unter den Spinat mischen, mit Salz, Pfeffer und Muskat würzen. Die Mischung mit einem Teelöffel in die Cannelloni füllen.
- Die Hälfte der Tomatensoße in eine rechteckige Auflaufform geben und die gefüllten Cannelloni darauflegen. Mit der übrigen Soße übergießen, mit Thymian und Parmesan bestreuen. Im vorgeheizten Backofen bei 200 Grad ca. 30 Minuten backen.

Pasta-Tomaten-Auflauf

Zutaten für 4 Personen

1 Zwiebel
2 EL Olivenöl
1 Dose gewürfelte
Eiertomaten (400 g)
1 EL Tomatenmark
1 TL getrockneter
Thymian
1 TL getrockneter
Oregano
1 TL Zucker
Salz
Pfeffer aus der Mühle
300 g Rigatoni
50 g Butter
50 g Mehl
1/2 l Milch

Muskatnuss,
frisch gerieben
2 EL Paniermehl
3 EL Parmesan,
frisch gerieben

Zubereitungszeit
25 Min.

Backzeit
15 Min.

Nährwerte pro Person
534 kcal
2234 kJ
17 g EW
29 g F
52 g KH

Zubereitung

- Zwiebel schälen und fein hacken. Öl in einem Topf erhitzen und die Zwiebel darin unter Rühren bei mittlerer Hitze glasig dünsten. Tomaten und eine Dosenfüllung Wasser angießen, Tomatenmark, Thymian, Oregano und Zucker zufügen und anschließend bei schwacher Hitze 15 Minuten köcheln lassen. Nach Belieben salzen und pfeffern.
- Backofen auf 200 Grad vorheizen. Rigatoni nach Packungsanweisung bissfest kochen. Für die Bechamelsoße Butter in einem Topf bei schwacher Hitze zerlassen, Mehl einstreuen und mit einem Schneebesen verrühren.
- Nun nach und nach Milch zugießen, aufkochen lassen und dabei ständig rühren, bis die Soße glatt und cremig ist (dabei unbedingt rühren, da die Soße sonst leicht verbrennt).
- Mit Salz, Pfeffer und Muskatnuss würzen und die Soße vom Herd nehmen.
- Nudeln in einem Sieb gut abtropfen lassen und in einer Auflaufform verteilen. Tomatensoße darübergeben und gut durchmengen.
- Bechamelsoße darüberträufeln und die Nudeln mit einer Gabel auflockern, sodass die Soße in die Zwischenräume fließen kann.
- Den Auflauf gleichmäßig mit Paniermehl und Käse bestreuen und im Backofen ca. 15 Minuten goldbraun überbacken.

Putenauflauf mit Brokkoli

Zutaten für 4 Personen
600 g Brokkoli
Salz
200 g große
Champignons
3 Zwiebeln
3 Knoblauchzehen
500 g Putenbrustfilet
2 EL Olivenöl
Pfeffer aus der Mühle
1 Prise Muskatnuss,
frisch gerieben
1 EL Butter
4 Eier
150 g Sahne
4 EL Käse, frisch
gerieben (z. B. Edamer)
3 EL Mandelblättchen

Zubereitungszeit
30 Min.

Backzeit
20 Min.

Nährwerte pro Person
724 kcal
3030 kJ
52 g EW
53 g F
11 g KH

Zubereitung
- Backofen auf 200 Grad vorheizen.
- Brokkoli putzen, waschen, in kleine Röschen teilen. Dabei die Stiele abschneiden, schälen und klein würfeln. Die Brokkoliröschen in kochendem Salzwasser 3 Minuten blanchieren, mit kaltem Wasser abschrecken und in einem Sieb gut abtropfen lassen.

- Champignons trocken abreiben (nicht waschen) und in Scheiben schneiden. Zwiebeln und Knoblauch schälen, Knoblauch fein hacken, Zwiebeln in sehr dünne Streifen schneiden.
- Putenbrustfilet unter fließendem kaltem Wasser abspülen, trocken tupfen und in Streifen schneiden. Olivenöl in einer großen Pfanne erhitzen und die Putenbruststreifen darin bei starker Hitze anbraten. Champignons, Brokkolistiele, Knoblauch und Zwiebeln dazugeben und kurz mitbraten. Alles mit Salz, Pfeffer und Muskatnuss würzen und mit den Brokkoliröschen vermischen.
- Eine Auflaufform dünn ausbuttern und die Fleisch-Champignon-Masse einfüllen. Eier mit Sahne verquirlen und den Käse unterrühren. Die Eier-Käse-Sahne über den Auflauf gießen. Mit den Mandeln bestreuen und im Backofen ca. 20 Minuten überbacken.

Mohrrübenkuchen

Zutaten für 12 Stücke
4 Eier
200 g Zucker
Saft und abgeriebene Schale von 1 Zitrone (unbehandelt)
70 g Speisestärke
80 g Instant-
Haferflocken (z. B. von Kölln)
1 Päckchen Backpulver
150 g Mandeln, gemahlen
200 g Möhren, fein gerieben
Fett für die Form
Puderzucker und Marzipanmöhren nach Belieben

Zubereitungszeit
20 Min.

Nährwerte pro Stück
212 kcal
890 kJ
5 g EW
9 g F
27 g KH

Zubereitung

- Eier trennen. Aus Eigelb, Zucker und Zitronensaft eine Creme rühren. Zitronenschale, Speisestärke, Instant-Haferflocken, Backpulver und Mandeln vermengen, dazugeben und gut verrühren.
- Eiweiß zu Schnee schlagen und abwechselnd mit den fein geriebenen Möhren unter den Teig heben. Teig in eine gefettete Springform (24 cm Ø) füllen und 45–50 Minuten bei 200 Grad auf mittlerer Einschubleiste backen.
- Kuchen erkalten lassen, stürzen, nach Belieben mit Puderzucker bestäuben und mit Marzipanmöhren dekorieren.

Das Wichtigste auf einen Blick: Fragen und Antworten

Was kann ich tun, wenn mein Kind zu dick ist?

Achten Sie darauf, dass Ihr Kind möglichst fettarme Kost isst (hier möglichst tierische Fette meiden). Wichtig ist auch eine ballaststoffreiche Ernährung mit vielen Vollkornprodukten, Obst und Gemüse. Geben Sie Ihrem Kind keine gezuckerten Getränke. Süßigkeiten in Maßen, z.B. ein Stück Schokolade, sind erlaubt.

Was sollte ich meinem Kind zu essen geben bei Erkältung, Husten und Co.?

Wenn Ihr Kind gerade akut unter einer Erkältung leidet, wird es wahrscheinlich keinen Hunger haben. Zwingen Sie es nicht zum Essen. Wenn es wieder Hunger hat, sollte die Nahrung besonders vitamin-, mineralstoff- sowie eiweißreich sein. Geeignet sind hier Obst, Gemüse und viel Salat. Bei fieberhaften Erkältungen sollte Ihr Kind im Schulkindalter zwei bis drei Liter Flüssigkeit zu sich nehmen.

Was hilft bei Verstopfung?

Um Verstopfungen vorzubeugen hilft eine ballstoffreiche Ernährung, viel Flüssigkeit und Sport. Bei einer akuten Verstopfung können Sie täglich einen Löffel Weizenkleie oder Leinsamen unter die Speisen rühren. Auch Milchzucker, Dörrpflaumen sowie Sauerkrautsaft bzw. rohes Sauerkraut kurbeln die Verdauung an.

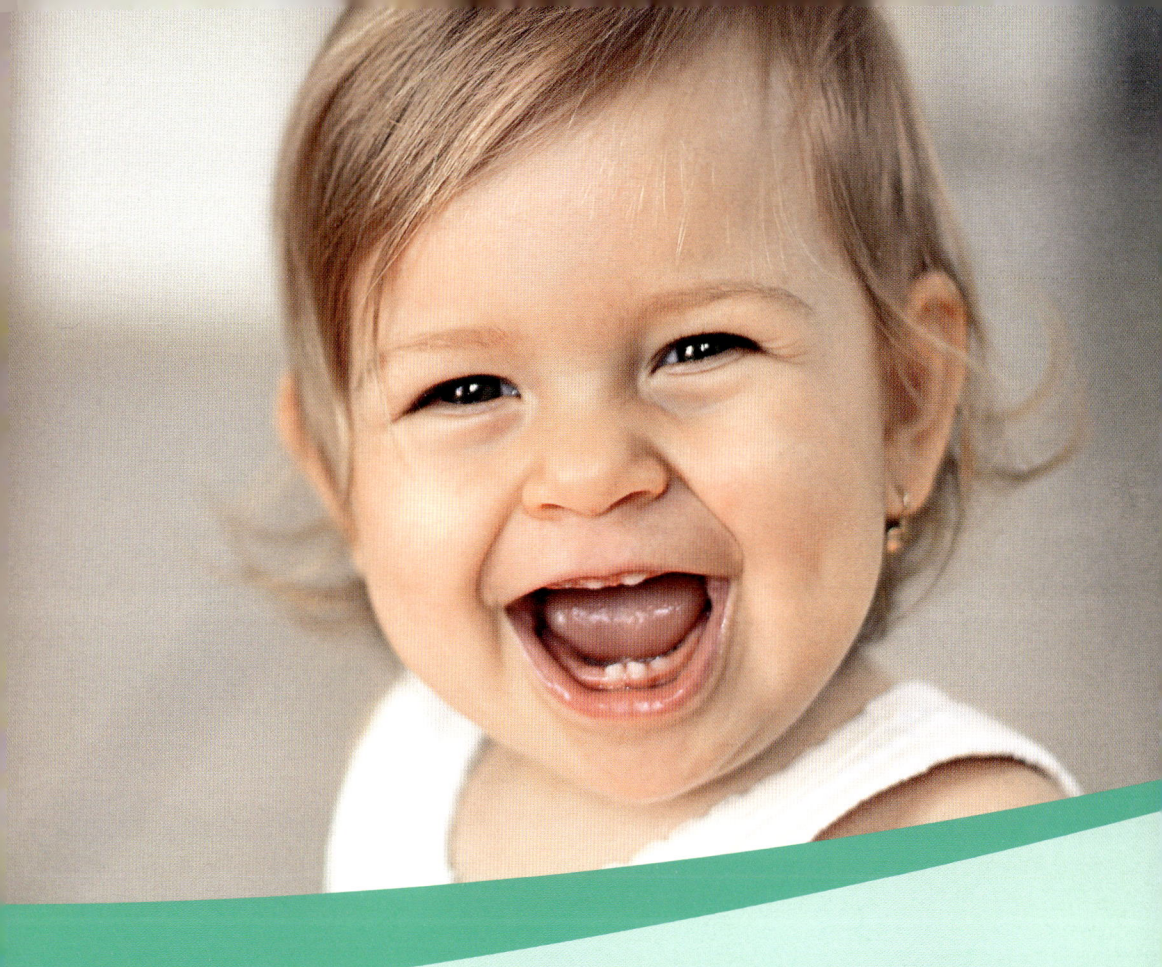

Serviceteil

Hier finden Sie wichtige Adressen und Internetlinks,
die bei kranken Kindern Unterstützung bieten.

Hilfreiche Adressen

Deutschland

Berufsverband der Kinder- und Jugendärzte e. V.
Mielenforster Straße 2
51069 Köln
Tel.:   02 21/6 89 09 - 0
Fax: 02 21/68 32 04
E-Mail: bvkj.buero@uminfo.de
Internet: www.kinderaerzte-im-netz.de

Deutsche Gesellschaft für Ernährung e. V.
Godesberger Allee 18
53175 Bonn
Tel.:   02 28/37 76 - 6 00
Fax: 02 28/37 76 - 8 00
E-Mail: webmaster@dge.de
Internet: www.dge.de

Vereinigung für Kinderorthopädie
Prof. Dr. med. Thomas Wirth
Bismarckstr. 8
70176 Stuttgart
Tel.: 07 11/9923000
E-Mail: www.vorstand@kinderorthopaedie.org
Internet: www.kinderorthopaedie.org

Deutscher Psoriasis Bund e. V.
Seewartenstraße 10
20459 Hamburg
Tel.:   0 40/22 33 99 - 0
Fax: 0 40/22 33 99 - 22

E-Mail: info@psoriasis-bund.de
Internet: www.psoriasis-bund.de

Berufsverband für Kinder- und Jugend-psychiatrie, Psychosomatik und Psycho-therapie in Deutschland e. V. (BKJPP)
Dr. med. Maik Herberhold
Hauptstr. 207
44892 Bochum
Tel.:   02 34/2 98 96 20
Fax: 02 34/2 98 96 21
E-Mail: herberhold@bkjpp.de
Internet: www.bkjpp.de

Christiane Herzog Stiftung für Mukoviszidose-Kranke
Geißstraße 4
70173 Stuttgart
Tel.:   07 11/24 63 46
Fax: 07 11/24 26 31
E-Mail: info@christianeherzogstiftung.de
Internet: www.christianeherzogstiftung.de

Bundesverband Patienten für Homöopathie e. V.
Burgstr. 82
37181 Hardegsen
Tel.:   0 55 05/10 70
Fax: 0 55 05/95 96 66
E-Mail: info@bph.de
Internet: www.bph-online.de

Hufelandgesellschaft e. V.
Hauptstadtbüro Komplementär-medizin
Chausseestr. 29
10115 Berlin
Tel.:   030/28 09 - 93 20
Fax: 030/28 09 - 76 50
E-Mail: info@hufelandgesellschaft.de

Internet: www.hufelandgesellschaft.de

Gesellschaft anthroposophischer Ärzte in Deutschland
Roggenstr. 82
70794 Filderstadt
Tel.:   07 11/77 99 - 7 11
Fax: 07 11/77 99 - 7 12
E-Mail: info@gaed.de
Internet: www.gaed.de

Patienteninformation für Naturheilkunde e. V.
Bernhard Harrer Wissenstransfer
Akazienstr. 28
10823 Berlin
Tel.:   0 30/74 68 01 70
E-Mail: harrer@datadiwan.de
Internet: www.datadiwan.de/patienteninformation

Arbeitsgemeinschaft Allergiekrankes Kind e. V.
Auguststraße 20
35745 Herborn
Tel.:   0 27 72/92 87 - 0
Fax: 0 27 72/92 87 - 9
E-Mail: koordination@aak.de
Internet: www.aak.de

gesundheit aktiv. anthroposophische heilkunst e. v.
Hans-Jürgen Schumacher
Johannes-Kepler-Straße 56
75378 Bad Liebenzell
Tel.:   0 70 52/93 01 - 0
Fax: 0 70 52/93 01 - 10
E-Mail: verein@gesundheitaktiv-heilkunst.de
Internet: www.gesundheitaktiv-heilkunst.de

Gesellschaft für Phytotherapie e. V.
Uferstraße 4
51063 Köln
Tel.: 02 21/4 20 19 15
E-Mail: ges-phyto@t-online.de
Internet: www.phytotherapy.org

DÄGfA – Deutsche Ärztegesellschaft für Akupunktur e. V.
Würmtalstraße 54
81375 München
Tel.: 0 89/7 10 05 - 11
Fax: 0 89/7 10 05 - 25
E-Mail: fz@daegfa.de
Internet: www.daegfa.de

Österreich

Bundesministerium für Gesundheit
Radetzkystraße 2
1030 Wien
Tel.: +43 1 7 11 00 - 0
Fax: +43 1 7 11 00 -14300
E-Mail: buergerservice@bmg.gv.at
Internet: www.bmg.gv.at

Schweiz

Schweizerische Gesellschaft für Pädiatrie
rue d´l´hôpital 15
CH-1701 Fribourg
Tel.: +41 26 350 33 44
Internet:
www.swiss-paediatrics.org

Berufsverband Schweizerischer Fachärztinnen und Fachärzte für Kinder- und Jugendmedizin Forum Praxispädiatrie
Breitingerstrasse 23
CH-8002 Zürich
Tel.: +41 4 45 20/27 17
Fax +41 4 33 44/92 67

E-Mail: info@praxispaediatrie.ch
Internet: www.praxispaediatrie.ch

Stiftung Kinderschutz Schweiz ASPE
Hirschengraben 8
CH-3001 Bern
Tel.: +41 3 13 98 10 10
Fax +41 3 13 98 10 10
E-Mail: info@kinderschutz.ch
Internet: www.kinderschutz.ch

Nützliche Links

www.eltern.de
Auf dieser Internetseite gibt es viele interessante Rubriken, von Schwangerschaft & Geburt über das Babyalter bis hin zu Familie & Erziehung, Partnerschaft & Psychologie, Urlaub und natürlich Gesundheit & Ernährung.

www.onmeda.de
Hier finden Sie eine übersichtliche Darstellung der gängigsten Kinderkrankheiten, einschließlich Ursachen, charakteristische Symptome, Diagnose, Therapie, Krankheitsverlauf, Vorbeugung und Ratgeber.

www.meine-gesundheit.de
Die Internetseite bietet ebenfalls ausführliche Informationen über die Klassiker der Kinderkrankheiten. Zudem gibt es Tipps zu Behandlung und Vorbeugung.

www.vitanet.de
Umfassendes Informationsportal für Gesundheitsbewusste: verschiedene Rubriken für alle Altersgruppen, zahlreiche Krankheitsbilder, Krankheitsursachen, Therapieformen, Infos zu Präparaten. Zusätzlich gibt es Foren und Apotheken sowie eine Ärzte-Schnellsuche.

www.kindernotfall.com
Hier finden Sie Informationen nicht nur zu Erster Hilfe bei Unfällen und Krankheiten, sondern auch Tipps zur Vorbeugung von Unfällen.

www.allemannda.de
Umfangreiche Linksammlung zu verschiedenen Themen. In der Rubrik „Gesundheit & Medizin" finden Sie unter „Kinder" verschiedene Webadressen von Themen wie Schwangerschaft, Geburt, Babyalter, Stillen, Impfungen, gesundes Essen, Autositze bis hin zu Stressbewältigung für Kinder.

www.bmi-rechner.net
Hier können Sie online den Body-Mass-Index (BMI) berechnen.

www.netdoktor.de
Hier finden Sie aktuelle und umfassende Informationen zu allen Gesundheits- und Medizinthemen, auch in Bezug auf Babys und Kinder, verfasst von Ärzten und Fachjournalisten.

Register

Rezepte

Bildnachweis

Wir bedanken uns bei allen Bildlieferanten, die uns durch die Bereitstellung von Abbildungen freundlicherweise unterstützt haben.

Biskin: 285; Butaris: 287; djd/deutsche journalisten dienste: djd/schuster public relations&media consulting 87; djd/Merz Consumer Care 93; djd/elmex Forschung 102; fotolia.com: Swetlana Wall 5; Artur Gabrysiak 4 u., 7, 28; die-exklusiven 9; Monkey Business 11, 48, 68, 143, 204, 242, 276; MIR 18; farbkombinat 19; jerome berquez 23; seite3 24; Liv Friis-larsen 26; Renata Osinska 198; Elenathewise 32; Vlad 35; elisabetta figus 37; Swifter 39; Fotogrund 43, 181; fotogisèle 44; Stephanie Frey 46; Krugloff 53; Iosif Szasz-Fabian 54; Elena kouptsova-vasic 58; fotorena.de 60; Kzenon 70; stuchin 77; olly 79; Anja Greiner Adam 81; Maria P. 83; Arpad Nagy-Bagoly 84; Yvonne Bogdanski 89; godfer 90; Dron 4 o., 94, 206; Igor Negovelov 97, 215; Jan Rakic 98; Sean Prior 104; Thomas Perkins 106; mangostock 107; Michaela Brandl 108; Joanna Zielinska 110, 155; Herby (Herbert) Meseritsch 112; Lucky Dragon 116; Ella 119, 281; Adam Przezak 121; Sherrianne Talon 123; Ramona Heim 125; Mat Hayward 126; Michael Kempf 129, 142; RB-Pictures 131; Philippe Devanne 134; Monika Adamczyk 135; Lisa Eastman 138; Renee Jansoa 139; Vladimir Mucibabic 145; Petra Wanzki 147; Hallgerd 148, 266; DebbieO 150; Janusz Z. Kobylanski 153; Nadja Roth 159; bilderbox 161; William Casey 163; Oleg Kozlov 166; FrankU 168; Franz Pfluegl 170; Vadim Ponomarenko 172; fred goldstein 174; Stacy Barnett 177; DianaStrizhigotskaya 180; kameel 183; andreas reimann 185; Jörg Hackemann 187; pressmaster 189, 277; Tomasz Trojanowski 191; drubig-photo 195; Farina 3000 200; fotofrank 208; Yurij Eliseev 213; Ivonne Wierink 217; Yvonne Prancl 223; Dmitry Naumov 224; Nobilior 227; sonya etchison 228; Sven Bähren 230; Anna Kowolik 232; Wojciech Gajda 235; Marcel Mooij 240; Marzanna Syncerz 244, 274; Lisa F. Young 247; Kalle Kolodziej 249; L. F. otography 254; Alicia Shields 260; Charly 265; Eva Blanda 268; Sven Weber 271; seen 272; Patrizia Tilly 280; Brebca 311; Kikkoman Trading Europe GmbH: 284; Köllnflocken: 297, 309; mauritius images: 14, 72, 74, 157, 179, 210, 237, 253, 256, 258, 263; Oppenauer, Doris: 238; Picture Alliance/Okapia: 221; Rama: 302; Takashi Okuzumi/Norwegian Seafood Export Council: 289; Verband der Deutschen Fruchtsaft-Industrie (VdF): 293; Zespri: 294